제2판

림프종 완치를 바라는
림프종 전문가가 전하는

림프종 바로알기

대한혈액학회 · 림프종연구회 편

제2판

림프종 완치를 바라는
림프종 전문가가 전하는

림프종 바로알기

대한혈액학회 · 림프종연구회 편

림프종 환자와
가족들 그리고
케어기버들을
위한 안내서

정확한
의학적 데이터와
다양한 증례들을
포함한 정보

림프종 완치에
이르기 위한
100문 100답의
알기 쉬운 림프종 이야기

축사

2017년 5월 초판 발행 후 6년 만에, 새로운 모습의 제2판 「림프종 바로알기」를 발간하게 되어 이를 축하하고, 함께 기뻐합니다. 2판 제작에 애써 주신 여러분들의 노력이 고맙습니다.

림프종에 대해 이야기할 때 변하지 않는 진리가 몇 가지 있습니다. 그 진리로 림프종 분류는 계속 바뀌어 가고, 그와 함께 림프종의 치료 또한 변화, 발전해 간다는 사실입니다. 이번 「림프종 바로알기」 제2판 또한 이러한 변화를 반영하고 있다고 알고 있습니다.

1판과 서로 보완하는 내용을 새로이 다루는 측면들이 두드러집니다. 그리고 환자와 보호자들이 림프종과 연관해 실제 경험하게 되는 현실 상황 설명을, 상당 부분에서 초판 때보다 늘인 것이 돋보입니다. 새로운 아형 분류와 그에 따른 최신의 구체 치료를 다루고 있어서, 우리 림프종 환자와 보호자분들께 실질적인 도움을 더 드리게 될 것입니다.

2판 제작을 이끌어 주신 김석진 교수님과, 집필에 애써 주신 100여 명의 림프종 학자분들의 도움이 고맙습니다.

울산의대 서울아산병원 종양내과 **서철원**

서문

대한민국에서 림프종을 치료하고 연구하는 림프종 전문가 100 사람이 모여서 림프종 환자들이 완치되어 행복하고 건강한 생활을 하시기를 간절히 바라면서 이 책을 준비했습니다.

림프종은 혈액암 중에서 가장 빈도가 높은 질환으로서 우리나라에서도 매년 발생 빈도 순위로는 10위를 차지하고, 유병율도 전체 암의 9위를 차지하는 질환입니다. 그런데 림프종이 하나의 질환이 아니고 수십가지의 세부아형들이 있고 각각의 진단명들이 너무 어려운데다 대부분 처음 듣는 단어들이기 때문에 일반인들에게는 여전히 생소한 질환으로 여겨지고 있습니다.

그래서 가족 중에 림프종으로 진단된 사람이 있거나 아니면 본인이 림프종으로 진단이 되면 인터넷이나 유튜브 등을 통해 질환에 대한 정보를 얻으려고 많은 시간과 노력을 들이는 경우가 많습니다. 그런데 이러한 정보들 중에는 림프종 전문가의 의견이 들어가지 않고 잘못되거나 과장된 내용들이 너무나 많습니다. 더욱이 그러한 잘못된 정보들로 인해 올바른 치료를 못 받거나 치료 후에도 적절하지 못한 생활을 이어가는 경우들을 많이 접하곤 합니다.

그래서 이번 「림프종 바로알기」 2판에서는 대한혈액학회 림프종 연구회에서 왕성한 진료와 연구 활동을 하고있는 100인의 림프종 전문가들의 의견을 담았습니다. 그리고 혈액암 협회를 통해서 실제 림프종으로 진단된 환자분들의 질문을 전달 받아서 최대한 실질적으로 궁금하고 도움이 될만한 얘기들을 중심으로 엮어 보았습니다.

1판에서는 중견 의학자들을 중심으로 40여분이 참여하였다면 2판에서는 전국의 주요 병원들에서 가장 열정적으로 일하면서 앞으로 대한민국 림프종 진료와 연구를 이끌어 갈 젊은 의학자들이 많이 참여했습니다. 100개의 질문 하나 하나마다 열심히 그리고 의학적 데이터에 근거하여 객관적이고 소중한 답변을 해주신 선생님들께 다시 한번 감사드립니다.

앞으로 대한혈액학회 림프종 연구회는 우리나라의 모든 림프종 환자들이 완치될 수 있는 그날까지 열심히 노력할 것을 약속드립니다.

「림프종 바로알기」 초판 발간이란 첫 시작을 이끌어 주셨던 울산의대 서울아산병원 서철원 교수님, 그리고 저를 림프종 전문가의 길로 이끌어 주신 성균관의대 삼성서울병원 김원석 교수님께 깊은 감사의 마음을 전합니다.

또한 책자 발간에 도움을 주신 혈액암 협회 선생님들, 편집 실무를 맡아서 많은 일을 해주신 서울순천향 병원 윤석윤 교수님과 림프종 연구회 문서영 선생님, 그리고 출간에 힘써 주신 고려의학 출판사에도 정말 감사드립니다.

끝으로 지난 3년동안 제가 대한혈액학회 림프종 연구회위원장으로 활동하는 데 헌신적으로 지원해주신 가천의대 유쾌한 교수님, 한양의대 박병배 교수님, 울산의대 서울아산병원 윤덕현 교수님 그리고 우리 연구회의 모든 분들에게 진심으로 고마웠다는 말을 전하고 싶습니다.

이번에 발간되는 「림프종 바로알기」 2판이 우리 나라 림프종 환자와 가족들에게 정확한 정보를 드림으로써 완치에 이르도록 하는 올바른 길잡이가 되기를 바랍니다.

모두 건강하고 행복하세요.

집필 대표, 성균관의대 삼성서울병원 혈액종양내과 **김석진**

집필진

강가원 고려의대 고려대학교안암병원 혈액종양내과
강혜진 한국원자력의학원 원자력병원 혈액종양내과
고선혜 가톨릭관동의대 국제성모병원 종양혈액내과
고영일 서울의대 서울대학교병원 혈액종양내과
공지현 연세의대 원주세브란스병원 혈액종양내과
곽재용 전북의대 전북대학교병원 혈액종양내과
국혜원 연세의대 세브란스병원 혈액내과
권정혜 충남의대 세종충남대학교병원 혈액종양내과
김경하 순천향의대 서울병원 종양혈액내과
김다정 고신의대 복음병원 혈액종양내과
김대식 고려의대 고려대학교구로병원 혈액내과
김도영 부산의대 부산대학교병원 혈액종양내과
김동윤 가톨릭의대 여의도성모병원 혈액내과
김민경 영남의대 영남대학병원 혈액종양내과
김병수 가톨릭의대 은평성모병원 혈액내과
김상아 서울의대 분당서울대학교병원 혈액종양내과
김석진 성균관의대 삼성서울병원 혈액종양내과
김성용 건국의대 건국대학교병원 혈액내과
김세형 순천향의대 부천병원 종양혈액내과
김유리 연세의대 강남세브란스병원 혈액내과
김주형 경북의대 경북대학교병원 혈액종양내과
김진석 연세의대 세브란스병원 혈액내과
김진철 인하의대 인하대학교병원 혈액종양내과
김진항 가톨릭의대 성빈센트병원 혈액내과
김혜련 동아의대 동아대학교병원 혈액종양내과
김효정 한림의대 성심병원 혈액종양내과
도영록 계명의대 동산병원 혈액종양내과
문영철 이화의대 이대목동병원 혈액종양내과
민기준 가톨릭의대 서울성모병원 혈액내과
박경신 가톨릭의대 서울성모병원 병리과
박병배 한양의대 한양대학교병원 혈액종양내과
박성규 순천향의대 부천병원 종양혈액내과
박성우 경상의대 경상국립대학교병원 혈액종양내과
박영훈 이화의대 이대목동병원 혈액종양내과
박진희 가천의대 가천대길병원 혈액내과
박현경 서울의대 보라매병원 혈액종양내과
배성화 대구가톨릭의대 대구가톨릭대학교병원 혈액종양내과
백동원 경북의대 경북대학교병원 혈액종양내과
변성규 이화의대 이대서울병원 혈액종양내과
변자민 서울의대 서울대학교병원 혈액종양내과
성화정 고려의대 고려대학교안산병원 혈액종양내과
손병석 인제의대 상계백병원 혈액종양내과
송가영 전남의대 화순전남대학교병원 혈액내과
신호진 부산의대 부산대학교병원 혈액종양내과
심 혁 원광의대 원광대학교병원 혈액종양내과
안용철 울산의대 강릉아산병원 혈액종양내과
양덕환 전남의대 화순전남대학교병원 혈액내과
양승아 가톨릭의대 인천성모병원 혈액종양내과
엄지은 한양의대 한양대학교병원 혈액종양내과
엄현석 국립암센터 혈액암센터 혈액종양내과
여자현 명지병원 혈액종양내과
오동렬 성균관의대 삼성서울병원 방사선종양학과
오성용 동아의대 동아대학교병원 혈액종양내과
오영하 한양의대 한양대학교구리병원 병리과
원영웅 한양의대 한양대학교구리병원 혈액종양내과

유은상 고려의대 고려대학교구로병원 혈액내과
유쾌한 가천의대 가천대길병원 혈액내과
윤덕현 울산의대 서울아산병원 종양내과
윤상은 성균관의대 삼성서울병원 혈액종양내과
윤석윤 순천향의대 서울병원 종양혈액내과
이경원 경상의대 경상국립대학교병원 혈액종양내과
이명원 충남의대 충남대학교병원 혈액종양내과
이병현 고려의대 고려대학교안산병원 혈액종양내과
이상민 인제의대 부산백병원 혈액종양내과
이성윤 인제의대 일산백병원 혈액종양내과
이순일 단국의대 단국대학교병원 혈액종양내과
이승신 원광의대 원광대학교병원 혈액종양내과
이용준 인제의대 해운대백병원 혈액종양내과
이원식 인제의대 부산백병원 혈액종양내과
이유진 울산의대 울산대학교병원 혈액내과
이은영 국립암센터 혈액암센터 혈액종양내과
이정민 계명의대 동산병원 혈액종양내과
이정옥 서울의대 분당서울대학교병원 혈액종양내과
이종혁 가톨릭의대 인천성모병원 혈액종양내과
이준호 중앙의대 중앙대학교병원 혈액종양내과
이지윤 서울의대 분당서울대학교병원 혈액종양내과
이지현 동아의대 동아대학교병원 혈액종양내과
이창훈 전북의대 전북대학교병원 혈액종양내과
이한상 단국의대 단국대학교병원 혈액종양내과
이현정 경희의대 경희대학교병원 혈액종양내과
이혜원 국립암센터 혈액암센터 혈액종양내과
이호섭 고신의대 복음병원 혈액종양내과
임성남 인제의대 해운대백병원 혈액종양내과
임호영 전북의대 전북대학교병원 혈액종양내과
장명희 국민건강보험 일산병원 종양혈액내과
전민지 고려의대 고려대학교구로병원 혈액내과
전영우 가톨릭의대 여의도성모병원 혈액내과
정기선 부산의대 양산부산대학교병원 혈액종양내과
정성현 아주의대 아주대학교병원 혈액내과
정요셉 가톨릭의대 의정부성모병원 병리과
정종헌 국립암센터 혈액암센터 혈액종양내과
조재철 울산의대 울산대학교병원 혈액내과
조진현 인하의대 인하대학교병원 혈액종양내과
조현수 연세의대 세브란스병원 혈액내과
조형우 울산의대 서울아산병원 종양내과
최대호 성균관의대 삼성서울병원 혈액종양내과
최윤석 아주의대 아주대학교병원 혈액내과
한재준 경희의대 경희대학교병원 혈액종양내과
허미화 계명의대 동산병원 혈액종양내과
허준영 한양의대 한양대학교구리병원 혈액종양내과

(가나다순)

CONTENT

I. 림프종이란 얘기를 듣고 자주하게 되는 질문들

01 림프절이 커진 경우는 어떻게 해야 하나요? / 2
02 림프종은 무엇이고 발생 원인은 무엇인가요? / 5
03 림프종은 어떤 증상으로 시작하나요? 림프종은 몸 어디에서나 발생하나요? / 7
04 림프종은 어떻게 확진하나요? / 9
05 림프종의 병기는 어떻게 정하나요? 림프종이 진단되면 그 다음에는 어떤 검사들을 하나요? / 14
06 골수 침범 여부를 확인하기 위해 반드시 골수검사가 필요한지 궁금합니다. / 16
07 림프종과 백혈병은 다른 것인가요? / 18
08 림프종은 전이가 되지 않았는데도 항암치료를 꼭 받아야 할까요? / 20
09 림프종에서 NGS검사는 무엇인가요? / 22
10 B세포 림프종에는 어떤 것들이 있나요? / 24
11 T세포 림프종에는 어떤 것들이 있나요? / 27

II. 림프종의 세부아형으로 진단을 받은 후 품게 되는 의문들

12 미만성 거대 B세포 림프종은 어떤 병이며 일차 치료에 대해 설명해 주세요. / 32
13 미만성 거대 B세포 림프종으로 진단받았는데 중추신경계 재발 예방이 필요하다고 합니다. 어떤 경우에 필요하고 예방을 위한 치료 방법이 궁금합니다. / 35
14 미만성 거대 B세포 림프종의 1차 치료 후 완전 반응이 얻어지지 않으면 어떻게 하나요? 재발 후에 치료도 궁금합니다. / 37
15 미만성 거대 B세포 림프종의 예후는 어떤가요? 그리고 국제 예후 지수는 무엇인가요? / 40
16 미만성 거대 B세포 림프종 치료 후 뇌에서 재발한 경우 치료 방법이 궁금합니다. / 43
17 항암 치료가 지연되었을 때 치료효과가 많이 떨어지지는 않나요? / 46
18 항암 치료 이후 발열 발생 시 어떻게 해야 하나요? / 48
19 소포성(여포성) 림프종은 어떤 병이며 일차 치료에 대해 설명해 주세요. / 50
20 소포성(여포성) 림프종에 대한 일차 치료 및 유지 치료 이후 재발 시 치료법이 궁금합니다. / 52
21 소포성(여포성) 림프종의 예후는 어떤가요? / 54
22 B-/T-림프모구 백혈병/림프종은 무엇이고 치료는 어떤 방법들이 있나요? / 56

23 피하 지방염과 유사한 림프종이라고 하는 데 어떤 병이고 치료는 어떻게 하나요? / 59
24 십이지장에서 발생한 소포성(여포성) 림프종의 치료 및 예후가 궁금합니다. / 61
25 변연부 림프종은 어떤 병인가요? 점막관련/림프절/비장 변연부 림프종으로 다양하던 데요. / 63
26 위 점막관련 변연부 림프종의 일차치료 및 부작용이 궁금합니다. / 65
27 위 점막관련 변연부 림프종의 일차치료 실패 시 다음 치료가 궁금합니다. / 67
28 안와 점막관련 변연부 림프종의 치료 및 예후가 궁금합니다. / 70
29 림프절에서 발생한 변연부 림프종의 치료와 예후가 궁금합니다. / 71
30 외투세포 림프종은 어떤 병이고 일차 치료에 대해 설명해 주세요. / 73
31 외투세포 림프종이 재발하였을 경우 치료 방법이 궁급합니다. / 75
32 만성 림프구성 백혈병은 어떤 병인가요? 일차 치료에 대해 설명해 주세요. / 77
33 만성 림프구성 백혈병이 재발을 한 경우 치료는 어떤가요? / 79
34 버킷 림프종은 무엇인가요?(예후 포함) 그리고 버킷 림프종의 치료도 궁금합니다. / 81
35 원발성 중추신경계 림프종은 무엇인가요? 그리고 치료와 예후가 궁금합니다. / 84
36 피부 T세포 림프종은 어떤 종류들이 있고 치료는 어떤 방법들이 있나요? / 87
37 역형성 대세포 림프종은 무엇이고 치료는 어떤 방법들이 있나요? / 90
38 NK/T세포 림프종이 궁금합니다. / 92
39 NK/T-세포 림프종의 치료는 어떻게 하나요? / 94
40 혈관면역성 T세포 림프종은 무엇이고 치료는 어떤 방법들이 있나요? / 96
41 상세불명 말초 T세포 림프종은 무엇이고 치료는 어떤 방법들이 있나요? / 99
42 CAR-T세포 치료의 경우 어떤 림프종에서 언제, 어떻게 사용할 수 있는지 궁금합니다. / 101
43 CAR-T 치료의 부작용이 궁금합니다. / 104
44 B세포를 표적으로 하는 항체에는 어떤 것들이 있나요? / 107
45 이중접합항체는 무엇인가요? / 108
46 면역관문억제제가 무엇인지요? / 111
47 BTK 억제제는 무엇인가요? / 114
48 호지킨 림프종은 무엇인가요? / 117
49 호지킨 림프종의 일차 치료는 무엇인가요? / 120
50 호지킨 림프종이 재발하면 어떻게 치료 받나요? / 122
51 자가조혈모세포 이식은 어떤 경우에 하나요? / 125
52 자가조혈모세포 이식의 과정이 궁금합니다. / 128
53 동종조혈모세포 이식은 어떤 경우에 하나요? / 131
54 동종조혈모세포이식의 과정이 궁금합니다. / 134
55 동종 조혈모세포이식 자체의 부작용으로 어떤 것이 있나요? / 136

III. 림프종에 대한 치료를 받으면서 하게 되는 질문들

56 림프종과 고형암의 림프절 전이는 어떻게 다른가요? / 140
57 항암 치료 후 입안이 헐고, 배 아프고, 설사가 심하면 어떻게 하나요? / 142
58 항암 치료에 부작용이 없다면 약이 효과가 없는 건가요? / 145
59 항암 치료 이후 혈액수치 감소 시 발생할 수 있는 위험은 무엇이 있나요? / 147
60 구토는 예방 가능한지, 멀미와 구토가 계속되는 경우 추가 조절이 가능한지요? / 150
61 림프종은 치료 없이 추적 관찰을 하는 것이 가능한가요? / 153
62 모든 항암 치료에서 머리카락이 다 빠지나요? 그리고 탈모가 되면 어떻게 해야 하는지요? / 155
63 방사선 요법은 어떤 경우에 받게 되나요? / 158
64 방사선 치료의 부작용으로는 어떤 것들이 있나요? / 161
65 손가락 끝이 저리고, 손톱 색깔이 변하는데 어떻게 하죠? / 165
66 술, 담배, 커피는 중단해야 하나요? / 168
67 영양제, 한약 등을 먹는 것이 도움이 될까요? / 171
68 완전반응 이후 추적을 하자고 하시는데 어떻게 하게 되나요? / 174
69 우울한 기분이 많이 듭니다. 도움울 받을 수 있는 방법이 있을까요? / 176
70 운동은 꼭 해야 하나요? 어떤 운동이 도움이 될까요? / 178
71 임상시험이란 무엇인가요? / 181
72 임상시험 참여를 추천받았습니다. 어떻게 하는 것이 좋을까요? / 183
73 내게 가능한 임상시험을 알아보는 방법이 있을까요? / 185
74 입맛이 많이 떨어지는데 어떻게 해요? / 187
75 동반질환 (간, 신장, 폐질환 등)이 있는 경우 항암치료를 받을수 있나요? / 189
76 재발 방지를 위해 일상생활에서 주의해야 할 것이 무엇일까요? / 191
77 치료 도중에 검사를 한다던데 치료 결과를 반응 정도에 따라 어떻게 나누나요? 중간 반응 검사 결과에 따라 다음 치료 방법이 달라지나요? / 193
78 치료 중 익히지 않은 음식은 먹으면 안 되나요? / 195
79 치료 중 정상적인 성생활은 가능한가요? / 198
80 치료 중에 수혈은 어떤 경우에 받게 되나요? 계속 수혈을 받으면 안 좋지 않나요? / 200
81 치료 중에 여행을 다녀도 되나요? / 204
82 치료 중에 일상생활이 가능한가요? / 206
83 치료 중에 집의 청결도를 어느 수준으로 유지해야 하나요? / 208
84 케모포트는 언제 필요하나요? 집에서 케모포트를 어떻게 관리하나요? / 211
85 코로나 백신 및 독감백신을 맞아도 될까요? / 215

86 항암 치료 시 도움이 되는 음식이 있을까요? / 217
87 항암치료 이후 임신과 출산 가능여부 궁금합니다. / 219
88 항암 치료 후 피곤하고 잠도 잘 안 오는데 어떤 도움을 받을 수 있나요? / 222
89 항암치료 이후 기억력 저하를 동반한 인지 기능 장애가 걱정됩니다. / 224
90 항암치료 종료 후 부작용이 회복되나요? / 226
91 항암치료 중에 나타나는 가려움증은 일반적인 증상인가요? / 228
92 호중구집락촉진인자(Granulocyte-Colony Stimulating Factor, G-CSF)는 무엇이고, 언제 투여하나요? / 231
93 림프절 순환, 혈액 순환을 활발하게 하는 행동들을 해도 되는지 궁금합니다. / 233
94 고함량 비타민C, 미슬토 주사 등 도움이 되는지 궁금합니다. / 235
95 림프종 치료 중인데 애완동물은 계속 키워도 되나요? / 238
96 질병에 관련된 적절한 정보를 얻을 수 있는 방법이 궁금합니다. / 240
97 림프종으로 치료 중에 감기약이나 다른 약을 먹어도 되나요? / 243
98 경제적으로 어려움이 있는 경우 도움을 받을 방법이 궁금합니다. / 246
99 림프종은 유전이 되는 병인가요? / 248
100 NK세포 치료가 도움이 되나요? / 250

Q&A

I

림프종이란 얘기를 듣고 자주하게 되는 질문들

QUESTION

01 림프절이 커진 경우는 어떻게 해야 하나요?

성균관의대 삼성서울병원 혈액종양내과
김석진

목에 덩어리가 만져지거나 건강검진 중에 복부 초음파 검사에서 림프절이 크기가 커져 있다는 이야기를 듣고 놀라서 오십니다. 대개 책이나 인터넷에서 림프절이 커지면 암을 의심해야 하는 경우가 많다는 정보를 미리 찾아 보시기 때문에 이미 본인이 심각한 병에 걸렸을 것이라고 생각하고 오시는데 대부분의 경우는 크게 걱정할 필요 없는 일시적인 현상들입니다.

림프절은 우리 몸에 있는 정상 기관 중 하나이고 림프계라고 하는 일종의 체액 순환 시스템의 일부로 피막에 의해 싸여 있고 그 내부는 림프구로 채워져 있는 작은 결절입니다. 림프절은 림프액이 흐르는 림프관 사이사이에 위치하며 대개는 크기가 1 cm 미만으로 조그마한 바둑알 정도로 생각하면 됩니다. 림프관은 전신에 걸쳐 퍼져 있으며 림프절 내에 있는 림프구들이 다양한 면역 반응을 일으키게 됩니다. 따라서 림프절은 우리 몸의 면역 반응에서 매우 중요한 역할을 하는 곳으로 우리나라 전역에 배치되어 있는 군대 또는 경찰에 해당한다고 할 수 있습니다.

오늘 날 지구촌에서 전쟁이나 테러가 일어나면 해당 지역의 군인이나 경찰들이 출동하는 것처럼 우리 몸 어느 부위에 문제가 발생하면 해당 부위에 가까운 림프절 내에 있는 림프구도 활발하게 활동을 하게 되고 그 결과 림프절은 평소보다 그 크기가 커지게 됩니다. 대표적인 경우가 몸에 염증이 발생한 경우로서 입 안이 헐고 염증이 생기면 양쪽 목에 손으로 만지면 메추리알 정도의 덩어리가 만져질 수 있습니다. 이런 경우 열도 나고 커져 있는 림프절 부위가 통증이 있는 경우도 있어서 더욱 걱정을 하게 되는 데 사실 이는 정상적인 염증 반응으로서 충분히 휴식을 취하고 염증에 대한 치료를 하면 대부분

호전이 됩니다. 그 외에도 림프절이 커지는 경우는 매우 다양해서 결핵을 비롯한 여러 감염성 질환에서도 림프절은 커질 수 있고 약물을 복용한 경우나 류마티스 질환과 같은 자가면역 질환에서도 림프절이 커질 수 있습니다. 따라서 림프절이 커졌다고 해서 무조건 내 몸 속에 암이 발생한 것은 아닌가 하는 괜한 걱정을 할 필요는 없고 의료진의 적절한 상담을 받고 필요한 검사를 받아서 원인을 가려내면 됩니다.

하지만 림프절 비대가 암과 관련이 있기 때문에 암으로 진단된 경우 이미 진단 시에 림프절로 전이가 되었다는 이야기를 듣는 경우가 있습니다. 체내 여러 조직으로부터 다양한 입자들이 림프관을 통해 림프절로 유입되므로 위암이나 폐암 등과 같이 각종 장기에서 암이 발생하는 경우 인접한 부위의 림프절로 전이가 되기 쉽고 그로 인해 림프절의 크기는 커지게 됩니다. 유방암 환자에서 유방암 부위를 절제하면서 동시에 근접한 겨드랑이의 림프절을 절제하는 것은 이와 같이 암 세포가 림프절로 전이를 하기 쉽기 때문입니다.

그런데 림프절 자체 내에서도 암이 발생할 수 있는데 이는 림프절을 채우고 있는 림프구에서 암이 생기는 경우로 이를 림프종이라고 부르며 위암, 폐암 등과 같은 각종 고형암이 림프절로 전이된 경우와는 전혀 다른 경우에 해당합니다. 결국 림프절이 커진 경우 절대로 간과해서는 안 되는 경우가 이렇게 암과 관련되어 림프절이 커지는 것인데 일반적으로 암과 관련이 되어 발생하는 림프절 크기 변화는 심한 통증을 유발하지는 않습니다. 물론 그 크기가 몹시 커지면 피막이 팽창하면서 압박감과 통증을 느낄 수는 있으나 대개 심한 통증을 동반하는 경우는 염증과 관련이 있는 경우가 많습니다. 일반적으로 정상 림프절의 크기가 1 cm 정도이므로 이보다 더 커진 경우는 주의를 해야 하며 더욱이 수 주일 이상 림프절이 지속적으로 커져 있다면 빨리 진료를 보고 필요한 경우 조직 검사를 받아야 합니다. 한 번의 조직 검사에서 암 세포의 증거가 없었다고 하더라도 이후에도 계속 커져 있거나 크기 변화가 반복된다면 다시 검사를 하는 것이 필요할 수 있습니다. 왜냐하면 처음의 검사에서는 진단이 안 되었다가 재차 반복 검사를 통해 진단되는 경우도 많이 있기 때문입니다. 또한 커져 있는 림프절의 위치도 중요한데 사타구니 같은 경우는 무리

하거나 피곤해도 종종 커질 수 있어서 최대 2 cm까지는 특별히 문제가 없이도 일과성으로 커질 수 있지만 그 이상으로 커지는 경우는 설령 사타구니라고 할지라도 주의가 필요하고, 턱 밑이나 가슴의 쇄골 근처 림프절 등과 같이 일반적인 염증에서는 크기 변화가 잘 발생하지 않는 위치는 주의가 필요합니다. 간혹 겉에서는 잘 만져지는 림프절은 없어도 초음파 검사나 컴퓨터 단층 촬영 검사에서 림프절 비대가 발견되는 경우도 있는데 이런 경우는 조직 검사를 하기가 쉽지 않아서 경우에 따라서는 전신 마취를 하고 조직 검사를 해야 하는 경우도 있습니다. 조직 검사를 위해 전신 마취를 하는 것이 쉬운 결정은 아니지만 여러 정황상 꼭 확인이 필요하면 불가피하며 이를 통해 질병의 진단이 되는 경우도 많이 있는 것도 사실입니다.

림프절은 다양한 원인에 의해 커질 수 있으므로 무턱대고 걱정할 필요는 없지만 우리 신체의 변화를 시사하는 하나의 증후가 될 수 있으므로 절대로 간과해서는 안되며 더욱이 나이가 중년 이후에서는 젊은 사람들에 비해서 암과 관련되어 림프절이 커지는 빈도가 상대적으로 높으므로 각별한 주의가 필요하다는 점을 명심해야 합니다.

QUESTION

02 림프종은 무엇이고 발생 원인은 무엇인가요? (화학물질에 많이 노출되었을 때 혈액암의 발병률이 높다는 말을 들었는데요)

아주의대 아주대학교병원 혈액내과
최윤석

우리 몸은 굉장히 다양한 종류의 세포들로 이루어져 있습니다. 암의 종류를 분류할 때에는 어떤 세포에서 암이 시작되었는지가 그 분류의 가장 중요한 기준이 됩니다. 실제로, 같은 장기에 생긴 암이라고 해도, 어떠한 종류의 세포에서 기원하였는지를 검사를 통해 밝히는 것이 진단의 첫 단계가 되고 그 결과에 맞게 치료 방법을 결정하는 것이 모든 암 치료의 기본적인 원칙입니다.

이제 혈액암의 예를 들어보겠습니다. 혈액 속에 들어 있는 혈액세포들, 즉 백혈구, 적혈구, 혈소판은 모두 골수 내에 있는 조혈모세포로부터 생겨나게 됩니다. 사람의 한살이에 비유를 하자면, 신생아와 같은 조혈모세포에서 시작하여, 청소년과 같은 미성숙 아세포 단계를 거쳐 결국 성인과 같은 충분한 기능을 가진 백혈구, 적혈구, 혈소판으로 성숙/분화가 되는 과정을 거치게 됩니다. 여기서, 과연 어느 단계의 세포에서 암세포로의 변화가 생겼는지에 따라 다양한 혈액암을 분류합니다. 예컨대, 우리가 흔히 알고 있는 백혈병(급성골수백혈병, 급성림프모구백혈병)은 이 단계 중에 골수 내에 있는 미성숙 아세포 단계에서 암이 발생한 경우입니다. 반면, 성숙한 단계의 백혈구, 그 중에서도 림프구라는 종류의 백혈구에서 암이 발생한 경우를 림프종이라고 합니다. 이 책의 이후에 소개가 될 복잡할 정도로 많은 종류의 림프종을 분류하는 것 또한 그 중에서도 어떠한 종류의 림프구에서 암이 시작된 것인지에 근거하여 이루어집니다.

결국 요약하면, 림프종은 성숙한 백혈구인 림프구가 암세포로 변하게 된 병이고, 림프종에서 나타나는 여러 증상이나 현상들도 모두 암세포화(化)된 림프구(림프종 세포)의 과잉 증식으로 인해 야기되는 것입니다.

그렇다면, 정상적이던 림프구가 왜 암세포로 변하게 되는 일이 생길까요? 림프종이 특정 상황의 사람들에게 또는 어떤 생활 패턴 때문에 더 잘 생기는 것은 아닌가 하는 생각은 림프종을 처음 진단받는 모든 환자들이 궁금해 하시는 부분입니다. 우선, 환경적 또는 직업적 노출이 특정 혈액암의 발생에 영향을 미친다고 알려져 있습니다. 벤젠과 같은 유기용제나 방사선에 일정 수준 이상 노출되는 경우 급성백혈병의 발병률이 증가합니다.

림프종의 경우에도, 살충제, 제초제, 염료나 유기용제에 노출이 잦은 직업군에서 발병률 증가가 보고된 바가 있지만, 그 원인이 되는 정확한 화학 성분을 특정하기에는 직접적인 근거가 부족합니다. 물론, 전통적으로 유기인산계 살충제, 유기염소계 농약, 아닐린계 염료, 삼염화에틸렌 등이 림프종의 발병 증가와 연관되어 있음이 잘 알려져 있지만, 최근 작업 환경의 여건 및 관리 감독이 개선되면서 직업적 노출이 림프종의 원인으로서 기여하는 부분은 점점 줄어들고 있어 보입니다. 오히려, 과학적으로 림프종의 발병 원인으로서 인과관계가 확립된 것은 (1) 면역저하 상태 (2) 몇몇 감염원(세균 및 바이러스)입니다. 면역저하 상태란 인간면역결핍바이러스(HIV) 감염증 환자나 장기이식 후 면역억제제를 장기간 투여하며 심한 면역저하 상태가 지속되는 경우입니다. 이러한 상황의 환자들에게는 다양한 종류의 림프종의 발병률이 증가하게 됩니다. 몇몇 특정 감염원과 림프종의 발병 사이의 연관성이 알려진 것이 있는데, 가장 대표적인 것은 헬리코박터균의 감염과 위에 발생하는 MALT 림프종의 경우입니다. 만성 C형간염 환자의 경우에도 일부 림프종의 발병이 증가한다는 것이 잘 알려져 있습니다. 또한, 엡스타인-바 바이러스 감염이 국내에서 비교적 많이 발생하는 림프종인 림프절외 NK/T-세포림프종을 포함한 몇몇 유형의 림프종 발병에 기여합니다.

아울러, 흡연자 및 고도 비만자에서 림프종의 발병 증가를 지적한 대규모 역학연구 결과를 고려한다면, 금연을 포함한 건강한 생활 습관을 유지하는 것이 림프종 치료 후 완치로 가는 가장 중요한 첫걸음이 아닐까 합니다.

QUESTION

03 림프종은 어떤 증상으로 시작하나요? 림프종은 몸 어디에서나 발생하나요?

가천의대 가천대길병원 혈액내과
유쾌한

림프종의 가장 흔한 증상은 림프절이 통증 없이 서서히 커지는 것입니다. 주로 목, 겨드랑이, 사타구니와 같은 부위에서 커진 림프절이 만져질 수 있으며, 흉부나 복부의 림프절은 상당한 크기가 될 때까지 증상이 없을 수 있습니다.

감염이나 염증의 경우에도 림프절이 커질 수 있지만 이러한 림프절염은 보통 수일이나 수주에 걸쳐 염증이 가라앉으며 림프절이 다시 작아지는 반면, 림프종의 경우에는 시간이 지나면서 림프절이 계속 커지게 됩니다. 림프종으로 인해 커진 림프절은 일반적으로 통증이 없고 눌렀을 때도 통증이 유발되지 않으며, 주위 조직과 유착 없이 자유롭게 움직이는 지우개처럼 단단한 종괴의 형태를 가지고 있습니다.

림프절 비대 외에도 피로감, 몸살, 발열, 체중감소, 밤에 옷이나 침구가 젖을 정도로 땀을 많이 흘리는 증상이 있을 수 있습니다. 피부가려움증이나 피부발진이 나타날 수도 있으며, 림프종이 침범하는 장기와 진행 정도에 따라 다양한 증상이 동반될 수 있습니다.

림프종은 주로 림프절에서 발생하지만, 피부, 뇌, 눈, 비강, 부비강, 타액선, 갑상선, 유선, 폐, 종격동, 흉막, 위, 소장, 대장, 간, 고환, 난소, 뼈 등 우리 몸을 구성하는 모든 조직에서 처음 시작될 수도 있고 이러한 장기들을 이차적으로 침범할 수 있습니다.

림프종은 다양한 아형만큼이나 아형에 따라 흔하게 발생하는 장소가 다릅니다. 호지킨 림프종은 주로 종격동과 목, 겨드랑이의 림프절에서 발생합니다. 가장 흔한 광범위큰B세포림프종은 림프절에서 발생하는 경우가 많지만,

질병이 진행함에 따라 다양한 장기와 골수, 중추신경계 등을 침범할 수도 있습니다. 위장관 점막이나 폐, 방광, 눈꺼풀 점막에서 발생하는 말트림프종도 있으며, 대부분 비강에서 발생하는 림프절외NK/T세포림프종도 있습니다. 림프절을 비롯해 골수를 쉽게 침범하는 소포 림프종, 외투세포림프종이 있고, 뇌에서 발생하는 일차성중추신경계림프종, 피부를 침범하는 균상식육종과 같은 드문 형태의 림프종도 있습니다. 급성백혈병과 유사하게 골수와 혈액을 침범하며 아주 공격적인 성질을 가진 림프모구림프종, 버킷 림프종이 있으며, 반대로 백혈병이라는 이름을 가지고 있지만 매우 천천히 진행하는 만성림프구성백혈병도 림프종의 한 형태입니다.

이와 같이 림프종은 그 아형과 질병의 진행 정도에 따라 림프절을 비롯한 다양한 장기들을 침범하여 각기 다른 증상을 보일 수 있습니다.

QUESTION

04 림프종은 어떻게 확진하나요?

한양의대 한양대학교구리병원 병리과
오영하

림프종은 반드시 조직검사를 통해 확진하게 됩니다. 또한 림프종의 진단은 다른 기관의 종양 진단과 비교했을 때 고도의 전문적 지식과 경험이 필요한 매우 난이도가 높은 과정이며, 진단을 하기까지는 여러 단계의 추가 검사과정과 다양한 첨단 검사기법이 필요한 경우가 많아 최종 진단에 이르기까지 수일에서 수주가 소요될 수도 있습니다.

림프종 확진을 위한 조직검사는 만져지는 덩어리나 혹은 림프절 전체를 절제하여 병리학적 진단을 하는 것이 원칙입니다. 따라서 진단을 위해 전신마취 또는 국소마취를 하고 수술적으로 종괴 전체를 절제합니다. 그러나 환자의 상태에 따라 일부 절제 또는 세침흡인 검사를 시행할 수도 있으나, 이는 진단에 부족한 경우가 많기 때문에 주로 선별검사 용도로 이용됩니다.

위에 언급한 조직검사 방법을 좀 더 자세히 살펴보면 크게 세 가지 방법이 있으며 각각 장단점이 있으므로 이를 숙지하여 주치의와 긴밀하게 상의하여 조직검사 방법을 선택하고 시행하여야 합니다.

첫째, 세침흡인검사(Fine-needle aspiration), 둘째, 침생검법(Gun biopsy) 또는 중심 침 생검법(Core needle biopsy), 셋째, 절제 생검(Excisional biopsy)입니다. 세침흡인검사와 침생검법은 환자의 부담이 적고 용이한 방법이라는 장점이 있지만 종양의 전체를 파악하여 진단하는 림프종의 특성상 위의 두가지 방법은 종양의 극히 일부분만을 검사하는 방법이므로 진단에 제한적이며 따라서 주로 선별검사 용도로만 사용할 수 있고, 확진을 위한 검사로는 적합하지 않습니다.

림프종은 정확한 확진을 위해서는 대부분 절제 생검(excisional biopsy)을

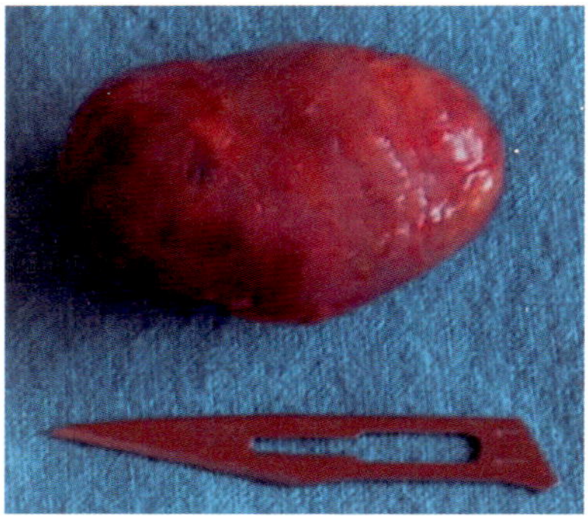

[그림 1] **절제 생검**

시행해야 합니다. 정상 림프절은 바깥쪽으로는 섬유질 막인 캡슐에 둘러싸여 있고 그 안쪽에 림프구들이 모여 림프절의 실질을 형성하는 구조입니다. 림프종이 되면 이러한 실질의 구조적 변형뿐 아니라 캡슐 주변의 변형도 발생하며, 이러한 모든 소견이 림프종 진단에 매우 중요한 병리학적 증거입니다. 따라서 림프종을 정확하게 확진하기 위해서는 캡슐을 포함하여 림프절 전체를 절제하는 생검법이 원칙입니다.

인체에 발생하는 모든 종양과 마찬가지로 림프종도 세계보건기구(World Health Organization, WHO)에서 정한 기준과 분류에 따라 진단을 합니다. 림프종은 기본적으로 이 종양을 처음 발견한 영국인 의사 토머스 호지킨의 이름을 딴 호지킨 림프종(Hodgkin lymphoma)과 그 외의 비호지킨 림프종(non-Hodgkin lymphoma)으로 크게 분류합니다. 비호지킨 림프종은 기원세포에 따라 다시 B−세포와 NK/T−세포 림프종으로 분류되며, 각각의 세포 특성에 따라 림프종의 임상 양상, 치료방법, 예후가 다양하게 나타납니다.

림프종 진단이 WHO의 기준과 분류에 따라 이루어지는 만큼, 국내에서도 진단 과정과 방법이 대부분 표준화되어 있으나, 추가적으로 분자유전학적 검사 등의 특수 검사가 필요한 경우가 빈번하고, 일부 특수검사는 제한적으로 시행되므로 이러한 검사가 추가되는 경우에는 진단에 소요되는 기간이 다소 길어질 수도 있습니다.

1단계: 조직검사

림프절 등 덩어리 조직을 얇게 잘라 유리 슬라이드에 붙여 적절한 염색을 하여, 병리 의사가 현미경을 이용하여 눈으로 직접 관찰하는 검사입니다. 통상적으로 먼저 기본 H&E 염색을 하여 조직의 구조 및 세포 모양을 관찰하여 림프종 의심 여부를 살피고, 각각의 림프종마다 세포 표면에 다양하게 발현하는 단백질에 대한 면역조직화학염색을 추가적으로 시행하여 어떤 종류의 림프종인지 확인하는 순서로 이루어집니다.

2단계: 면역조직화학염색 검사

림프종의 진단 과정에서 면역조직화학염색 검사는 필수입니다. 일반적으로 림프종의 종양세포인 림프구는 기본적인 H&E 염색만으로는 구분이 불가능하며 따라서 림프종 진단을 위해서는 가장 먼저 B–세포인지 NK/T–세포인지를 구분하는 면역조직화학염색을 먼저 시행한 후 종양세포가 B–세포 또는 NK/T–세포인지에 따라서 각각의 기원세포에 따라 필요한 추가적인 면역조직화학염색 검사가 결정되고, 이를 시행하게 됩니다. 따라서 일반적으로 면역조직화학염색 검사 과정은 최소 두 단계가 필요하고, 그만큼 기간이 더 소요될 수 있습니다.

3단계: 분자유전학적 검사

림프종 진단과정에서 종양세포에 대한 분자유전학적 검사가 반드시 필요한 경우가 많은데, 유전자 검사를 시행하기 위해서는 생명윤리 및 안전에 관한 법률에 의거하여 환자의 동의서가 필요합니다. 즉 환자가 유전자 검사 동의서를 작성, 날인을 한 이후에 분자유전학적 검사를 시행할 수 있습니다.

WHO 림프종 분류에 따르면 일부 림프종은 분자유전학적 변이가 진단을 좌우하므로 분자유전학적 검사가 진단에 반드시 필요한 경우가 있고, 이외에도 같은 종류의 림프종이라 하더라도 유전자 변이에 따라 많은 아형들이 포함되어 있고, 이들 아형들은 임상양상과 치료반응 및 예후가 상이할 수 있어 반드시 구분이 필요하므로 림프종 진단시 분자유전학적 검사 빈도가 점점 증가 추세입니다.

림프종 진단에 활용되는 분자유전학적 검사 방법으로는 중합효소연쇄반응 검사, 유세포 분석, 형광제자리 부합법, 차세대 염기서열 분석법이 대표적입니다.

1) 중합효소연쇄반응 검사(Polymerase Chain Reaction, PCR)

림프종과 양성 림프구 증식증의 차이는 클론성(clonality)에 있습니다. 양성 증식증의 경우는 다클론성(Polyclonality)이지만 림프종은 단클론성(Monoclonality)이며, 이를 가장 간단하게 검사하는 방법이 중합효소연쇄반응 검사입니다. 증식된 림프조직이 양성인지 악성인지 판단이 모호한 경우 등에 시행될 수 있습니다.

2) 유세포 분석(Flow cytometry)

유세포 분석기를 이용하여 B-세포와 T-세포의 표면 항원 발현을 정량적으로 분석함으로써 면역표현형을 판단하여 진단에 활용하는 방법입니다. 이는 최근에는 림프절 등 일반 조직검사에는 거의 사용하지 않고 있으나 골수조직검사에서 활용하고 있습니다. 단, 유세포 분석 검사는 종양세포의 항원성을 검사하는 방법으로서 직접적인 유전자 검사가 아니므로 환자의 유전자 검사 동의서가 필요치 않습니다.

3) 형광제자리 부합법(Fluorescent In Situ Hybridization, FISH)

모든 종양이 세포의 유전자 이상으로 발생하듯이 림프종도 종양세포에 많은 유전자 이상이 발견되며, 그 중 특정 분자유전학적 변이에 따라 진단이 달라지게 됩니다. 형광제자리 부합법은 DNA 탐색자(probe)를 이용하여 유전자 또는 염색체 이상을 확인하는 분자진단 방법이며, 림프종 진단과정에 반드시 필요한 경우가 많습니다.

4) 차세대 염기서열 분석법(Next Generation Sequencing, NGS)

림프종 또한 다양한 돌연변이들이 암 발생에 관여하게 됩니다. 따라서 최근에는 특정 유전자 부위만을 확인하는 검사법보다는 대용량의 유전자정보로부터 원인 유전자들을 찾아낼 수 있고 유전체 변이에 대한 패턴 분석이 가능한 차세대 염기서열분석 기반 암 유전자패널 검사를 널리 시행하고 있고 이는 상대적으로 빠른 시간 안에 개인의 유전체를 한번에 대량으로 검사할 수 있는 획기적 방법입니다. 차세대 염기서열 분석법 검사로 얻은 유전체 정보로 유전자 변이에 따른 맞춤형 치료와 치료반응 및 예후 예측에도 활용할 수 있습니다.

림프종 진단에 있어서 차세대염기서열 분석법을 기반으로 한 유전자패널 검사는 2017년 3월부터 우리나라에서도 선별급여(본인부담률 50%)로 건강보험 적용이 가능하게 되었습니다.

위에 열거한 다양한 검사방법을 단계별로 적절히 시행하고 그 결과를 종합 분석하여 WHO 림프종 진단 분류 기준에 따라 림프종의 종류를 정확하게 확진하게 됩니다.

QUESTION

05 림프종의 병기는 어떻게 정하나요? 림프종이 진단되면 그 다음에는 어떤 검사들을 하나요?

순천향의대 서울병원 종양혈액내과
윤석윤

조직검사를 통해 림프종으로 확진되면 림프종이 어디까지 퍼져 있는지 확인하기 위한 병기를 파악하는 과정이 필요합니다. 병기 확인을 통해 치료 방향을 결정할 수도 있으며 예후를 예측할 수도 있습니다. 또한 진단 당시 정확한 병기를 확인해야 치료 이후 반응평가를 할 수 있습니다.

림프종의 병기는 안아버(Ann Arbor) 분류에서 변형된 루가노(Lugano) 분류를 주로 사용합니다. 1기는 하나의 림프절 혹은 인접한 림프절 구역을 침범한 경우이며 2기는 횡격막을 기준으로 위 혹은 아래 한 쪽편으로만 두 개 이상의 림프절 혹은 인접한 림프절 구역을 침범한 경우에 해당합니다. 3기는 횡격막 위, 아래로 림프절 침범이 확인되며 비장침범이 있을 수도 있으며 4기는 횡격막 위, 아래로 림프절 침범이 있으며 림프절 외 침범이 비연속적으로 확인된 경우입니다[그림 2].

처음 림프종이 진단되고 굉장히 많은 검사들이 진행되는데 이러한 검사들은 정확한 병기설정과 치료를 준비하는 과정에서 꼭 필요합니다.

1) 혈액검사: 일반혈액검사, 일반화학검사, 간염바이러스 보유여부 확인 등을 통해 치료를 받는데 문제될 만한 것들이 없는지 확인합니다. 일부 검사들은 예후 평가를 하는데 사용되기도 합니다.
2) 컴퓨터단층촬영(computed tomography, CT): 복부/골반부, 흉부, 경부 CT 검사를 보통 시행하게 됩니다.
3) 양전자방출단층촬영–컴퓨터단층촬영(positron emission tomography-computed tomography, PET-CT): 방사성 의약품을 체내에 주사하여 암과 같이 포도당대사가 항진된 부위에서 진하게 보이는 특징을 이용한 검

사로서 치료 전 병기설정, 치료 중 반응 평가, 치료 후 잔존 암 유무의 확인에 중요한 정보를 제공합니다.

4) 골수검사: 림프종의 골수침범 여부를 확인하기 위해 시행합니다.

5) 심장초음파검사: 환자의 현재 심장기능이 림프종 치료를 받기에 적합한지 확인하기 위해 필요하며 또한 일부 림프종 항암치료의 경우 심장독성을 유발할 수 있어 심장기능을 확인할 필요가 있습니다.

6) 요추천자: 중추신경계(뇌, 척수)의 침범이 의심되는 경우 또는 침범을 자주 하는 경우에 시행하게 됩니다. 검사를 하면서 예방차원에서 항암제를 주입하는 경우도 있습니다.

7) 기타: MRI, 위, 대장 내시경 등의 검사는 림프종의 종류 혹은 침범부위에 따라 필요한 경우 의료진의 판단에 의해 진행될 수 있습니다.

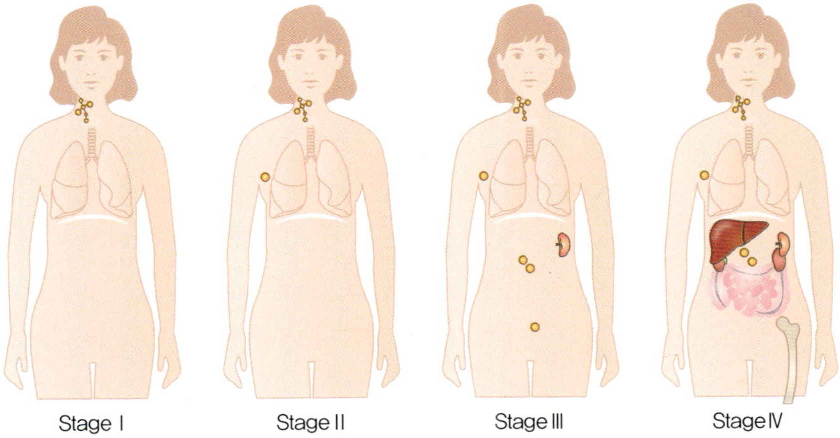

[그림 2] Staging of lymphoma

QUESTION

06 골수 침범 여부를 확인하기 위해 반드시 골수검사가 필요한지 궁금합니다.

울산의대 서울아산병원 종양내과
윤덕현

남편이 미만성거대b림프종 확진받았습니다. 조직검사 채혈 pet-ct했고 암세포가 첨에 불편했던 잇몸에서 얼굴 쪽에만 있고 의사선생님이 굳이 따지자면 1기라고 하여 다음 주 월요일부터 항암 들어가는데요 림프종은 골수검사가 필수라고들 하는데, 나중에 하는 건지 아님 불필요해서 안하는 건지..안하기도 하는 건가요?

림프종은 혈액암의 일종으로 아형에 따라 빈도에 차이가 있지만 골수 침범이 종종 동반되는 질환입니다. 또한 일반적으로 골수가 침범된 경우에는 그렇지 않은 경우보다 치료경과가 좋지 않은 것으로 알려져 있습니다. 따라서 통상적으로 골수가 침범된 경우는 4기로 분류하게 됩니다. 즉, 골수 침범여부는 정확한 병기 설정과 예후를 예측하는데 도움이 되기 때문에 전통적으로 림프종 환자의 초기 검사로 골수검사를 시행해 왔습니다.

아울러 일부 질환의 경우 병기에 따라 치료방침이 달라질 수 있습니다. 예를 들어 호지킨 림프종 또는 광범위B세포림프종(미만성 거대 B세포 림프종)은 국소병기(1기 또는 2기)의 경우 축약된 주기의 항암화학요법 후 방사선 치료를 시행할 수 있습니다. 즉, 정확한 병기의 설정은 치료방법의 결정에 영향을 줄 수 있습니다. 따라서 골수검사를 대부분의 림프종에서 시행하였습니다.

그러나 최근 민간도가 매우 높은 전신영상검사법인 PET-CT 검사가 림프종의 초기검사로 도입하면서 일부 아형(호지킨 림프종 및 광범위큰B세포림프종)의 경우, PET-CT에서도 림프종의 골수 침범 여부를 확인할 수 있다는 것을 알게 되었습니다. 따라서 2014년에 제정된 루가노 지침에 따라 호지킨 림프종과 광범위큰B세포림프종의 경우는 골수검사를 생략할 수 있습니다. 다만 PET 검사 결과와 무관하게 혈구 감소증(빈혈, 혈소판 또는 백혈구 감소증) 등이 동반되어 있다면 원인을 파악하기 위해 골수검사를 시행할 수 있습니다.

또한 미국의 치료지침에서는 말트림프종의 경우에도 대부분의 경우에는 생략이 가능한 것으로 기술하고 있습니다. 이외에도 최근 소포 림프종에서 골수검사의 필요성에 의문을 제기하는 일부 연구가 있습니다(그러나 2023년 초인 현재 시점에서는 아직 이에 대한 일치된 의견이 없습니다).

즉, 호지킨 림프종과 광범위큰B세포림프종의 경우는 골수검사를 생략할 수 있으며 이외에도 예후 예측 및 치료 결정에 반드시 필요하지 않은 경우에는 생략할 수 있지만 치료 기관의 검사 방침 및 의사의 판단에 따라 이는 달라질 수 있는 여지가 있습니다.

QUESTION

07 림프종과 백혈병은 다른 것인가요?

연세의대 세브란스병원 혈액내과
김진석

림프종과 백혈병은 대표적인 혈액암의 유형으로 혼동하기 쉬우나 질환의 발생 기원의 차이를 알면 이해하기 쉽습니다. 골수는 백혈구, 적혈구, 혈소판 등의 혈액 내의 성숙한 혈구 세포를 만들 수 있는 조혈모세포를 포함하는 조혈세포들이 있는 장기로 우리 몸에서 지속적으로 새로운 혈구 세포를 생성하여 일정한 혈구 수를 유지하는 역할을 합니다. 골수 내 조혈모세포는 골수계와 림프계 전구세포로 분화되며, 이러한 전구세포들이 분화와 증식을 거쳐 골수계 전구세포에서 과립구, 단핵구, 적혈구, 혈소판이 만들어지며, 림프계 전구세포에서 자연살해(NK)세포, T림프구, B 림프구와 형질세포가 만들어지게 됩니다. 백혈병은 일반적으로 이러한 골수에서 기원하며, 림프종은 림프구가 모여있는 림프절 등의 림프조직에서 주로 발병한다는 차이가 있습니다.

백혈병은 기원에 따라 크게 골수성과 림프구성으로 분류를 하며, 임상양상에 따라 급성과 만성으로 구분할 수 있습니다. 대부분의 백혈병에서는 이처럼 골수에서 발생한 백혈병 세포들이 과다 증식하는 경우가 많으므로 말초혈액에서 미성숙 세포 또는 비정형 세포가 매우 증가하는 경우가 많습니다. 백혈병은 골수검사를 통해 골수 내 백혈병 세포의 비율과 계통을 확인하고 특이적인 염색체 및 유전자 이상을 검출하여 진단합니다.

림프종이란 림프조직을 구성하는 세포인 림프구가 악성화가 되어 과다 증식하며 생기는 종양을 말하며, 주로 림프절, 비장, 흉선, 편도선 등의 림프조직에서 호발합니다. 림프종은 호지킨 림프종과 비호지킨 림프종으로 구분됩니다. 호지킨 림프종은 조직에 Reed-Sternberg 세포가 특징적인 림프종이며,

비호지킨 림프종은 종양세포의 기원에 따라 B, T, NK세포 림프종으로 구분되고 병리학적 소견, 면역표현형, 임상소견에 따라 여러 세부아형으로 나뉩니다. 림프종은 백혈병처럼 말초혈액에서 암세포가 발견되기보다는 림프절이나 일부 림프절 이외 장기에 종괴의 형태로 발생하는 경우가 대부분입니다. 목, 겨드랑이, 서혜부 등에서 덩어리가 만져지면서 발견이 되거나, 초음파나 컴퓨터단층촬영(CT) 상에서 림프절 비대, 비장 비대 등의 림프종 의심 소견이 확인되어 내원하는 경우가 많습니다. 이처럼 영상에서 림프절 종대 등 림프종 의심 부위가 있다 하더라도 감염이나 자가면역질환, 만성 염증성 질환에서도 유사한 소견을 보일 수 있기 때문에 반드시 해당 부위의 조직검사를 통해 림프종과 다른 양성 질환을 감별해야 합니다. 림프종은 림프조직 외 다른 장기에도 발생할 수 있으며 골수 침범을 하는 경우도 있으므로, 림프종으로 진단받은 환자의 경우 대부분 병기 결정을 위하여 양전자방출단층촬영(PET-CT) 검사나 골수검사를 받게 됩니다.

이와 같이 림프종과 백혈병은 발생 기원이 다른 서로 다른 질환이며 임상적인 양상이 차이가 나므로 두 질환의 감별이 어렵지는 않은 경우가 많습니다. 그러나, 일부 림프구 종양은 발병 초기부터 림프절, 골수 외 장기와 골수를 동시에 침범하여 림프종과 백혈병의 양상을 모두 보이는 경우도 있어서 공식적인 명칭을 림프종/백혈병을 동시에 사용하기도 합니다. 또한, 림프종이라 하더라도 치료에 지속적으로 불응이 되어 병이 진행하면서 말초 혈액에서 암세포가 관찰되는 백혈병 양상의 임상적인 특징을 보이는 경우도 있습니다. 이러한 림프종과 백혈병의 임상적 감별보다는 림프구가 성숙되는 과정 중 어떠한 단계에서 발생한 암인 것을 확인하는 것이 치료에 중요한 점이므로 이러한 림프종과 백혈병의 감별이 치료 방침 결정에는 중요한 것이 아니라고 이해하시면 되겠습니다.

QUESTION

08 림프종은 전이가 되지 않았는데도 항암치료를 꼭 받아야 할까요?

(수술로서 완치가 될 수 있는 병은 아닌지 궁금합니다.)

서울의대 분당서울대학교병원 혈액종양내과
이정옥

고형암(위암, 대장암, 폐암, 유방암 등)과 림프종의 치료원칙에는 큰 차이가 있습니다. 대부분의 고형암에서는 진단 시 절제가 가능한 병기에서는 수술을 하고, 수술로 절제가 불가능한 병기로 진행된 경우 항암화학요법(이하 항암치료)으로 치료하는 것이 일반적인 치료 전략이고, 근치적 절제가 불가능한 상황, 특히 전이성 고형암의 경우 항암치료만으로 완치될 확률은 매우 낮습니다.

림프종은 단일 질환이 아니라 다양한 아형들이 있으며 아형에 따라 치료방법 및 예후가 다르지만 일반적으로 림프종은 병기와 관계없이 항암치료가 치료의 근간이 되며 진행된 병기에서도 항암치료로 완치를 기대할 수 있습니다.

림프종은 몸의 면역을 담당하는 림프구와 림프계 조직에서 발생하는 혈액암의 하나로, 림프계 조직은 전신을 둘러싸고 있고 림프구는 혈액과 함께 온몸을 돌아다니고 있으며 림프종은 특정 장기를 원발로 하여 전이가 되는 병이 아니라 처음부터 전신에 발생할 수 있는 병입니다. 따라서 진단 시 한 부위의 림프절 종대만 있다고 하더라도 그 부위를 제거하는 것만으로는 암세포가 몸에서 완전히 사라졌다고 할 수 없습니다. 전신치료 즉 항암치료가 필요합니다. 림프종에서는 수술(절제)을 할 수 없어서 항암치료를 선택하는 것이 아니라 항암치료를 해야만 하는 병이고 항암치료에 효과가 좋고 치료목적의 수술의 역할이 미미하기 때문에 수술을 하지 않는 것입니다.

그렇다면 림프종에서 수술은 어떤 경우에 할까요? 주로 진단적 목적의 절제 생검을 위한 수술이 주가 되고, 소장에 발생한 림프종처럼 장폐색, 장천공 등의 위험이 있는 경우나 위장관의 림프종에서 출혈이 조절되지 않는 경우 항암

치료에 앞서 수술적 절제를 계획합니다.

림프종에서 수술 단독으로 치료를 하는 경우도 있을까요? 매우 드물지만 있을 수 있으며, 증식속도가 느린(저등급 림프종, indolent lymphoma) B세포 림프종 중에서도, 일부 아형에서, 그 중에서도 특별한 임상상황들이 해당됩니다. 첫째, 림프절외 변연부 림프종(Extranodal marginal zone lymphoma of mucosa-associated lymphoid tissue)이 한 장기만 침범(병기 IE)하고 있고, 그 부위가 폐, 유방, 갑상선, 소장, 대장인 경우 방사선 치료 혹은 수술 치료가 추천됩니다. 미국 표준 암치료 지침에서는 수술적 치료보다 방사선 치료를 더 추천하고 있지만, 환자의 상황에 따라 각각의 치료의 효과와 합병증을 고려해 개별적인 치료전략을 수립하게 됩니다. 둘째, 비장 변연부 림프종(Splenic marginal zone lymphoma)의 경우 rituximab이라는 표적항암제가 우선되는 치료이나, 일부 환자들에서 비장절제수술을 시행하기도 합니다.

정리하면, 일부 아형의 특수한 상황들을 제외하고 림프종은 국한된 부위에 병이 있다고 하더라도 수술은 적절한 치료가 아니며 항암치료가 필요합니다.

QUESTION

09 림프종에서 NGS검사는 무엇인가요?

서울의대 서울대학교병원 혈액종양내과
고영일

1. 림프종에서 차세대유전체시퀀싱 데이터(next generation sequencing, NGS) 검사의 의미

NGS검사란 여러 가지 유전변이를 동시에 검사할 수 있는 기법을 사용하여 시행하는 검사입니다. 예전에는 다양한 유전변이를 동시에 검사하는 것이 어려웠으나, 2010년 이후 기술의 발전으로 현재는 암에서 발생하는 다양한 돌연변이를 한 가지의 검사로 동시에 검사하는 것이 가능해졌습니다. 그러나 이것은 모든 돌연변이를 한 번에 검사할 수 있다는 뜻은 아니고, "여러 가지"의 돌연변이를 동시에 검사할 수 있다는 의미입니다. 따라서, NGS검사를 시행하였으나 추가로 FISH(형광염색법) 등의 검사를 시행하는 경우가 존재할 수 있습니다.

이렇게 암에서 다양한 돌연변이를 검사하는 이유는 아래의 몇 가지로 요약할 수 있습니다.

(1) 하나는 동일한 세부병명을 가진 림프종이라 하더라도 예후가 다를 수 있기 때문에 림프종의 예후를 정확히 예측하기 위함입니다. 예후에 따라서 치료를 달리 해야 할 필요가 있는 경우가 존재합니다. 또한, 림프종은 워낙 세부아형의 진단이 까다로워서 세부아형의 진단을 명확히 하기 위하여 돌연변이 검사를 시행하기도 합니다.

(2) 두 번째는 치료제의 선택을 하기 위함입니다. 림프종에는 아직 승인된 돌연변이 맞춤 표적치료제가 출시되지 아니하였으나, 임상시험 중인 다양한 돌연변이 맞춤 표적치료들이 있습니다. 이러한 맞춤 표적치료제를 환자의 치료에 적절히 활용하기 위해서(임상시험을 포함하여) 돌연변이

검사를 시행하는 것이 필요합니다.

(3) 마지막으로, 소위 미세잔존암을 확인하기 위해서 NGS검사를 시행할 수 있습니다. 림프종에서는 아직 잘 적용되지 않고 있지만 치료 후 미세잔존암이 남아 있는지 여부를 NGS검사를 통해서 확인하기도 하며 아직은 연구 단계라고 이야기할 수 있겠습니다.

2. 림프종의 분류와 NGS 검사의 적용

모든 림프종에서 NGS검사가 필요한 것은 아니지만, 점차 더 많은 림프종들에서 NGS검사를 활용하는 것이 유용해지고 있습니다. B세포 림프종에서는 주로 진단을 명확히 하기 위하여 NGS검사가 행하여집니다. 여포성림프종(Follicular lymphoma), 거대미만성 B세포 림프종(Diffuse large B cell lymphoma), 형질세포림프종(Lymphoplasmacytic lymphoma) 등의 분류에 NGS검사가 유용합니다. 다만, 앞서 언급한 바와 같이 NGS검사와 함께 FISH 검사가 시행되는 것이 필요한 경우가 왕왕 존재합니다. 또한, BTK억제제나 EZH억제제와 같은 신약들의 반응성 예측에도 비교적 유용합니다.

T세포에서도 경우에 따라 세부아형의 진단을 위해서 NGS검사는 유용합니다. 최근 개발 중인 JAK억제제를 포함한 신약들의 반응성을 예측하는 데에 유용할 것으로 기대되고 있습니다.

QUESTION

10 B세포 림프종에는 어떤 것들이 있나요?

가톨릭의대 서울성모병원 병리과
박경신

B세포는 백혈구 중 하나로 골수에서 만들어지고, 혈관을 통하여 말초 림프조직으로 이동하여 대기하고 있다가, 적절한 항원을 만나면 면역반응이 일어나고 활성화되어, 궁극적으로는 항체를 생산하는 형질세포로 분화하여, 신체의 안녕을 위협하는 모든 외부 유입 항원에 대한 항체면역방어를 담당하는 세포입니다.

B세포 림프종의 세부유형들은 기본적으로 B세포가 면역반응 과정 및 최종 형질세포로 분화, 성숙되기까지 여러 단계 중 어디에 해당되는가에 따라 진단 분류하게 되며, 이와 더불어 림프종 세포의 크기, 발생한 장기, 환자의 연령 등 독특한 특징을 보이는 세부 유형이 있습니다.

말초림프조직에서 B세포가 모여 있는 구조를 소포(또는 여포)라고 합니다. 항원자극으로 활성화되는 소포구조를 조금 더 자세하게 살펴보면, B세포가 증식하면서 형성하는 중심부를 소포 종중심(germinal center), 이 중심부를 동심원상으로 둘러싸며 테두리를 형성하는 층을 외투층(mantle zone), 그 주변을 둘러싸는 층을 변연부(marginal zone)라고 합니다. 각 부위에 해당하는 B세포 림프종을 각각 소포림프종, 외투림프종, 변연부 림프종으로 진단합니다. 이들은 모두 세포의 크기가 상대적으로 작은 편이며, 악성림프종 중에서 비교적 온순한 유형에 속합니다. 다만, 외투림프종은 장기적으로 볼 때 공격적인 예후를 보일 수가 있으며, 소포림프종 중에서도 일부 고등급(grade 3)은 공격적인 예후를 보입니다.

점막(위장관, 호흡기, 눈 등)은 외부 항원(음식물, 공기, 이물질 등)이 유입되기 쉬운 부위로 염증이 장기간 지속되면 림프절과 유사한 림프조직이 형성되는데, 이를 점막관련림프조직(Mucosa Associated Lymphoid Tissue, MALT)라고 합니다. 여기에서도 앞에서 설명드린 소포림프종, 외투림프종, 변연부 림프종이 모두 발생할 수 있으나, 변연부 림프종이 절대적으로 발생빈도가 높아서, 점막관련림프조직 림프종(Lymphoma of MALT)은 일명 말토마(MALToma)라고도 하며 점막변연부 림프종과 같은 의미로 통용됩니다. 특히, 위점막, 안구점막 변연부 림프종은 장기 지속 염증 배경에서 발생하는 것으로 알려져 있어서, 발생 배경을 제거함으로써 림프종 치료효과를 기대하는 초기 치료전략으로 염증원인치료를 시도하기도 합니다.

십이지장 점막에서는 유독 소포림프종이 발생빈도가 높으며, 대부분 저등급 소포림프종으로 예후가 좋으며, 림프절 등 다른 장기에서 발생한 소포림프종과 구분되는 임상경과를 보이기 때문에 '십이지장형 소포림프종'으로 분류하여 진단합니다.

비장은 노후화된 적혈구 제거 등 혈액학적 항상성 유지 기능뿐만 아니라, 혈액으로 유입되는 외부 항원에 대하여 면역방어를 담당하는 림프조직이기도 합니다. 비장에도 림프절에서 관찰되는 림프소포 구조를 가지고 있어서, 앞에서 설명드린 림프소포 세부구조에 해당하는 모든 림프종이 발생할 수 있으며, 특히, 여기서 발생하는 변연부 림프종을 '비장변연부 림프종'으로 구분하여 진단합니다.

대부분의 악성림프종은 어른에서 발생하지만, 일부 어린 나이에 발생하는 B림프종에는 소아형 변연부 림프종, 소아형 소포림프종이 있습니다. 이들은 주로 경부 림프절에 국한되어 발생하고, 소수의 림프절 종대를 보이는 경우가 많으며, 예후가 좋아서 림프절을 절제하는 것 만으로도 치료가 되는 경우도 있습니다. 대부분은 소아에서 발생하지만 드물게는 어른에서도 발생하는데, 이 경우에도 일반적인 변연부 림프종, 소포림프종에 비하여 예후가 매우 좋기 때문에 '소아형 ○○○ 림프종'으로 구분하여 진단합니다.

핵의 크기가 큰 세포로 구성되며 미만성으로 증식, 팽창하는 B세포 림프종을 미만성 거대 B세포 림프종으로 진단하는데, 악성림프종 중에서 가장 빈도가 높으며 공격적인 예후를 보이는 유형입니다. 미만성 거대 B세포 림프종은 유전자변형 내역과 치료반응성면에서 상당한 다양성을 보이는 림프종으로, 이를 좀 더 세분하고자 하는 학술적 노력으로 크게는 종중심형(Germinal Center Cell, GCB type)과 활성B세포형(Activated B Cell, ABC type)으로 구분됩니다. 이 외에도 EBV 등 바이러스 관련성, 면역억제 관련성, 만성염증관련성, 삽입보형물 등과 관련하여 거대 B세포 림프종이 발생할 수 있으며, 이들은 모두 빈도가 적은 유형들입니다.

마지막으로, 정상 B림프구가 면역반응과정에서 다이나믹한 활성화 과정을 거치는것처럼, 처음에는 온순한 유형의 저등급 B림프종으로 진단되었을지라도, 이후 공격적인 유형의 고등급 림프종으로 진행할 수도 있음을 강조하여 설명드리고자 합니다. 예를 들면, 위점막림프종으로 처음에는 저등급의 점막변연부 림프종으로 진단되었으나, 이후 치료에 잘 반응하는듯 하다가 일정 기간이 지나고 병변이 다시 커지는 경우, 조직 검사를 해보면 고등급 림프종인 미만성 거대 B세포 림프종으로 진단되는 경우도 있습니다. 그러므로 초기에 저등급 림프종으로 진단되어 적절한 치료를 시작하더라도, 이후 진행되는 과정에 소홀하지 말고, 주치의와 함께 잘 협조하셔서 진료를 받으시기 바랍니다.

QUESTION

11 T세포 림프종에는 어떤 것들이 있나요?

가톨릭의대 의정부성모병원 병리과
정요셉

T세포 림프종은 흉선에서 기원하는 백혈구의 일종인 T림프구에서 발생하는 림프종으로 우리나라에서는 전체 림프종의 17%가량으로 서구에 비해 약간 더 비율이 높은 편이며, 일반적인 B세포 림프종에 비해 약간 더 예후가 안 좋다고 여겨집니다. T세포 림프종의 정확한 발병기전 및 병태생리학은 완전히 이해되지 않았지만, T세포에서 발생하는 유전적 돌연변이, 만성 염증, 엡스타인-바 바이러스(EBV) 감염 등이 원인이 되는 것으로 알려져 있습니다.

우리나라에서 가장 많이 발생하는 T세포 림프종에는 림프절 외 NK/T세포 림프종(Extranodal NK/T cell lymphoma, ENKTL, 4.0%), 말초 T세포 림프종(Peripheral T cell lymphoma, not otherwise specified, PTCL, NOS, 3.2%), 혈관면역모세포 T세포 림프종(Angioimmunoblastic T cell lymphoma, AITL, 2.4%), 역형성 대세포 림프종(Anaplastic large cell lymphoma, ALCL, 1.8%), T림프모세포 림프종(T lymphoblastic lymphoma, T-LBL, 1.4%), 균상식육종 혹은 Sézary 증후군(Mycosis fungoides, MF, or Sézary syndrome, 1.0%), 일차 피부 CD30양성 T림프증식성질환(Primary cutaneous CD30-positive T cell lymphoproliferative disorders, CD30+ TLPD, 0.6%), 단일형 상피친화성 장 T세포 림프종(Monomorphic epitheliotropic intestinal T cell lymphoma, MEITL, 0.5%) 등이며, 드문 아형으로는 피하지방층염유사 T세포 림프종(Subcutaneous panniculitis-like T cell lymphoma, SPTCL, 0.3%), 전신성 EBV양성 소아 T림프증식성질환(Systemic EBV-positive childhood T-lymphoproliferative disorder), 종두상

수포증 유사 림프종(Hydroa vacciniforme-like lymphomas) 등이 있습니다.

- 비강형 림프절외 NK/T세포 림프종(Extranodal NK/T cell lymphoma, ENKTL): 이것은 코와 부비동, 인후 및 폐와 같은 주변 부위에 생기는 림프종으로 엡스타인-바 바이러스(EBV) 감염과 관련이 있다고 알려져 있으며, 심한 출혈 및 괴사를 동반하는 매우 공격적인 림프종입니다. 아시아와 남미계 인종, 그리고 남성에게 조금 더 흔하게 발생하며, 코막힘, 부종, 비강 출혈, 비강 종괴의 형태로 나타납니다. 5년 생존율이 40~60%, 10년내 재발률이 높아 예후가 매우 나쁜 림프종으로 알려져 있으며, 조기 발견 및 치료가 좋은 예후를 결정짓는데 중요합니다.
- 말초 T세포 림프종(Peripheral T cell lymphoma, not otherwise specified, PTCL, NOS): 이 림프종은 발견당시 대부분 진행성 병변으로 발견되며, 매우 공격적인 성장양식으로 일반적으로 5년 생존율이 10~60% 정도로 예후가 나쁜 림프종으로 간주됩니다. 남성에서 2배 더 많이 발병되며, 림프절 비대의 형태로 많이 발견되고, 야간 발열 등의 증상이 동반될 수 있습니다.
- 혈관면역모세포성 T세포 림프종(Angioimmunoblastic T cell lymphoma, AITL): 6~70대에 보통 발병하며 남성에서 약간 더 많이 생기고, 종격동 및 후복강의 림프절 비대로 비교적 발견당시 3기/4기의 진행성 병변으로 나타납니다. 림프절 비대와 야간 발열 등이 주된 증상이며, 빈혈, 감마 글로불린혈증, 피부증상, 간 비장 비대 등을 흔하게 동반합니다. 병리학적인 소견은 반응성 림프절 종대와 유사하여 림프절 절제를 통한 병리조직 검사에서도 확진이 쉽지 않으며, 예후는 다양하게 나타나나 5년 생존율은 약 32%로 대개 매우 안 좋은 예후를 보입니다.
- 역형성 대세포 림프종(Anaplastic large cell lymphoma, ALCL): 젊은 성인 혹은 청소년에서 많이 발견되는 림프종으로 남성에서 약간 더 호발하며, 림프절 비대와 함께 피부 증상을 잘 동반합니다. ALK 양성 및 ALK 음성의 두 가지 하위 유형으로 분류되며, 전반적으로 중간 정도의 공격성을 보이는 림프종이며, ALK 양성이 ALK 음성인 경우보다 예후가 좋습니다.

- T 림프모세포 림프종(T lymphoblastic lymphoma, T-LBL): T 림프모세포 백혈병이 종양의 형태로 주로 나타나는 질병으로 청소년이나 젊은 성인에서 종격동 종양의 형태로 발병하며 항암치료 성공률은 약 60% 정도입니다.
- 균상식육종 혹은 Sézary 증후군(Mycosis fungoides, MF, or Sézary syndrome): 이 유형의 림프종은 피부 림프종으로 반점, 판 및 종양의 형태로 존재하는 경우 균상식육종, 붉은 비늘 모양의 피부발진과 림프절 비대, 골수 침범을 동반하는 경우 Sézary 증후군으로 세분화하여 칭합니다. 50대 남성에서 보다 호발하며, 반점이나 판의 형태로 전신의 10% 미만인 조기 병변의 경우 평균 예후는 20년 이상으로 매우 좋으나, 전신의 80% 이상인 진행성 병변은 5년 이하로 나쁜 예후를 보입니다.

T세포 림프종의 치료와 예후는 위와 같은 병리학적 아형의 종류와 병기에 따라 달라질 수 있기 때문에, 림프절 생검, 절제 등의 조직병리검사를 이용한 병리전문의의 정확한 진단이 필수적이며, 혈액종양내과 전문의와 상담하여 정확한 치료계획을 세우는 것이 중요하겠습니다.

Q&A

II

림프종의 세부아형으로 진단을 받은 후 품게 되는 의문들

QUESTION

12 미만성 거대 B세포 림프종은 어떤 병이며 일차 치료에 대해 설명해 주세요.

연세의대 강남세브란스병원 혈액내과
김유리

림프종을 진단받고 미만성 거대 B세포 림프종(Diffuse Large B-cell Lymphoma, DLBCL) 이라는 진단명을 들으셨을 수 있습니다. 림프종의 종류는 70여 가지 이상으로 매우 많지만 미만성 거대 B세포 림프종이 가장 흔하며 우리나라에서 진단되는 림프종의 약 40% 정도를 차지하고 있어 약 2,000명 내외로 진단됩니다. 그만큼 연구도 많이 되어 있고, 일차 치료 방법과 약제도 정립되어 있는 편입니다. 미만성 거대 B세포 림프종이라는 이름이 낯설 수 있는데, 조직검사에서 보이는 세포의 크기가 정상 림프구 세포에 비해 크고 미만성으로 퍼져 있는 모양에서 이름이 붙여졌습니다. 보이는 세포의 모양이 동일하더라도 세포의 기원에 따라 배중심 B세포(germinal center B-cell) 또는 비 배중심 B세포(non-germinal center B-cell) 아형으로 나눌 수 있고, 유전자 이상에 따라 더 세분화할 수도 있습니다.

이름은 림프종이지만 림프절에만 발생하는 것이 아니고 위장관, 뼈, 머리, 폐, 종격동, 골수, 유방, 고환, 피부 등 전신 어디에서나 생길 수 있습니다. 림프종을 진단받으면 병기를 궁금해 하시는데, 다른 고형암과는 달리 병기만으로 치료 방향이나 예후가 결정되지 않으며, 조직형과 유전자 이상 등이 더 중요한 경우가 많습니다. 1기이지만 1차 항암화학요법에 반응이 없거나 재발해서 병이 진행할 수 있고, 4기이더라도 완치를 기대할 수도 있습니다. 미만성 거대 B세포 림프종은 공격형 림프종에 속하기 때문에 매우 빠르게 병이 진행할 수 있고, 항암치료가 필수적입니다. 증상이 없고 병기가 낮아 꼭 항암치료를 해야 하는지 물어보시는 경우가 있는데, 항암치료를 해야 합니다.

일차 치료는 복합항암화학요법이며, 한 가지 약으로는 효과가 없어서 5가지 약제를 조합한 R-CHOP(리툭시맙, 사이클로포스파마이드, 독소루비신, 빈크리스틴, 프레드니손) 요법을 시행하게 됩니다. 일반적으로 3주 간격으로 6회 시행하게 되며, 병기가 낮은 경우 3~4회 치료할 수 있고 방사선 치료를 추가하게 될 수도 있습니다. 프레드니손을 제외하면 모두 주사제이고 1일차에 4가지 약을 순차적으로 투여합니다. 리툭시맙은 B세포를 표적으로 하는 항암제로 R-CHOP 요법 중 가장 먼저 투여하는 데 약 4~6시간이 걸리는데, 부작용이 발생하는 경우 투여를 멈추고 속도를 조절하게 되며, 시간이 더 오래 걸리기도 합니다. 부작용을 예방하기 위한 약을 미리 투여하지만 오한과 발열이 흔하게 나타나고 혈압이 감소하거나 호흡곤란, 피부에 발진 등이 생길 수 있습니다. 목과 얼굴이 붓거나 숨쉬기가 어려운 증상이 나타난다면 의료진에게 즉시 알려야 합니다. 정맥으로 투여 후 큰 문제가 없으면 다음 주기부터는 피하주사로 투여할 수 있으며, 이 경우에는 주사 부위에 발적 및 가려움증 등이 생길 수 있습니다. 사이클로포스파마이드는 출혈성 방광염을 일으킬 수 있어서 주사를 맞고 난 후 소변 색깔이 빨갛게 나올 수 있는데, 수일 내로 회복되는 경우가 대부분입니다. 독소루비신은 심장독성이 대표적이며, 다른 암에서도 많이 쓰이는 항암제로 누적용량이 많아지면 심장기능저하가 생길 수 있어서 이전에 항암치료를 받은 과거력이 있는 분들은 반드시 어떤 항암제를 사용했는지를 확인해야 합니다. 또한 혈관 밖으로 샐 경우에는 조직이 괴사될 수 있어 각별한 주의가 필요합니다. 빈크리스틴도 혈관 외로 새지 않도록 주의가 필요하며 정맥주사만 가능한 약제입니다. 말초신경병증 빈도가 높아 손발저림에서 시작하여 감각저하, 쓰리거나 쑤시는 등의 통증 등을 유발할 수 있으며 변비가 흔하므로 증상이 있으면 주치의 선생님과 상의하여 증상을 조절하도록 합니다. 프레드니손은 먹는 약으로 투여하는데, 경우에 따라 주사로 대체할 수 있습니다. 스테로이드는 혈당을 높혀 당뇨가 있는 경우 혈당 조절이 안 될 수 있습니다. 스테로이드는 장기간 사용 시 당뇨, 고혈압, 체중증가, 백내장, 부종, 불면, 골다공증을 비롯한 수많은 부작용이 있으나 항암 1주기마다 5일만 투여하고 중단합니다.

R-CHOP 요법은 앞에 언급한 부작용 이외에도 신장, 간 손상, 심부전, 부

정맥, 탈모, 피부발진, 가려움증, 약물유발성 폐렴, 불임, 이차 종양 등 여러 가지 부작용이 발생할 수 있습니다. 기본적으로 골수억제를 유발하여 백혈구, 호중구, 혈소판이 감소하고 빈혈이 생길 수 있어 감염에 취약하며 항암치료를 받은 날을 1일로 보면 8일 전후에 혈구 수치가 가장 감소합니다. 백혈구 감소기간을 줄이기 위해서 R-CHOP 항암 24시간 후에 호중구 집락 촉진 인자 (granulocyte-colony stimulating factor, G-CSF)를 피하로 투여할 수 있습니다. 장에서 발생한 경우 항암치료 중에 크기가 줄어들면서 출혈 또는 천공이 발생하여 복막염, 패혈증이 될 수 있기 때문에 수술을 먼저 진행하고 항암치료를 시작하기도 합니다.

간혹 R-CHOP에 에토포사이드를 추가하여 진행할 수 있으며, R-CHOP 요법에 다른 기전의 약제를 같이 투여하는 임상시험을 진행하는 경우도 있습니다. 적합한 대상군이라고 생각되면 주치의는 임상시험을 권유할 수 있습니다. 1차 치료로 완치되는 경우가 60% 내외이며, 반응이 없거나 재발하는 비율이 30~40%에 이르기 때문에 항암치료의 성적을 향상시키기 위한 노력이 계속되고 있습니다.

QUESTION

13 미만성 거대 B세포 림프종으로 진단받았는데 중추신경계 재발 예방이 필요하다고 합니다. 어떤 경우에 필요하고 예방을 위한 치료 방법이 궁금합니다.

전남의대 화순전남대학교병원 혈액내과
양덕환

미만성 거대 B세포 림프종 환자의 치료 성적은 리툭시맵(rituximab)이 기존의 CHOP [시클로포스파미드, 독소루비신, 빈크리스틴, 프레드니손(cyclophosphamide, doxorubicin, vincristine, prednisone)] 면역복합항암요법이 추가되면서 장기 생존율 및 완치율이 크게 향상되었습니다. 그러나, 미만성 거대 B세포 림프종의 전반적인 치료 성적이 향상되었음에도 불구하고 3분의 1의 환자에서 재발이나 혹은 불응성 경과를 보이며, 특히 드물긴 하지만 중추 신경계(뇌나 척수강)로 재발하는 경우에는 병이 급속도로 진행하는 특징을 가질 수 있으며, 이러한 경우 치료는 매우 제한적일 수밖에 없고 치료 성적 또한 1년 생존율은 10%에 불과한 경우가 많습니다. 그럼에도 불구하고, 상대적으로 미만성 거대 B세포 림프종에서의 중추신경계로의 재발률이 매우 낮고 대부분 임상경과는 후향적 연구 결과를 통해 알려져 있어 중추신경계 재발 위험이 높은 환자군을 초기에 선별할 수 있는 위험인자나 치료법이 명확하게 정립되어 있지 않은 실정입니다. 또한, 매우 불량한 예후가 예측되는 미만성 거대 B세포 림프종에서 중추신경계 재발 고위험군에서 중추신경계로 재발하기전 선제적 예방요법이 요구되나, 그 방법이나 치료약제 선정 및 투여 효과에 대해서도 아직까지는 많은 연구가 이루어지고 있습니다. 미국 암치료 가이드라인에서는 미만성 거대 B세포 림프종의 중추신경계 재발 위험성이 높은 고위험군을 선별하는 위험인자를 진단 시 확인된 6가지 임상요인으로 점수를 정하여 정의하고 있습니다.

1) 나이가 60세 이상인 경우, 2) 혈중 젖산탈수소효소(LDH)가 정상치 이상인 경우, 3) 신체활동능력점수가 2점 이상인 경우, 4) 진단 시 병기가 3기 또

는 4기인 경우, 5) 림프절외 침부된 장기가 2개 이상인 경우, 6) 진단 시 신장이나 부신을 림프종에 림프종이 침범된 경우. 이들 6가지 지표 중 4개 이상을 동시에 가진 환자의 경우 고위험군으로 분류를 하고, 중추신경계 재발 방지를 위한 예방요법을 면역복합항암요법에 추가로 시행할 것을 권고하고 있습니다. 또한, 유럽림프종 치료 그룹에서도 미만성 거대 B세포 림프종에서의 중추신경계 재발 위험인자에 대해서 비슷한 가이드라인을 발표하였으며 여기에서는 진단 시 고환, 유방 또는 경막외 림프종 침범이 있는 경우나 림프절외 침범된 장기가 2개 이상이면서 혈중 젖산탈수소효소(LDH)가 정상 이상의 위험인자를 가진 환자의 경우 보다 폭넓게 중추신경계 예방요법을 권고하고 있습니다. 중추신경계 재발 예방 방법으로는 척수강 내 메소트렉세이트란 항암제를(Intrathecal methotrexate)를 단독 또는 시타라빈(cytarabine)과 항암제와 함께 R-CHOP요법과 병행하여 총 4~6 차례 주입하거나 혹은 정맥 내(intravenous methotrexate)를 R-CHOP요법과 병행하여 2회 정도 사용하도록 권고하고 있습니다. 하지만 척수강 내 메소트렉세이트 항암제 사용은 부작용을 유발할 수 있어 전신 면역복합항암치료를 할 때마다 적어도 한 번 또는 네 번까지 투여하는 방법이 실제적으로 사용되어지고 있으며, 이를 관찰한 후향적 연구 결과들을 바탕으로 도출한 실제 권고사항으로 받아들여지고 있습니다. 결론적으로, 현재까지는 대부분 정맥 또는 척수강 내 투여 방법을 통한 치료 의사의 상황 결정에 기반을 두어 중추신경계 재발 예방요법을 시행해 오고 있습니다.

QUESTION

14 미만성 거대 B세포 림프종의 1차 치료 후 완전 반응이 얻어지지 않으면 어떻게 하나요? 재발 후에 치료도 궁금합니다.

울산의대 서울아산병원 종양내과
조형우

1차 치료 후 완전 반응을 얻지 못하면 치료 완료 후 시행한 PET/CT 검사에서 진단 당시 있었던 병변들 중 PET/CT의 섭취강도(standard uptake value)가 여전히 높은 병변이 남아 있거나 진단 당시에는 없었던 병변이 새롭게 발생한 경우로 나누어 생각해 볼 수 있겠습니다. 두 경우 모두 가능하다면 조직검사를 다시 시행하여 해당 병변이 림프종이 맞는지 확인이 필요합니다.

진단 당시 있었던 병변이 완전히 없어지지 않아 조직검사를 시행했을 때 일부 환자들은 림프종이 아닌 염증세포만 조직에서 확인되는 경우가 있습니다. 이는 실제로 종양세포들은 항암제로 인해 모두 제거되었고 항암효과로 인해 우리 몸 안의 면역 세포들도 종양세포를 공격하는 일종의 염증반응이 동반되어 염증 세포들이 원래 종양이 있었던 자리에 자리를 잡고 있는 것으로 생각할 수 있겠습니다. 이 경우 추가적인 치료 없이 주기적으로 영상검사를 통해 경과관찰을 할 수 있습니다.

진단 당시에 있었으나 완전히 없어지지 않은 병변에서 조직검사를 시행하여 림프종 세포가 확인된다면 1차 치료에 완전 반응을 얻지 못한 것으로 확실하게 결론을 내리고 구제 치료로 넘어가야 합니다. 새롭게 발생한 병변에서 시행한 조직검사에서 림프종 세포가 확인되는 경우도 마찬가지입니다. 만약 조직검사를 시행하기 어려운 경우라면 영상 및 혈액 검사 결과와 환자의 상태를 고려하여 구제 치료로 바로 넘어갈지 아니면 조금 더 경과관찰을 할지 환자와 의료진 간의 상의가 필요합니다. 나이가 만 70세 미만으로 젊으면서 전신상태가 양호한 환자들은 백금 기반의 구제요법(Ifosfamide + carboplatin + etoposide [ICE], dexamethasone + cytarabine + cisplatin

[DHAP], gemcitabine + dexamethasone + cisplatin [GDP], gemcitabine + oxaliplatin [GEMOX] 등)으로 치료 후 고용량항암요법 및 자가조혈모세포이식을 진행하게 됩니다(자가조혈모세포이식에 대한 보다 자세한 내용은 51번 및 52번 문답 참조). 만 70세 이상으로 연령이 높거나 전신 상태가 양호하지 않아 자가조혈모세포이식이 불가능한 환자의 경우에는 백금 기반의 항암요법만 진행해 볼 수 있습니다. 하지만 이 경우 치료 성적이 좋지 않기 때문에 임상 연구에 참여하는 것을 적극적으로 권고합니다. 임상 연구에 대해 일부 환자분들은 부정적인 이미지를 가지고 계실 수도 있습니다. 하지만 미만성 거대 B세포 림프종은 최근 5년 사이에 그 치료제가 가장 많이 발전한 종양 중의 하나로서 현재 다양한 신약들이 개발되고 있고 여러 임상 연구들에서 이전에는 볼 수 없었던 좋은 치료성적을 보여주고 있습니다. 따라서 임상연구는 이러한 효과적인 신약 치료를 받을 수 있는 기회를 환자분들에게 제공해 주는 중요한 치료 옵션 중의 하나입니다.

불과 몇 년 전만 하더라도 첫번째 구제치료에 실패한 환자분들의 예후는 매우 나빴습니다. 하지만 최근 chimeric antigen T-cell (CAR T) 치료제가 개발되면서 이러한 환자분들의 예후가 획기적으로 개선되었고 완치를 기대할 수 있게 되었습니다(CAR T 치료에 대한 보다 자세한 내용은 42번 및 43번 문답 참조). CAR T 치료란 환자 본인의 혈액에서 얻은 면역세포인 T세포를 암세포보다 잘 인식하고 공격하도록 유전적으로 조작한 뒤에 배양하고 이를 환자에게 주입하는 치료제로서 조혈모세포이식과는 다르게 연령에 제한없이 사용할 수 있습니다.

처음 CAR T 치료제가 나왔을 때는 모든 환자분들을 완치시킬 수 있겠다는 기대가 있었지만, 안타깝게도 CAR T치료에도 병이 진행하는 일부 환자분들이 있습니다. 하지만 앞서 말씀드린 바와 같이 현재 이런 환자분들의 예후를 개선시키기 위한 많은 노력들이 진행되고 있고 실제로 여러 임상 연구들에서 좋은 효과를 보이고 있는 다양한 신약들이 개발되고 있습니다. 따라서 CAR T 치료에 실패한 경우에도 임상 연구에 참여하는 것이 적극적으로 권고됩니다.

1차 치료에 완전 반응을 얻었다가 재발이 의심되는 경우도 1차 치료에 완

전 반응을 얻지 못한 환자분들과 동일하게 접근을 합니다. 가능하다면 조직검사를 다시 시행하여 해당 병변이 림프종이 맞는지 확인이 필요합니다. 재발이 확인된다면 구제 치료를 진행하게 되고 치료적 접근도 1차 치료에 완전 반응을 얻지 못한 환자와 동일합니다.

QUESTION

15 미만성 거대 B세포 림프종의 예후는 어떤가요? 그리고 국제 예후 지수는 무엇인가요?

국립암센터 혈액암센터 혈액종양내과
이혜원

암 질환으로 진단된 후 치료가 잘 될 것인지, 완치가 될 수 있는지를 '예후'라고 합니다. 각 암종마다 예후를 예측하는 여러 방법들이 개발되어 있는데, 일반적으로 질병이 심한 정도와 치료를 잘 견뎌내는 정도가 치료 성공 여부에 영향을 미치게 됩니다. 악성림프종의 중증도는 기본적으로 병기에 따라 1기부터 4기까지 분류하고, 체중감소, 발열, 야간 식은땀 등 전신증상이 있는지 여부에 따라 A, B로 다시 세분합니다. 또, 조직검사 소견 및 특정 단백질 발현 여부에 따라 악성도에 차이가 있을 수 있고 같은 병명과 병기를 가진 환자들 사이에서도 예후가 다를 수 있습니다. 최근에는 암세포의 특성을 보다 정확히 파악하기 위하여 각종 유전자 검사도 흔히 시행되고 있습니다.

심각한 합병증 없이 항암치료를 잘 견뎌내는 것도 예후에 중요한 요인입니다. 예를 들어 고령이거나 심장질환, 폐질환 등 장기 기능이 저하되어 있으면 필요한 양의 항암치료를 모두 투여하지 못할 수 있으며, 계획했던 항암치료의 지연 또는 중단을 초래할 수도 있습니다. 이러한 경우 충분한 양, 횟수의 항암치료를 투여받은 환자들보다 예후가 좋지 않을 수 있습니다.

미만성 거대 B세포 림프종에서는 환자의 나이가 60세 이상인 경우, 혈청 젖산탈수소효소(lactate dehydrogenase, LDH) 수치가 정상보다 높은 경우, 신체활동능력의 저하(미국동부그룹 기준* 2점 이상), 병기가 높은 경우(3기 혹은 4기), 림프조직 외 종양침범 부위가 2군데 이상인 경우가 주요 예후인자로 알려져 있으며, 이 중 몇 가지 위험인자를 가지고 있는지에 따라 저위험도, 낮은-중간 위험도, 높은-중간 위험도, 고위험도로 나누는 국제예후지수(International Prognostic Index, IPI)가 1993년에 제안된 이후 현재까지 널리 사용되고 있습니다.[1] 0점과 1점은 저위험군으로 치료성적이 매우 좋고 재발 확률이 낮아 완치 가능성이 높은 반면, 점수가 증가할수록 치료 성적이 조금씩 낮아져서 4점과 5점의 경우 고위험도로 분류되고 항암치료가 듣지 않을 확률이 상대적으로 높고, 일단 잘 듣더라도 향후 재발 확률이 높습니다.

국제예후지수는 표준항암치료로 R-CHOP요법이 도입되면서 2007년에 한 차례 개정이 이루어졌는데, 사용된 위험요인의 종류는 같지만 예후를 매우 양호(0점), 양호(1점과 2점), 불량(3점 이상)으로 나누었으며, 이들의 장기생존율은 94%, 79%, 55%로 차이가 났습니다.[2] 즉, 개선된 국제예후지수 0점인 환자들의 예후는 매우 좋을 것임을 예측할 수 있으며, 3점이 넘을 경우 반 정도의 환자에서 치료에 반응이 없거나 재발하여 장기생존이 어려울 것으로 예상하게 됩니다. 또, 나이가 75세가 넘는 경우, LDH 수치가 정상치의 3배가 넘은 경우 특히 예후가 좋지 않다고 알려져 있습니다.

[표 1] **미만성 거대 B세포 림프종의 예후 예측인자 및 국제예후지수**

<table>
<tr><th colspan="4">위험인자</th></tr>
<tr><td colspan="2">나이</td><td colspan="2">60세 이상</td></tr>
<tr><td colspan="2">혈청 LDH수치</td><td colspan="2">정상치보다 높음</td></tr>
<tr><td colspan="2">신체활동능력</td><td colspan="2">ECOG 점수 2점 이상</td></tr>
<tr><td colspan="2">병기</td><td colspan="2">3기 또는 4기</td></tr>
<tr><td colspan="2">림프조직 외 침범</td><td colspan="2">2군데 이상</td></tr>
<tr><th colspan="2">국제예후지수 위험도 분류[1]</th><th colspan="2">개정된 국제예후지수 위험도 분류[2]</th></tr>
<tr><th>해당 위험인자 수</th><th>예상 위험도</th><th>해당 위험인자 수</th><th>예상 위험도</th></tr>
<tr><td>0, 1</td><td>저위험도</td><td>0</td><td>매우 양호</td></tr>
<tr><td>2</td><td>낮은=중간 위험도</td><td>1, 2</td><td>양호</td></tr>
<tr><td>3</td><td>높은-중간 위험도</td><td>3, 4, 5</td><td>불량</td></tr>
<tr><td>4, 5</td><td>고위험도</td><td></td><td></td></tr>
</table>

*신체활동능력은 ECOG(European Cooperative Oncology Group)의 점수 체계를 이용하며 0점은 증상이 없는 경우, 1점은 약간의 증상이 있는 경우, 2점은 증상이 있어서 낮 시간의 50% 이하를 침대에서 보내는 경우, 3점은 낮 시간의 50% 이상을 침대에서 보내는 경우이고, 4점은 종일 누워 지내는 경우입니다. 일반적으로 ECOG 점수가 0점이나 1점이면 어떠한 치료도 가능하지만 2점 이상이면 수술을 권하지 않으며 3점이면 증상 완화 목적 이외의 치료는 권하지 않고 4점이면 증상 완화라도 적극적인 조치는 취하지 않습니다.(출처; 국가암정보센터 https://www.cancer.go.kr/)

일차 항암치료에 처음부터 반응이 없거나, 치료를 마친 후 1년 이내에 재발한 경우에는 통상적인 항암치료로는 완치가 어렵습니다. 또, 1년이 넘어서 재발한 경우에도 통상적인 항암치료로 다시 좋아질 수는 있지만 장기적으로는 다시 재발할 가능성이 높습니다. 이러한 경우, 만약 환자가 고용량의 항암치료를 견딜 수 있다고 판단되면 자가조혈모세포이식을 계획하게 되며 약 50%까지 완치율을 기대해 볼 수 있습니다.[3,4]

참고문헌 ≫≫

1. International Non–Hodgkin's Lymphoma Prognostic Factors Project. A predictive model for aggressive non–Hodgkin's lymphoma. N Engl J Med. 1993, 329(14):987–994.
2. Sehn LH, Berry B, Chhanabhai M, et al. The revised International Prognostic Index (R–IPI) is a better predictor of outcome than the standard IPI for patients with diffuse large B–cell lymphoma treated with R–CHOP. Blood. 2007;109(5):1857–1861.
3. Zhou Z, Sehn LH, Rademaker AW, et al. An enhanced International Prognostic index NCCN–IPI) for patients with diffuse large B–cell lymphoma treated in the rituximab era. Blood. 2014;123(6):837–842.
4. Hamadani M, Hari PN, Zhang Y, et al. Early failure of frontline rituximab–containing chemo–immunotherapy in diffuse large B cell lymphoma does not predict futility of autologous hematopoietic cell transplantation. Biol Blood Marrow Transplant. 2014;20(11):1729–1736.

QUESTION

16 미만성 거대 B세포 림프종 치료 후 뇌에서 재발한 경우 치료 방법이 궁금합니다.

중앙의대 중앙대학교병원 혈액종양내과
이준호

미만성 거대 B세포 림프종 치료 중 혹은 치료를 마치고 나서 뇌나 척수 등 중추신경계에서 재발하는 경우가 있습니다. 중추신경계에서의 재발은 보통 첫 진단 후 6~9개월 내에 발생하며, 이는 다른 장기에서 재발하는 것보다 그 시간이 짧습니다. 또한 중추신경계에서 단독재발하는 경우가 전신재발과 동반하는 경우보다 더 많습니다. 이러한 점을 고려했을 때 아마도 처음 진단 당시부터 중추신경계에 우리가 발견하지 못한 림프종 침범이 숨어 있었으며, 정맥으로 투여한 항암치료(흔히는 R-CHOP)가 중추신경계 외의 전신질환은 잘 치료했지만, 뇌혈관장벽을 넘어서 중추신경계에 치료효과가 있는 농도로 충분히 도달하지 못했기 때문에, 치료 중 혹은 치료를 마치고나서 금방 중추신경계쪽으로 병이 발현했다고 생각합니다.

전체 미만성 거대 B세포 림프종 환자 중 3~5% 정도에서 중추신경계 재발이 생깁니다. 어떤 환자가 중추신경계 재발의 위험이 있는지, 그리고 어떤 방법으로 예방해야 하는지는 다른 질문(질문 13번) 항목을 참고해 주시기 바랍니다. 이 질문에서는 그럼에도 불구하고 중추신경계에서 재발한 경우 어떻게 치료를 해야 하는지를 설명드리겠습니다.

안타깝게도 중추신경계에 재발한 상황이라면 여러 가지를 더 생각해 봐야 합니다. 우선 중추신경계에만 재발했는지, 아니면 전신재발과 동반해서 재발했는지가 치료방법을 정하는데 중요한 고려사항 중 하나입니다. 약제를 고를 때에도 생각해야 할 것이 있습니다. 앞서 말씀드린 대로 정맥으로 투여한 항암제가 중추신경계까지 도달하기 위해서는 뇌혈관장벽이라는 장애물을 넘어야 하기 때문에 일반적인 항암제들은 중추신경계에 치료효과가 있는 농도로 충분히 도달하지 못합니다. 따라서 중추신경계에 재발한 경우 정맥으로 투여하는 methotrexate, cytarabine, etoposide, thiotepa 등 뇌혈관장벽을 잘 통과하는 약제를 조합해서 치료합니다. 먹는 약제인 temozolomide나 lenalidomide, ibrutinib 등도 뇌혈관장벽을 잘 통과하지만 보험에서 적용되지 않습니다. 마지막 중추신경계에 재발한 경우에는 마치 중풍이 생긴것처럼 움직일 수 없거나 인지기능이 떨어지는 경우가 있습니다. 따라서 전신 상태가 좋지 않은 상태에서 치료를 하게 되는 경우가 많이 있기 때문에, 이것 또한 치료 강도를 결정하는데 생각해 봐야 하는 요소들입니다.

만약 항암치료를 견딜 수 있을 정도의 컨디션이라면 앞서 말씀드린 항암제를 조합해서 투여합니다. 이때 1차 치료 때 썼던 rituximab을 재투여할 수도 있습니다. 뇌실질보다 뇌수막에 재발한 경우에는 아래에서 말씀드릴 척수강내 항암제 투입도 도움이 될 수 있습니다. 만약 이러한 치료에 반응이 좋으면서, 전신 컨디션이 받쳐 준다면 재발을 막기 위한 고용량 항암치료 및 자가조혈모세포 이식을 고려할 수 있습니다. 자가조혈모세포 이식은 일반 항암치료에 비해서 힘든 과정이기 때문에 충분히 건강하면서 필요한 경우에 진행할 수 있습니다.

연세나 동반질환, 전신상태 등을 고려해서 항암치료를 받기 힘든 상황이라면 요추천자나 Ommaya reservoir라는 뇌실로 통하는 관을 두피 아래에 심어서 직접 척수강 내로 methotrexate, cytarabine, steroid 등 약제를 투여하는 방법을 쓰기도 합니다. 이 때 전뇌방사선 치료도 한가지 방법입니다. 림프종은 방사선 치료에 반응이 좋기 때문에 유용한 치료법이며, 특히 중추신경계에 재발한 종양의 크기가 큰 경우 빨리 증상이 좋아지기도 합니다. 하지만 방사선 치료로 인한 정상 뇌조직의 손상으로 인지기능 저하(치매와 비슷한), 운동능력 저하 등이 생길 수도 있으며, 특히 고령 환자에서 문제가 됩니다. 앞서 말씀드린 temozolomide, lenalidomide, ibrutinib 같은 약들은 전신 항암치료가 힘든 상황에서 고려해 볼 수 있는 약제들이지만 중추신경계 재발이 있는 환자의 경우 알약을 삼키지 못하는 경우도 있으며, 건강보험이 적용되지 않아 사용에 제한이 있습니다.

재발한 미만성 거대 B세포 림프종에서 CAR-T세포 치료를 할 수 있으며, 중추신경계 재발이 전신재발과 함께 있는 경우에 사용할 수 있습니다. 문제는 CAR-T세포 치료할 때 심각한 신경독성이 발생할 수가 있다는 점입니다. CAR-T세포 치료만으로도 신경독성이 걱정되는데, 중추신경계에 재발한 상황이라면 더더욱 신경독성이 생기지 않을까 걱정스러운 것도 사실입니다. 아직 많은 데이터가 축적되지는 않았지만, 종합해 보자면 중추신경계에 재발한 환자가 CAR-T세포 치료를 받을 때 다른 환자보다 신경독성이 조금 더 많이 발생하며, 치료 효과는 조금 떨어진다는 보고들이 있습니다.

QUESTION

17 항암 치료가 지연되었을 때 치료효과가 많이 떨어지지는 않나요?(미만성 거대 B세포 림프종 진단을 받은 환우의 체력 저하로 항암치료 일정이 늦춰졌습니다.)

서울의대 분당서울대학교병원 혈액종양내과
이지윤

항암화학요법 투여 일정은 암의 종류, 치료의 목적, 사용되는 약물의 종류, 치료에 대한 반응 정도에 따라 결정됩니다. 항암제는 보통 두세 가지 약제를 함께 사용하는 복합항암화학요법이 많이 사용되나 최근 항암제가 다양해지면서 매일 또는 매주 투여하는 약제들도 늘어났습니다. 항암 화학요법이 치료로서 작용하는지 이해하기 위하여, 세포주기와 암성장을 이해하는 것이 도움이 됩니다. 암세포는 정상세포보다 더 빨리 증식하며 세포자멸사에 빠지지 않아서 계속 성장하게 됩니다. 세포는 세포주기를 통해서 분열하는데 이 세포주기는 G1, S, G2, M의 네 단계로 이루어져 있습니다. 증식하지 않는 세포는 세포주기에 진입하기 전까지 휴지기에 머물러 있습니다. 대부분 암세포는 세포가 증식기에 있어서 정상세포보다 더 빨리 증식하게 되는 것입니다. 혈액암의 치료에 각 약제의 세포주기에 작용하는 특성을 고려하여 적절하게 이용하게 됩니다.

세포독성항암제의 항암효과는 세포살상가설(log-kill hypothesis) 모델로 설명하고 있습니다[그림 3]. 이는 적절한 시기에 항암화학요법이 실시되어야 하고 주기를 지키지 않으면 암세포가 회복해 버릴 수 있습니다. 즉, 주기를 맞추는 것이 치료 효과를 높이는 방법입니다.

전통적인 세포독성항암제는 그 특성상 치료에 따른 독성 때문에 일정 기간의 치료가 끝나면 휴식 기간이 필요합니다. 항암제는 정상세포회복기간을 고려하여 대개 2~4주 간격으로 투여합니다. 미만성 큰 B세포 림프종에서는 소위 R-CHOP 이라 불리는 고용량 복합항암화학요법이 표준 치료로 알려져 있습니다. R-CHOP은 리툭시맙, 빈크리스틴, 아드리아마이신, 사이클로포스파

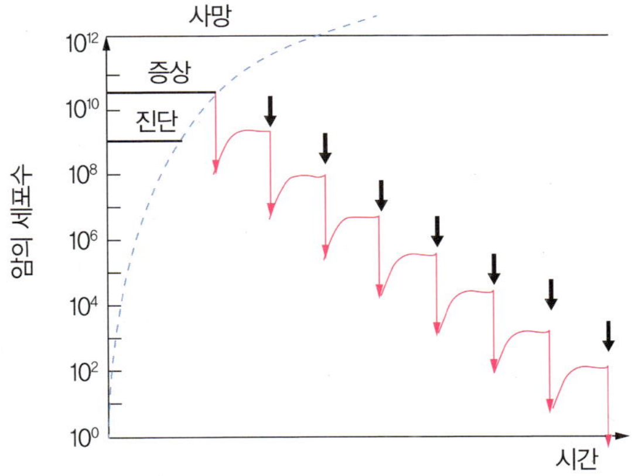

[그림 3] **세포살상가설(log-kill hypothesis) 모델**

마이드, 프레드니졸론 이라는 5가지 항암제로 구성되어 있습니다. R-CHOP 복합항암화학요법을 받는 경우, 치료는 3주 간격으로 이루어지게 됩니다. 환자마다 개인차가 있을 수 있지만 항암치료 후 10일째 전후해서(7일~14일째) 백혈구 수치가 감소할 수 있고 이 시기에 38도 이상 고열이 발생하면 빨리 응급실에 와서, 백혈구 수치를 확인하고, 항생제 치료를 받아야 합니다. 이 시기에 적절한 치료를 받지 않으면 발생한 감염 질환이 빠르게 악화될 수 있습니다. 간혹 3주 안에 환자의 컨디션 회복이 적절하게 이루어지지 않아서 담당의의 권고로 미루어지는 경우가 있을 수 있고, 수용할 수 없는 이상반응이 발생한 경우 치료로 이득보다는 환자에게 위해가 있을 수 있어서 항암제 용량을 감량하여 투여하기도 합니다. 이에 대하여 항암제 효과가 떨어지지 않을까 우려하시는 환자와 가족들이 계시지만 환자가 안전하고 효과적으로 항암치료를 받기 위한 과정이니 너무 걱정하지 않아도 됩니다. 다만, 담당의가 주기마다 환자의 상태를 보고 항암이 가능하다고 판단하였는데도 불구하고 단순히 힘들어서 더 쉬었다가 항암치료를 하고 싶다는 경우에 있어서는 항암치료의 효과가 떨어지고 질병이 진행할 수 있음을 유념해야 합니다.

QUESTION

18 항암 치료 이후 발열 발생 시 어떻게 해야 하나요?

경상의대 경상국립대학교병원 혈액종양내과
이경원

아버지께서 '미만성 큰 B세포 림프종'으로 진단받고 항암치료 4차(5월 28일)후 5차 항암치료를 위해서 혈액검사를 했는데 담당교수님께서 혈소판감소증(수치: 34,000개로 떨어져서)으로 항암치료를 1~2주 연기하자고 하셨어요. 그래서 집에서 회복되길 기다리고 있는데 오늘 갑자기 열이 나기 시작했습니다. 귀로 측정하는 온도계로 재보니 38.3도~38.6도로 확인되고 오한이 나면서 이불을 덮어도 한기를 느낀다고 하십니다. 집에 있는 해열제 타이레놀이 있어서 우선 드셨다고 하는데요. 이런 경우 응급실에 가야 할까요?

항암치료 이후 발열이 발생하는 경우 감염을 시사하는 위중한 상황임을 알려주는 대표적인 증상 중 하나입니다. 세포 독성 항암제의 특성상 빠르게 성장 및 분열하는 암세포(악성 림프종 세포)에주로 작용하여 항암 효과를 나타내지만, 성장 분열이 빠른 정상세포들도(대표적으로 구강 및 위장관 점막 세포, 혈액을 만드는 골수 세포들) 함께 영향을 받게 되어 다양한 부작용이 발생될 수 있습니다.

대부분의 세포 독성 항암제는 골수기능의 저하를 일으켜서 항암치료 후 일정 기간 동안 혈액세포가 일시적으로 감소하게 됩니다. 혈액 세포 중에서도 세균 및 곰팡이균에 맞서 최전선에서 싸우는 군인의 역할을 하는 면역 세포인 백혈구 감소가 발생할 수 있고, 여러 가지 종류의 백혈구 중에서도 특별히 '호중구 감소'가 발생하게 되면 세포 독성 항암제를 치료받은 환자의 경우 감염증에 상당히 취약한 상태가 됩니다. 호중구 감소는 세포 독성 항암제의 종류, 용량, 치료기간, 환자의 상태에 따라서 다를 수 있습니다. 하지만 대부분의 경우 항암치료를 시작한지 1~2주 사이에 감소되고 3~4주 내에 저절로 회복됩니다.

면역세포인 백혈구, 호중구는 수치가 극심하게 감소되어도 일반적으로는 특별한 증상이 나타나지 않는 경우가 대부분이며 혈액검사를 통해서만 확인이 가능합니다. 하지만 백혈구 감소 및 호중구감소가 발생하는 시기에는 세균에 대한 저항력이 약화되고 감염의 위험이 증가합니다. 항암치료 이후 발생하는 백혈구, 호중구 감소가 발생하면 외부에서 침입하는 세균보다는 우리 몸에 정상적으로 상주하는 세균들에 의해서 감염증이 호발하는 것으로 알려져 있습니다. 또한 호중구 감소와 관련된 감염은 신체 어느 부위에서든지 발생할 수 있으며, 발생 부위에 따라 상당히 다양한 형태의 감염 증상이 나타날 수 있습니다. 이러한 경우 38도 이상의 고열이 가장 흔하게 나타나는 대표적인 증상입니다. 발열 증상과 함께 춥고 몸이 떨리는 오한, 식은땀과 같은 비특이적인 증상도 함께 나타날 수 있습니다. 때로는 특정 감염 부위에 따라서 복통, 설사, 기침, 호흡곤란, 객담, 인후통, 배뇨 시 통증이나 불편감이 나타날 수도 있고 케모포트, 히크만 관과 같은 중심 정맥관을 삽입한 환자분들의 경우에는 해당부위 혹은 주변으로 피부 발적, 부종, 통증의 형태로 발열과 함께 동반될 수도 있습니다.

결론적으로 아버님과 같이 항암치료 이후 혈액 수치가 회복되지 않은 상태에서 38도 이상의 고열이 지속되는 경우에는 정의상 '호중구 감소 발열(febrile neutropenia)' 및 감염 발생을 강력히 의심할 수 있는 응급 상황입니다. 따라서 임의로 해열제 복용과 같은 대증 요법으로 시간을 지체하지 마시고 가급적 빠른 시간 내에 응급실로 내원하시길 강력하게 권고드립니다. 호중구 감소 발열의 경우 감염의 유무를 확인하는 기본적인 검사를 수행한 뒤 가능한한 빠른 시간 내에 적절한 광범위 항생제 투여하는 것이 반드시 원칙입니다. 이러한 적극적인 검사 및 치료가 늦어질 경우 균혈증 및 패혈증 쇼크 등으로 진행하면서 때로는 치명적인 결과를 초래할 수도 있기 때문입니다. 현재 호소하신 증상대로라면 더 이상 집에 계시지 마시고 빨리 병원을 내원하시길 바랍니다. 아울러 아버님의 빠른 쾌유를 기원합니다.

QUESTION

19 소포성(여포성) 림프종은 어떤 병이며 일차 치료에 대해 설명해 주세요.

이화의대 이대서울병원 혈액종양내과
변성규

소포성 림프종에 대한 유지 치료로서 리툭시맙 피하 주사를 맞고 있습니다. 피하 주사 이후 온찜질은 해도 될까요?

소포성 림프종은 B세포 기원의 비호지킨 림프종의 일종으로 서양에서는 비호지킨 림프종 중 두번째로 흔한 타입(약 20~25%)이지만 우리나라를 비롯한 아시아에서는 비호지킨 림프종의 약 3% 내외로 비교적 드문 림프종입니다. 대부분의 환자는 무통성 림프절 종대(목, 겨드랑이, 사타구니 등)가 주 증상이며 약 20%의 환자는 'B 증상'이라 불리는 발열, 야간발한, 체중감소 등의 증상을 호소하기도 합니다. 병의 경과상 소포성 림프종은 일반적으로 암이 천천히 자라는 '지연성 림프종'으로 분류되어 '악성도가 낮다', '순한 림프종이다' 라고 표현하는 경우가 많지만, 오히려 완치는 미만성 큰B세포 림프종 등 악성도가 높은 림프종에 비해 완치가 어려운 것이 현실입니다.

3기 이상의 소포성 림프종의 경우, 일차 치료로서 예전에는 R-CHOP 같은 좀 더 독성이 높은 항암요법을 사용하였지만 최근에는 Bendamustine + Rituximab (BR) 이라 불리는 항암요법이 독성은 덜하고 치료 효과는 비슷하여 많이 사용하고 있습니다. 우리나라에서도 몇 년 전부터 급여화되어 많은 경우에서 6차례의 BR 요법을 1차 치료로 사용합니다. BR 요법의 대표적인 부작용으로서 백혈구감소증, 빈혈, 혈소판 감소증 등의 골수기능 억제와 이에 동반된 감염 등이 있고 구역/구토, 설사, 피로감 등이 발생할 수 있으나 대부분 전처치 약물을 투약하여 경감시켜 정도가 심하지 않습니다. 또 약물 투약 시 주입 증후군이라고 하여 발열, 가려움증, 호흡곤란, 심한 경우 저혈압 등의 부작용이 발생할 수 있습니다. BR요법의 장기적인 부작용으로 약 4% 정도에서 2차암 발생 가능성이 있는 것으로 알려져 있습니다.

어떤 경우 유지치료를 하게 되며 유지치료의 방법 및 관련 부작용이 궁금합니다.

보통 소포성 림프종은 6차례의 BR 요법으로 완치되는 경우는 드물고 많은 경우 암의 대부분이 줄어 들었지만 일부 남아 있는 '부분반응'을 획득합니다. 이 경우 'Rituximab 유지요법'을 사용하게 되는데 2개월마다 한 번씩 약 2년간 Rituximab을 투약합니다. 다만 Rituximab 유지요법의 경우 무진행 질병 생존기간(일정 시점부터 질병이 다시 악화되는데 걸린 기간)은 늘려주지만 전체 생존기간은 연장시키지 못하는 것으로 알려져 있습니다. Rituximab 유지치료의 주된 부작용은 면역 억제로 인한 감염의 증가입니다. 특히 항체 형성에 문제가 생겨 B형 간염 및 코로나 바이러스 등 바이러스 감염 혹은 재활성화에 취약해지게 되는 경우가 많습니다. 대부분의 경우 B형 간염 보균자는 B형 간염 예방약을 Rituximab 치료 종료 1년 후까지 복용하고 코로나 바이러스 등에 대한 대비로 '이부실드' 투약을 권고하고 있습니다(2022년 기준).

소포성 림프종에 대한 유지 치료로서 리툭시맙 피하 주사를 맞고 있습니다. 피하 주사 이후 온찜찔은 해도 될까요?

Rituximab 피하주사 이후 발생한 발적, 부종, 통증 등을 경감하기 위해서는 온찜질보다는 냉찜질이 더 효과적입니다. 주사 하루 이후 너무 차갑지 않은 아이스젤 팩 등을 15분 가량 주사 부위에 올려놓고 다시 제거하는 방식으로 하루 두세 차례 시행하시면 증상 경감에 도움이 될 수 있습니다. 단, 너무 차가운 아이스팩을 장기간 올려놓을 경우 동상이 발생할 수 있으므로 주의하셔야 합니다.

QUESTION

20 소포성(여포성) 림프종에 대한 일차 치료 및 유지 치료 이후 재발 시 치료법이 궁금합니다.

건국의대 건국대학교병원 혈액내과
김성용

진행된(3기 또는 4기) 소포성 림프종의 일차 표준치료인 "리툭시맙(rituximab)을 포함한 복합항암치료 및 2년간의 리툭시맙 유지요법" 후 추적관찰 중 재발이 의심되는 경우, 조직검사를 다시 하는 것이 권유되고 있습니다. 이는 림프종의 재발인지 확인하는 목적과 함께 조직학적 변형(histological transformation)이 생겼는지 알아보기 위함입니다.

재발하였으나 증상이 없거나 진행속도가 느리다면 치료 없이 경과만 관찰을 할 수 있습니다. 치료의 적응증이 되는 경우, 환자의 나이, 일상생활에서의 수행능력, 기존에 투여되었던 항암제의 종류 및 치료 반응에 따라 2차 치료 선택을 하게 됩니다. 기본적인 2차 치료의 틀은 방사선 치료, 단독 면역 요법, 단독화학요법, 복합면역화학요법, 조혈모세포이식입니다.

방사선 치료는 주로 증상 개선을 목적으로 단독으로 시행하거나, 덩이의 크기가 큰 질환(bulky disease) 에 전신 치료와 함께 보조적으로 사용하게 됩니다. 재발된 질환이 비교적 작고 환자가 전신 항암치료에 비교적 취약한 경우, "리툭시맙 단독 투여 및 리툭시맙 유지요법" 또는 고전적인 경구 화학요법인 "싸이클로포스파마이드"나 "크로람부실"을 선택하게 됩니다.

적극적으로 좀더 강력한 치료가 필요한 환자의 경우, 복합 면역화학요법을 시행하게 됩니다. 현재 보험급여가 인정된 요법으로 "오비나투쭈맙(obinutuzumab) + 벤다무스틴(bendamustine) 병합요법" 및 오비나투쭈맙 유지요법을 선택할 수 있습니다. 만약 재발된 병소의 등급(grade)이 1−3a 이라면 "리툭시맙(rituximab) + 레날리도마이드(lenalidomide) 병합요법"을 선택할 수도 있습니다.

2차 치료 후 부분반응(partial response) 또는 완전반응(complete response)을 얻을 경우, 장기 무병 생존을 겨냥한 조혈모세포이식을 시행할 수 있습니다.

QUESTION

21 소포성(여포성) 림프종의 예후는 어떤가요?

인제의대 일산백병원 혈액종양내과
이성윤

소포성(여포성) 림프종의 예후는 진단 당시 병리 소견에 따른 등급(Grade)과 질병의 진행 정도(병기)를 포함한 여러 가지 인자들과 밀접하게 연관되어 있습니다. 소포성 림프종은 느린(혹은 완만한, indolent) 그룹에 속하는 대표적인 아형으로 일반적으로 진행이 느리고 예후 또한 양호하다고 알려져 있습니다. 그러나 1~3등급 가운데, 3등급의 소포성 림프종 경우는 진행이 빠른 아형에 준하여 빠르고 적극적인 치료가 필요하기도 합니다. 처음 소포성 림프종을 진단받게 되면, 의사들은 개별 환자들의 예후를 예측하기 위해 예후와 관련이 있다고 알려진 몇 가지 인자들(나이, 병기, 침범 림프절 수, 헤모글로빈, 혈청 젖산탈수소효소 등)을 확인하게 됩니다. 이를 통해 각각의 환자들을 저위험, 중간위험, 그리고 고위험 그룹으로 나누게 됩니다. 이전 보고에 따르면 이러한 분류에 따라 저위험 소포성 림프종 환자는 10년 생존율이 약 70%에 달하며, 고위험군의 경우는 10년 생존율이 약 35% 정도로 알려져 있습니다. 그러나 이는 통계적인 수치일 뿐이며, 치료의 방향을 결정하기 위한 참고치일 뿐 이를 절대적인 수치로 받아들일 필요는 없습니다.

최근에는 각 환자들의 예후를 좀 더 명확하게 예측하기 위하여 분자유전학적인 검사들을 이용하기도 하며, 좋은 약제들이 개발되면서 이러한 약제들의 효과를 반영하여 더 정확하게 예후를 예측하기 위한 분류체계도 새롭게 소개되고 있습니다. 소포성 림프종의 예후와 관련하여 환자분들이 자주 궁금해하는 또 하나의 질문은 완치 여부에 대한 것입니다. 극히 일부의 환자에서 완치를 기대할 수도 있겠지만, 대부분 환자는 치료를 통해 림프종의 크기를 줄이고, 증상을 호전시킬 수 있지만, 시간이 지남에 따라 다시 천천히 종양이 커지며, 이에 따라 다시 치료가 필요할 수도 있습니다. 이렇게 소포성 림프종이 다시 커져 치료가 필요하기까지는 수년이 걸리기도 합니다. 소포성 림프종의 이러한 특징으로 인하여 일부 환자(3~4기이면서, 증상이 없고, 종양의 크기가 크지 않은 경우)에서는 당장 치료를 하지 않으면서, 주의 깊게 경과관찰을 하는 전략을 선택하기도 합니다. 실제 일부 연구에서는 이러한 "주의 깊은 경과관찰"을 한 그룹이 "진단 즉시 치료를 한 그룹"과 비교하여 생존율에 있어 큰 차이를 보이지 않은 것이 확인되기도 하였습니다. 그러나 이는 앞서 언급하였듯이 아주 특정한 그룹에 한정된 이야기이므로 환자가 즉각적인 치료가 필요한지, 혹은 주의 깊은 경과관찰이 필요한지는 담당 주치의와 잘 상의해서 결정하도록 해야 합니다. 혹시 주의 깊은 경과관찰이 필요하다 할지라도 너무 불안해 하실 필요는 없으나, 그렇다고 무조건 안심해도 된다는 이야기는 아닙니다. 소포성 림프종은 경과 중에 빠르게 진행하기도 하며, 여러 증상을 유발하기도 하며, 심지어 빠른 아형으로 변환하기도 합니다. 따라서 담당 주치의와 잘 상의하여 정기적인 검사와 외래 방문을 하는 것이 중요합니다.

QUESTION

22 B-/T-림프모구 백혈병/림프종은 무엇이고 치료는 어떤 방법들이 있나요?

경희의대 경희대학교병원 혈액종양내과
이현정

급성림프모구 백혈병/림프종은 림프모구세포의 종양으로 종양세포가 B세포 계열과 T세포 계열에서 유래한 경우 각각 B-/T-림프모구 백혈병/림프종이라고 지칭하게 됩니다. 림프모구 백혈병과 림프모구 림프종은 암을 일으키는 종양세포의 기원은 동일하지만, 종양세포들이 주로 덩어리를 만드는 방식으로만 나타나면서 골수 내 종양세포가 20% 미만인 경우 림프종으로, 골수 내 종양세포가 20% 이상인 경우 백혈병으로 진단하게 됩니다.

림프모구 백혈병/림프종은 종양세포의 기원에 따라 임상양상의 차이가 있습니다. B-림프모구 백혈병/림프종은 6세 미만의 소아나 60세 이상의 성인에서 주로 발생하지만, T-림프모구 백혈병/림프종은 청소년기와 젊은 성인 시기에 발생하고 주로 남성에서 더 많이 발생하는 것으로 알려져 있습니다. 주된 증상이나 검사 소견에서도 차이가 나타나는데, B-림프모구 백혈병/림프종은 피로, 감염, 출혈 등의 증상으로 병원을 방문하여 시행한 일반혈액 검사 결과 호중구 감소, 빈혈, 혈소판 감소 등 골수침범을 시사하는 소견이 발견되어 진단되는 경우가 있고, 어떤 경우에는 심한 백혈구수의 증가로 발견되기도 합니다. T-림프모구 백혈병/림프종의 경우 대부분 흉수가 동반된 종격동의 큰 덩어리로 발견되는 경우가 많습니다. 덩어리의 크기가 커지면서 기도를 눌러 호흡곤란이 생기거나 팔과 얼굴 쪽에서 심장으로 혈액이 들어가는 상대정맥을 눌러 팔이나 얼굴이 붓는 상대정맥증후군이 동반되기도 하지만, B-림프모구 백혈병/림프종보다 골수의 기능은 비교적 유지되는 양상을 보입니다. 공통적으로 발열이나 야간 발열, 의도하지 않은 체중 감소 등의 증상이 나타날 수 있고, 간종대, 비장종대, 림프절 종대를 동반하고 있습니다. B-림프모구 백혈병/림프종은 진단 당시 뼈나 관절의 통증이 나타날 수 있고, 진단 당시 생식샘 침범을 동반하는 경우가 종종 있지만, T-림프모구백혈병/림프종에서 뼈나 생식샘 침범은 상대적으로 드물게 보고되고 있습니다. 중추신경계 침범은 B-림프모구 백혈병/림프종에서 조금 더 흔하게 발견되지만, T-림프모구 백혈병/림프종에서도 골수침범이 있는 경우 중추신경계 침범까지 동반될 가능성이 높기 때문에 진단 당시 뇌척수액 검사를 통해 중추신경계 침범 여부를 확인해 보아야 합니다.

급성림프모구 백혈병/림프종으로 진단받게 되면 다른 림프종들처럼 항암화학요법으로 치료를 시작하게 됩니다. 소아의 경우 장기생존율은 80% 이상으로 높은 편이지만, 성인의 경우 장기생존율이 50% 미만에 불과합니다. 그러나 최근 질병에 대한 여러 분자유전진단기술의 발달 및 표적 치료제의 도입, 조혈모세포이식과 같은 치료 방법을 통해 성인에서도 치료 성적이 조금씩 나아지고 있습니다. 유전자검사 결과 및 임상 소견을 통해 질병위험도를 결정하고 환자의 전신 상태를 고려하여 치료의 전체적인 방향을 결정하게 됩니다. 치료의 첫 단계에서는 작용기전이 다양한 항암약제를 조합한 다제항암화학요법을 통해 완전반응을 유도합니다. 급성림프모구 백혈병/림프종은 다제항암화학요법을 통한 완전반응이 환자의 80~90%에서 얻어질 수 있으나, 빠른 시간 내에 다시 재발하는 경향이 있습니다. 그러므로 완전반응을 유도한 이후 반응을 오래 지속시키기 위해 공고, 유지요법이 추가적으로 진행되어야 합니다.

완전반응을 유도하기 위한 치료 과정에서 유전자 검사 소견에 따라 적절한 표적치료제를 항암치료에 더해서 치료를 하는 경우도 있을 수 있습니다. 치료 과정에서 중추신경계 침범이 있는 경우 중추신경계 침범에 대한 치료를 하고, 진단 당시 중추신경계 침범이 없다 하더라도 중추신경계 침범에 대한 예방적 목적으로 중추신경계 치료를 진행하게 되며, 방법으로는 머리 방사선 조사나 뇌척수강 내 항암제 주입과 전신고용량 항앙요법이 있으며 환자의 상태나 사용 중인 항암치료의 종류에 따라 중추신경계 치료 방법은 달라질 수 있습니다.

공고요법으로는 다제항암요법을 사용할 수도 있고, 조혈모세포이식 등의 방법을 사용할 수도 있습니다. 항암요법으로 공고요법을 진행하는 경우 치료 관련합병증은 낮지만 재발의 위험성이 높을 수 있습니다. 조혈모세포이식 중 동종조혈모세포이식은 이식편대백혈병 효과로 인해 재발의 위험성은 낮지만 치료관련 사망률이 높고, 이후 이식편대숙주반응을 포함한 치료관련합병증이 높은 편이며, 자가조혈모세포이식의 경우 치료 관련 사망률은 낮을 수 있으나 재발을 방지하는데 있어 효과가 증명되지 않아 아주 제한적인 경우에서만 사용해 볼 수 있습니다. 이런 점들을 고려하여 이식이 가능한 전신상태를 가진 환자가 항암 치료를 통해 완전 반응을 얻은 후 고위험군에 속한 환자에서 적절한 공여자가 있는 경우, 그리고 표준위험군 환자에서 미세잔존암이 남아 있으면서 적절한 공여자가 있는 경우에는 동종조혈모세포이식을 시행하도록 여러 치료 가이드라인에서 권고하고 있습니다. 이전 치료에서 실패하거나 재발한 경우에도 다시 다제항암요법을 통해 완전 반응을 유도한 이후 동종조혈모세포이식을 시행하도록 권고하고 있습니다.

림프모구 백혈병/림프종의 경우 공고요법이 끝난 이후 유지요법을 시행하는 것이 표준치료로 알려져 있습니다. 그렇지만, 그동안의 임상 연구를 통해 성인환자에서 유지요법이 생존에 미치는 영향이 일관되게 보고되지 않고 있으며, 그 방법이나 기간 또한 다양하기 때문에 환자 개개인의 상황에 따라 공고요법의 종류나 미세잔존암 여부, 그리고 기대되는 유지요법의 효과와 부작용을 고려하여 유지요법의 종류 및 기간이 결정될 수 있습니다.

QUESTION

23 피하 지방염과 유사한 림프종이라고 하는 데 어떤 병이고 치료는 어떻게 하나요?

경희의대 경희대학교병원 혈액종양내과
한재준

우리 피부 밑에는 지방 조직이 있는데 이 피하지방은 에너지를 저장하고 체온을 유지하는 역할을 하는 것으로 알려져 있습니다. 피하지방 조직에도 염증이 생길 수 있는데 이런 경우 피하 지방염이라고 부르게 됩니다. 일반적으로 염증이 생기면 붓고, 열감이 느껴지고, 만지면 통증을 느끼게 되는데 피하 지방염의 경우도 피부 아래에 여러 개의 작은 혹이 만져지며 위와 같은 증상을 동반할 수 있습니다.

그런데, 피하 지방염으로 치료를 열심히 받았는데도 증상이 잘 나아지지 않았던 환자들을 연구해보니 단순하게 염증이 발생한 것이 아니고 림프종에서 보이는 악성세포가 발견된 환자들이 보고되기 시작했습니다. 지금은 림프종의 WHO의 분류에서도 하나의 질환으로 구별되었고, T세포에서 기원한다고 하여 피하 지방염 유사 T세포 림프종이라고 부르게 되었습니다.

피하 지방염 유사 T세포 림프종은 매우 드물게 발생하므로 피하 지방염이 생겼다고 바로 림프종부터 걱정하는 것은 적절하지 않습니다. 이 병의 빈도는 비호지킨 림프종의 1% 미만으로 알려져 있습니다. 우리나라에서 보고한 발병 연령은 21~40세가 50%, 41~60세가 25%를 차지했습니다. 남녀의 발생에 큰 차이는 없으나 남자 환자가 조금 더 많았습니다.

증상은 주로 여러 개의 피하 결절이 팔, 다리 또는 몸통에서 주로 만져질 수 있고, 드물게 얼굴 등의 위치에도 생기며 골수 침범의 증례도 있습니다. 결절은 보통 통증이 없으며, 수 밀리미터에서 수 센티미터로 크기가 다양하고 시간이 지나면서 저절로 작아지는 결절도 있습니다. 발열, 근육통, 체중 감소와 같은 비특이적인 전신증상을 동반하는 환자들도 절반 이상으로 보고하고 있습니다. 특히 이와 같은 전신 증상을 동반하는 경우에는 담당 선생님께서 혈구탐식성증후군이 동반되었는지를 고민하기도 합니다.

병의 원인으로 알려진 것은 없으나 다양한 자가면역질환이나 약물 등의 관련성이 보고되었습니다. 환자들의 5년 생존율은 약 58% 정도라는 보고가 있으나 다양한 인자들로 인해 생존기간에 큰 차이가 생길 수 있다는 점이 중요합니다. 진단을 위해서는 피하 지방염뿐만 아니라 피부에 발생하는 다른 림프종 등을 감별할 필요가 있습니다. 병이 침범한 범위를 결정하는 병기 설정을 위해서는 영상 검사 등으로 피하 지방 외에 림프종의 침범을 확인합니다.

치료의 종류는 크게 면역억제제, 생물학적제제, 항암제가 고려될 수 있습니다. 대표적 면역억제제인 프레드니손과 같은 스테로이드는 상당수의 환자에서 병을 줄일 수 있지만 효과가 장기간 지속되기 어려운 단점이 있습니다. 항암제는 T세포 림프종에서 대표적으로 사용되는 CHOP과 유사한 복합항암화학요법들을 고려하며 절반 이상의 환자에서 치료 반응을 보일 수 있습니다. 어떤 환자의 경우 고용량 항암제와 자가조혈모세포이식과 같은 적극적 치료를 고려하기도 합니다. 벡사로텐 등의 생물학적 제제를 사용한 결과도 보고되고 있습니다.

QUESTION

24 십이지장에서 발생한 소포성(여포성) 림프종의 치료 및 예후가 궁금합니다.

국립암센터 혈액암센터 혈액종양내과
정종헌

림프종은 우리 몸의 전신에 분포하는 림프절을 채우고 있는 림프구에서 시작된 악성 종양으로 우리 몸의 어느 곳에서나 발생할 수 있는 질환입니다. 소포성(여포성) 림프종은 전세계적으로 두 번째로 흔하게 발생하는 림프종이며 조직학적 등급이나 증상의 유무 등에 따라 치료를 하거나 또는 경과 관찰만 시행하는 경우도 있습니다.

소포성 림프종 역시 우리 몸의 전신에 걸쳐 어느 부위에도 발생 가능하며 그 중에서도 위장관을 주로 침범하는 형태로 발생하는 경우를 십이지장 소포성 림프종으로 분류하고 있습니다. 위장관은 우리가 음식을 섭취하게 되면 이후 음식물이 통과하게 되는 식도, 위, 십이지장, 소장, 및 대장을 모두 포함하며 이 중 어느 부위에서 발생하더라도 모두 십이지장 소포성 림프종으로 진단 가능합니다. 이전에는 우리 몸의 다른 부위에서 발생하는 소포성 림프종과 별도로 구별하지는 않았으나 질환의 특성 및 치료와 예후가 다른 소포성 림프종과 구분되는 특성이 확인되면서 지난 2016년 세계보건기구(WHO) 분류상 독립된 하나의 진단으로 정의되었습니다. 위장관의 어느 부위에서도 발생 가능하나 십이지장 소포성 림프종으로 불리게 된 이유는 약 3/4의 환자들에게서 모두 십이지장을 침범하는 형태로 발견되었기 때문입니다.

이 십이지장 소포성 림프종의 특성은 대부분의 경우 저등급 림프종으로 나타난다는 것입니다. 저등급이라는 의미는 암세포가 상대적으로 덜 공격적이고 그만큼 질환의 진행이 느리다는 뜻입니다. 실제로 대부분의 십이지장 소포성 림프종 환자분들은 복통, 설사, 속쓰림과 같은 위장관의 증상이 있어서 발견하게 되는 경우보다는 건강검진과 같은 이유로 내시경을 시행받았다가 우연히 발견하게 되는 경우가 많으며 환자분 본인은 평소에 전혀 불편함이 없이 지내고 있었다고 하시는 경우가 많습니다. 병기 역시 대부분의 경우 1기 혹은 2기의 낮은 병기를 보이게 됩니다. 간혹 추가적인 검사 결과 높은 병기로 확인되는 경우도 있는데 이러한 경우는 대부분 위장관에서 시작된 경우이기보다는 림프절 등 다른 부위에서 시작된 소포성 림프종이 추후에 위장관까지 침범하도록 진행한 경우라고 판단되며 이러한 경우에는 십이지장 소포성 림프종보다는 일반적인 전신성 소포성 림프종으로 진단하고 치료를 계획하게 됩니다.

십이지장 소포성 림프종은 일반적으로 질환이 진행하는 빈도가 낮은 편이며 전반적으로 매우 좋은 예후를 보여주는 것으로 알려져 있습니다. 일부 환자들의 경우에는 특별한 치료 없이도 병변이 사라지는 경우도 있으며 치료를 진행하는 경우 대부분 질환의 호전을 보이는 것으로 알려져 있습니다. 치료를 하지 않고 경과 관찰만 하는 경우에 질환의 진행을 보이는 경우는 5년 추적기간 동안 5~10% 미만으로 알려져 있으며 일부 환자분들의 경우에는 소포성 림프종보다 더 공격적인 형태인 미만성 거대 B세포 림프종으로 진행하는 경우도 있으나 역시 그 빈도는 매우 낮은 것으로 알려져 있습니다. 치료 여부 및 치료 방법에 대해서 어느 하나의 명확한 정답이 있는 질환은 아닙니다.

방사선 치료와 항암치료가 고려할 수 있는 치료 방법인데 두 가지 모두 치료 시행에 따른 부작용이 있을 수 있으므로 증상이 없고 질환의 진행이 없다면 조심스럽게 경과 관찰을 하면서 지켜볼 수도 있습니다. 국소방사선 치료는 항암치료에 따른 전신적인 부작용을 피하면서도 십이지장 소포성 림프종을 효과적으로 치료할 수 있는 방법으로 국내외 연구를 보면 관해율이 90% 이상으로 치료 효과는 매우 좋은 것으로 알려져 있습니다.

표적치료제를 포함한 항암치료가 시행되는 경우도 있는데 약 60~80% 정도에서 관해율을 보이는 것으로 알려져 있습니다. 하지만 십이지장 소포성 림프종이라는 질환 자체가 발생 빈도가 매우 낮고 비교적 최근에 알려진 새로운 질환이며 환자분들마다 개별적인 치료에 대한 선호도 및 전신 상태에 따른 치료의 선택이 다를 수 있으므로 치료 시행 여부 및 치료 방법의 선택은 담당의와 상의를 통해 결정하시기를 권고 드립니다.

QUESTION

25 변연부 림프종은 어떤 병인가요? 점막관련/림프절/비장 변연부 림프종으로 다양하던 데요.

동아의대 동아대학교병원 혈액종양내과
오성용

변연부 림프종(Marginal zone lymphoma)는 소포 림프종과 더불어 대표적인 천천히 자라고 치료에 반응을 잘하며 재발 또한 흔한 저등급(indolent) 림프종입니다.

저등급 림프종에서 소포 림프종은 서양에 흔한 편이지만 국내에서는 변연부 림프종이 더 흔해 전체 림프종의 20% 정도를 차지합니다. 그렇게 보면 국내에서 한 해 1,000명 가량 새롭게 변연부 림프종으로 진단됩니다. 한국의 경우 내시경을 자주하고 안과 방문이 많아 서양에 비해 이른 50세에서 가장 많이 진단되며 남녀의 비는 거의 동일합니다. 발생 원인은 박테리아의 감염이나 유전자 이상 등이 있습니다.

점막관련변연부 림프종(말트림프종)이 변연부 림프종의 95% 정도라서 말트림프종을 변연부 림프종과 같은 의미로 쓰이기도 합니다. 가장 많이 발생하는 장기는 위와 안구입니다. 뿐만 아니라 소장 대장, 폐, 침샘 피부 등 다양하게 발생합니다. 진단 후에 시행하는 주요 검사 중 골수검사는 반드시 시행하는 것은 아닙니다. 골수침범을 의심할 만한 사항이 없으면 점막관련림프종에서는 골수검사를 생략할 수 있습니다. 드물게 발생하는 림프절변연부 림프종은 림프절 이외의 다른 점막의 림프종은 동반하지 않는 것을 말합니다. 골수침범을 잘하는 비장변연부 림프종은 C형간염바이러스와 관련성이 있다고 알려져 있으며 변연부 림프종의 3가지 형태 중 가장 드뭅니다.

치료는 병의 침범 부위와 장기의 특성에 따라 매우 다양합니다. 증상이 없다면 치료 없이 자세히 병의 경과를 관찰만 하기도 합니다. 한 곳에 국한되어 있는 경우 수술 혹은 방사선 치료를 통해 치료하면 90% 이상의 완전 관해를 얻을 수 있습니다. 전신에 퍼진 3기 혹은 4기의 경우도 면역-항암화학요법을 통해 부분 관해 이상 좋은 치료 반응을 얻을 수 있습니다. 치료 시 장기의 특징을 고려해 앞서 언급한 원칙과 다르게 할 수 있는데, 예를 들면 위에 발생하는 경우 헬리코박터 제균요법을 우선 고려하거나 안구에 발생하는 경우 방사선 치료로 인한 백내장의 위험이 높다면 면역-화학요법을 우선 선택할 수 있습니다. 폐에 발생한 경우 한두 군데만 있다고 하더라도 폐기능 보존을 위해 수술을 피하고 면역-화학요법을 선택할 수 있습니다. 결국 치료의 목적이 "완치"가 아니라 "삶의 질 향상"이라는 것이 중요한 점입니다.

치료에 반응을 잘 하지만 10년간 경과 관찰하는 동안 절반 정도의 환자가 재발을 경험한다고 합니다. 재발을 했을 경우에도 치료는 처음 진단했을 때와 마찬가지로 방사선 치료를 할 수 있으며 면역-항암화학요법을 통해 치료할 수 있습니다. 처음과 거의 같은 정도의 좋은 치료 반응이 있습니다. 반복되는 재발에 최근 개발되는 약제들은 어떻게 하면 부작용이 적으면서 오랜 기간 약효를 유지할 수 있는지에 대해 연구되고 있습니다. 드물게 림프종의 형태가 저등급에서 공격적인 형태의 림프종으로 바뀌는 경우가 있습니다. 그러므로 재발했을 경우 필요에 따라 조직검사를 통해 이것을 확인할 필요가 있습니다.

변연부 림프종을 진단받은 환자분들께 꼭 드리는 2가지 당부가 있습니다. 첫번째는 큰 항목에서 보면 악성림프종이지만 병의 경과는 그렇지 않기 때문에 안심을 하고 치료받으시는 것을 권합니다. 두 번째는 변연부 림프종의 치료는 치료 없이 경과를 관찰하고 두고 보는 경우, 항생제로 치료하는 경우, 수술하는 경우, 항암제를 사용하는 경우, 표적치료제만 사용하는 경우 등 상황에 따라 발생하는 장기에 따라 치료를 선택할 수 있으므로 담당선생님과 잘 상의하는 것이 중요합니다. 다시 한번 강조하자면 치료의 목적이 완치가 아니라 삶의 질 향상입니다.

QUESTION

26 위 점막관련 변연부 림프종의 일차치료 및 부작용이 궁금합니다.

동아의대 동아대학교병원 혈액종양내과
김혜련

위 점막관련 변연부 림프종은 헬리코박터균의 감염에 의해 발생하는 경우가 많을 뿐만이 아니라, 헬리코박터균을 치료하면 위 점막관련 변연부 림프종 역시 좋아질 수 있습니다. 때문에, 위 점막관련 변연부 림프종 환자에서 헬리코박터균이 발견되는 경우 일차적으로 헬리코박터 제균 치료를 하게 됩니다. 헬리코박터 제균 치료는 항생제와 위산분비 억제제의 병합요법을 기본으로 합니다. 하루에 두 번, 2주 동안 경구 약제를 복용하고, 치료 완결 4~8주 이후에 제균 여부를 확인합니다. 만약 1차 치료로 제균이 되지 않은 경우, 약제를 변경해서 다시 제균 치료를 해 볼 수 있습니다. 그렇다면 헬리코박터균이 검출되지 않은 경우 어떻게 치료를 하는지 궁금하실 것 같습니다. 우리나라는 다른 나라에 비해 헬리코박터 감염률이 높은 나라이기 때문에 균이 검출되지 않았다 하더라도 제균 요법을 먼저 시도해 볼 수 있습니다.

항생제로 치료를 한다고 하니 독한 항암제에 비해서 부작용이 덜하지 않을까 생각하실 수 있는데, 사람에 따라 부작용이 다양하게 나타날 수 있습니다. 가장 흔한 부작용으로는 설사가 있으며, 많은 환자들이 오심과 구토, 소화불량, 흑색변과 같은 부작용도 호소합니다. 이러한 위장관계 부작용의 경우 너무 심하지 않다면 약제를 중단하지 않고 지속적으로 사용할 수 있습니다. 위장관계 부작용 이외에도 두드러기, 가려움증, 피부 발진, 피부 변색과 같은 피부 부작용도 나타날 수 있는데, 역시 심하지 않은 경우에는 증상완화를 위해 항히스타민 제제를 함께 사용하면서 치료를 지속할 수 있습니다. 하지만 드물게 과민반응이나 피부가 벗겨지는 정도의 심한 부작용이 발생할 수 있고, 이 경우에는 약제를 즉시 중단해야 합니다. 대부분의 환자들은 큰 무리 없이 치료를 받으시지만, 약 10% 정도 환자들은 부작용 때문에 치료를 중단하게 됩니다.

항생제로 치료가 가능하다고 하니 가볍게 여길 수도 있지만, 임의로 복용을 중단하거나 복용을 빼먹는 경우, 치료는 되지 않고 오히려 항생제 내성만 야기할 수 있습니다. 항생제 내성이 생기는 경우 치료가 쉽지 않기 때문에 견디기 힘든 정도의 부작용이 아니라면 용법대로 복용을 하는 것이 굉장히 중요합니다.

QUESTION

27 위 점막관련 변연부 림프종의 일차치료 실패 시 다음 치료가 궁금합니다.

계명의대 동산병원 혈액종양내과
허미화

위 점막관련 변연부 림프종에서 헬리코박터 파이로리균 양성/음성 여부 및 림프종의 병기에 따라 치료가 달라짐을 앞장에서 확인하셨을 겁니다. 위 또는 위 주변부 국소 림프절에 국한된 위 점막관련 변연부 림프종(병기 I-II1)에서 헬리코박터 양성이면 헬리코박터 제균치료를 하고 3개월 뒤 위내시경 추적검사를 시행합니다. 헬리코박터 음성이면 위 방사선 치료 또는 리툭시맙(Rituximab) 표적항암제 치료를 하고 3~6개월 뒤 위내시경 추적검사를 합니다[그림 4]. 만일 속쓰림, 복부통증, 소화장애, 식욕부진 등의 증상이 있다면 3개월보다 빨리 위내시경 검사를 확인하는 것이 좋습니다. 전신 침범이 된 경우에는 치료의 적응증이 되면 항암제를 일차치료로 고려하므로 이 장에서는 다루지 않겠습니다.

일차치료로 헬리코박터 제균치료를 한 경우, 3개월 뒤 위내시경 검사에서 헬리코박터도 음성이고 림프종 세포도 보이지 않으면 3개월 뒤 다시 위내시경을 하고 완전관해가 확인된 이후 5년간은 3~6개월 간격으로 위내시경 검

헬리코박터 양성 t(11:18) 음성 또는 모름	헬리코박터 제균치료	3개월 뒤 추적검사
헬리코박터 양성 t(11:18) 양성	헬리코박터 제균치료 + 위 방사선치료 또는 리툭시맙	3~6개월 뒤 추적검사
헬리코박터 음성	위 방사선치료 또는 리툭시맙	3~6개월 뒤 추적검사

[그림 4] 위 점막관련 변연부 림프종의 일차치료

사를 합니다. 만일 헬리코박터는 음성인데 림프종 세포가 남아 있는 경우, 증상이 없으면 3개월 뒤 추적검사를 해 볼 수 있고 증상이 있으면 위 방사선 치료를 합니다. 일차치료 후 3개월 뒤 검사에서 헬리코박터가 양성이면 2차 헬리코박터 제균치료를 하고 림프종 세포도 남아 있어서 증상이 있거나 병변이 악화된 경우에는 위 방사선 치료를 병행합니다. 이후 3개월 뒤 추적검사를 시행하여 완전관해 여부를 확인합니다[그림 5]. 위 점막관련 변연부 림프종의 조직학적 관해까지 소요되는 기간은 1개월에서 14개월까지 다양하나, 평균 5개월 정도입니다. 따라서 일차치료 후 3개월 뒤 추적검사에서 완전관해가 확인되지 않더라도 증상이 없으면 추적을 해 볼 수 있습니다. 일반적으로 1차 제균치료는 프로톤펌프억제제, 클라리스로마이신, 아목시실린의 3제 요법으로 1~2주 동안 투약하고 2차 제균치료는 프로톤펌프억제제, 메트로니다졸, 비스무스, 테트라사이클린의 4제 요법으로 1~2주 동안 투약합니다.

일차치료로 위 방사선 치료 또는 리툭시맙 치료를 한 경우, 3~6개월 뒤 추적 위내시경 검사에서 림프종 세포는 없지만 헬리코박터가 양성으로 나오면 헬리코박터 제균치료를 해 볼 수 있습니다. 림프종 세포가 계속 남아있는 경우에는 항암제 치료를 합니다[그림 6].

항암제로는 Rituximab+Bendamustine, Rituximab+CHOP 또는 Rituximab+CVP 요법을 국제가이드라인에서는 권고하고 있습니다. 그러나

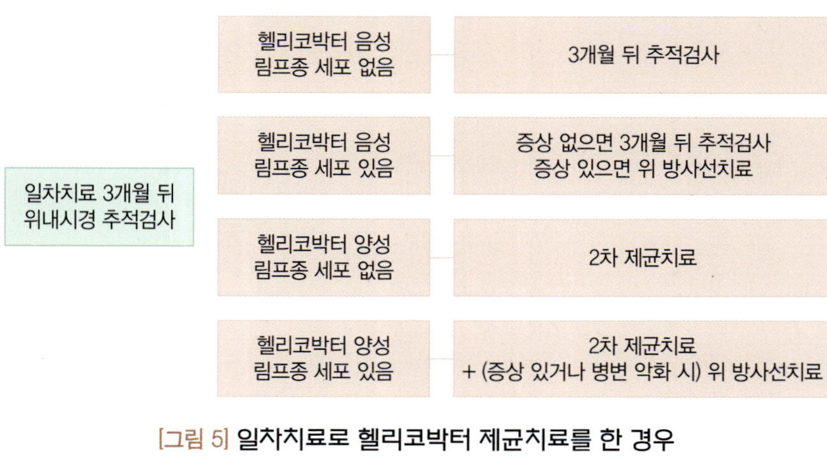

[그림 5] 일차치료로 헬리코박터 제균치료를 한 경우

현재 국내 급여조건에서는 위 점막관련 변연부 림프종의 전신 침범이 확인되지 않는, 위 또는 위 주변부 국소 림프절에 국한된 경우에는 리툭시맙을 보험 급여로는 사용할 수가 없습니다. 보험초과 허가사항으로 1차 항암제로 리툭시맙 단독치료를 비급여로 사용하고 이후 6개월이 지나서 재발하는 경우 Rituximab+Bendamustine을 비급여로 사용하거나 리툭시맙을 제외한 CHOP 또는 CVP 등의 전신 항암제를 보험 급여로 사용할 수 있습니다. 위 점막관련 변연부 림프종에서 점막층과 점막하층까지만 진행된 경우에 헬리코박터 제균치료 및 방사선 치료에 완전 관해율이 매우 높습니다. 일차치료 후 1년까지는 관해가 더디게 될 수 있으므로 증상이 없으면 정기적인 추적을 요합니다. 헬리코박터 제균치료와 방사선 치료에도 재발하는 경우는 림프종의 침범범위가 넓거나 고등급의 림프종으로 진행하는 경우가 많으므로 면밀한 위내시경 검사와 조직검사가 필요합니다.

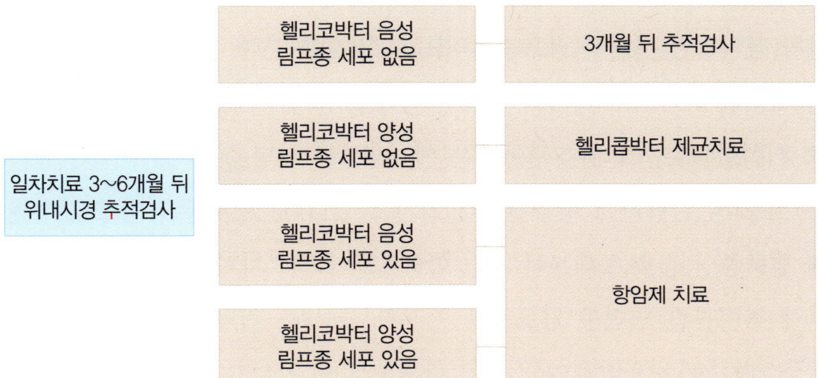

[그림 6] **일차치료로 위 방사선 치료 또는 리툭시맙 치료를 한 경우**

NCCN guidelines version 1.2023 B cell lymphoma

QUESTION 28

안와 점막관련 변연부 림프종의 치료 및 예후가 궁금합니다.

서울의대 보라매병원 혈액종양내과
박현경

안와 림프종은 비호지킨 림프종의 약 1~2%에 해당하며, 안와 점막관련 변연부 림프종은 가장 흔한 종류의 안와 림프종입니다. 안와 점막관련 변연부 림프종은 안와에 국한되어 발생하는 경우가 대부분이나, 약 10~30% 정도는 다른 부위에 원발 림프종이 있고, 안와로 전이된 진행형 림프종일 수 있습니다. 그러므로 안와 점막관련 변연부 림프종으로 진단받은 경우에도 병기 결정을 위한 검사는 필요합니다.

안와 점막관련 변연부 림프종의 치료는 병기에 따라 다르며, 대부분은 병변이 안와에만 국한되기 때문에 국소적 치료로 완치가 가능하며, 방사선 치료를 주로 시행합니다. 그러나 드물게는(예, 방사선 합병증이 심각하게 우려되는 경우) 주치의 판단하에 항암치료를 하기도 합니다. 병기상 안와로 전이된 진행형 림프종인 경우는 대부분 전신 항암치료가 필요합니다.

안와 점막관련 변연부 림프종은 예후가 좋으며, 안와에 국한된 병변인 경우, 국소치료로 완전반응에 도달할 확률은 80% 이상이고, 5년 생존율은 90% 이상입니다. 안와로 전이된 변연부 림프종도 예후는 좋으며 70% 이상의 환자는 항암치료로 부분반응 이상의 반응을 얻을 수 있으며, 5년 생존율은 80% 이상으로 알려져 있습니다.

QUESTION

29 림프절에서 발생한 변연부 림프종의 치료와 예후가 궁금합니다.

부산의대 부산대학교병원 혈액종양내과
신호진

변연부 림프종은 저등급성 림프종의 하나로 상대적으로 예후가 좋은 것으로 알려져 있으며, 우리나라 보고에 의하면 모든 비호지킨 림프종의 17%를 차지한다고 알려져 있습니다. 이 중 점막관련림프조직 림프절외변연부 림프종(MALT 림프종)이 가장 많아 모든 비호지킨 림프종의 약 15%, 림프절변연부 림프종은 약 1~2% 정도 차지하고 있습니다.

우리나라 림프절변연부 림프종은 남성이 2:1 비율로 여성보다 흔합니다. 열감, 체중감소, 야간발한과 같은 B증상, 골수 침범, 전신쇄약감, 3~4병기와 같이 진행된 경우가 많아 고위험군이 더 많은 임상양상을 보입니다.

대개 진단 당시 하나 또는 다수의 림프절 비대가 관찰되며 대부분은 무통성인 것으로 알려져 있습니다. 목 주변 림프절에서 가장 많이 발생하며, 그밖에 사타구니, 가슴, 복부 림프절의 순서대로 발생을 많이 합니다.

때때로 질병에 의한 특별한 증상이나 문제가 없다면 주치의 선생님이 바로 치료하자고 하지 않고 좀 지켜보자고 할 수도 있습니다. 대신, 3~6개월 간격으로 CT 등 검사를 통해 병의 진행 정도를 확인하자고 하실 겁니다.

치료는 1~2병기처럼 국소 병기는 방사선요법으로 치료할 수 있으며, 3~4병기처럼 진행이 된 경우는 rituximab, cyclophosphamide, vincristine, prednisolone 4제 복합 면역항암화학요법(R-CVP)이 우리나라의 표준치료입니다. 국내 연구에서 R-CVP는 3년 전체 생존율이 95% 정도로 무난한 치료성적을 보이고 있습니다. 일반적으로 다른 저등급성 림프종에서와 마찬가지로 생존기간은 길지만, 일부에서는 공격형 림프종인 미만성대세포B-림프종으로 진행이 될 수도 있기 때문에 재발을 하게 되면 가능한 병원에서는 조직검사를 통해 이를 확인하려고 노력하고 있습니다.

재발하게 되면 물론 고식적인 강한 항암제 병합요법으로 치료할 수도 있지만, 이러한 경우 항암제에 의한 부작용도 심할 뿐더러 최근에는 다양한 표적치료제들이 임상시험 중이거나 환자 본인 부담 100%로 사용할 수 있습니다. 드물게 주치의 선생님께서 자가조혈모세포이식을 권유할 수도 있는데 이러한 경우는 대부분 면역항암화학요법 이후 빠른 시간내 재발한 경우입니다. 물론 자가조혈모세포이식 자체는 고용량의 항암제가 투여되기 때문에 쉽게 치료받을 수 있는 건 아니지만 조기 재발처럼 기존 항암제에 잘 반응하지 않을 가능성이 높은 경우에는 장기 생존율을 증가시킬 수 있는 하나의 대안이 될 수 있습니다.

QUESTION

30 외투세포 림프종은 어떤 병이고 일차 치료에 대해 설명해 주세요.

전북의대 전북대학교병원 혈액종양내과
임호영

외투세포 림프종은 비호지킨 림프종에서도 비교적 드문 조직아형으로 남성에서 약 3배 정도 호발하는 것으로 알려져있고, 보통 고령에서 발병하여 전체 환자 중 절반 이상이 60대 이상입니다. 외투세포 림프종의 발병 원인은 명확히 알려진 바가 없고, 증상 또한 초기에는 특별히 없는 경우가 많습니다. 다른 림프종들과 마찬가지로 목 주변, 쇄골 상부 및 겨드랑이 림프절의 비대와 같은 증상으로 병원을 찾는 경우가 많습니다. 또, 이러한 림프절뿐 아니라 외투세포 림프종은 진단당시 위, 장과 같은 소화기계 및 골수와 같은 림프절외 장기 침범이 상대적으로 흔한 점이 특징이고, 이러한 특성으로 인해 전체 환자의 약 80~90%에서 첫 진단 당시 진행 병기로 진단됩니다. 외투세포 림프종 환자들의 주요 증상으로는 첫 진단시 약 25~30% 정도에서 반복되는 발열, 10% 이상의 설명되지 않는 체중 감소, 극심한 야간 발한과 같은 증상을 동반하기도 하는 것으로 알려져 있으며, 위장관계 침범에 따른 소화기계 출혈, 장폐쇄 및 천공이 발생할 수 있고, 골수 침범으로 인해 빈혈, 혈소판 감소증, 호중구 감소증을 동반하기도 합니다. 외투세포 림프종의 진단은 여느 다른 림프종의 진단과 다르지 않으며, 림프절, 위, 장과 같은 소화기계 및 골수에서의 조직검사를 통해 진단합니다. 조직검사 소견에서는 종양세포에서 CD20과 cyclin D1 염색에 양성을 보이는 점이 특징이라고 할 수 있습니다.

외투세포 림프종의 일차 치료는 질환의 정도, 나이, 활동도, 동반질환에 따라 차이가 있지만 리툭시맙 기반 면역항암화학요법, 고용량 항암화학요법 및 자가조혈모세포이식, 방사선요법 등을 고려할 수 있습니다. 이 중 매우 특수한 일부 경우를 제외하고는 일차 치료로서 CD20에 대한 표적 약제인 리툭시맙을 기반으로 하는 면역항암화학요법으로 치료를 시작하며, 이 때 리툭시맙과 함께 투여하는 항암화학요법에는 CHOP, CHOP/DHAP, hyper-CVAD 또는 bendamustine 등의 다양한 요법 및 약제들이 있습니다. 이러한 리툭시맙 기반 면역항암화학요법 이후 부분반응 이상의 반응을 획득한 경우, 70세 이하이면서, 동반질환이 많지 않고, 활동도가 좋아서 고용량 치료를 견딜 수 있는 환자의 경우에는 고용량 항암화학요법 및 자가조혈모세포이식을 공고요법으로 시행할 수 있습니다. 하지만, 외투세포 림프종이 비교적 고령의 질환으로 이러한 고용량 항암치료 및 자가조혈모세포이식이 가능하지 않은 환자들 또한 많으며, 이들에서는 일차 치료 이후 재발에 대해 면밀히 추적하면서 경과를 모니터링하는 것도 또한 중요합니다.

QUESTION

31 외투세포 림프종이 재발하였을 경우 치료 방법이 궁금합니다.

(외투세포 림프종이 재발하여 경구약 임브루비카 복용 중입니다. 앞으로 관해 상태 유지기간이 궁금합니다.)

전북의대 전북대학교병원 혈액종양내과
이창훈

일차치료 후 재발한 외투세포 림프종의 경우에는 임브루비카라는 경구항암제를 복용할 수 있습니다. 외투세포 림프종은 림프구 중 B세포에서 기원한 암이며, B세포가 암세포로 변화되는 과정에서 BTK라는 효소가 과도하게 활성화됩니다. 임브루비카는 BTK 효소를 선택적으로 억제하여 항암효과를 갖습니다. 임브루비카를 복용한 환자 100명 중 약 20명(20%) 정도는 완전관해를 획득하는 것으로 알려져 있지만 실제 림프종이 진행되지 않는 치료기간이 약 13개월 정도라서 많은 환자들에서 추가치료가 필요합니다.

대부분의 외투세포 림프종 환자들은 재발을 경험하기 때문에 림프종의 재발을 막기 위해서는 보다 고강도의 치료가 필요합니다. 일차치료에서 자가조혈모세포이식을 받지 않은 환자 중 일상생활 수행능력이 좋고 중증의 동반질환이 없는 환자들은 항암치료 후 자가조혈모세포이식을 받을 수 있습니다. 일차치료에서 자가조혈모세포이식을 받았던 환자들은 항암치료 후 동종조혈모세포이식도 고려해 볼 수 있습니다. 재발된 외투세포 림프종 환자에서 벤다무스틴이라는 세포독성 항암제의 치료효과가 우수한 것으로 알려져 있어서 벤다무스틴과 B세포를 공격하는 면역항암제인 리툭시맙이 항암치료에 포함될 수 있으며 그 외 사이타라빈과 백금계 세포독성항암제 등이 사용될 수 있습니다.

고령이거나 일상생활 수행능력이 좋지 못한 경우, 또는 주요 장기에 기능저하가 동반된 환자들은 고강도의 치료가 불가능합니다. 이런 환자들은 앞서 소개해 드린 임브루비카를 복용해 볼 수 있으며 벤다무스틴 기반의 항암치료도 선택할 수 있습니다. 외투세포 림프종은 방사선 치료에 대한 반응이 좋은 암이라서 국소부위에 재발을 했지만 항암치료가 불가능한 환자들은 방사선 치료가 도움이 될 수 있습니다.

이차치료 후에도 재발한 경우에는 구제 항암요법이 필요하지만 아직 항암치료에 잘 반응하지 않는 불응성 외투세포 림프종에 효과가 좋은 치료제는 마땅치 않습니다. 치료 중인 의료기관에 임상연구가 있다면 임상연구에 참여함으로써 치료의 기회를 얻을 수 있습니다. 최근 새로운 BTK 효소 억제제뿐만 아니라 여러 표적치료제들의 치료효과가 보고되고 있으며, 외투세포림프종 환자를 대상으로 한 '키메라 항원 수용체 T(chimeric antigen receptor T, CAR-T) 세포 치료에 대한 연구도 진행되고 있어서 향후 재발성/불응성 외투세포림프종 환자들의 치료 선택의 폭이 넓어질 것으로 기대됩니다.

QUESTION

32 만성 림프구성 백혈병은 어떤 병인가요? 일차 치료에 대해 설명해 주세요.(어떤 경우 치료를 시작하고 어떤 치료들을 받을 수 있나요? 치료를 안하고 경과관찰 할 수도 있나요?)

서울의대 서울대학교병원 혈액종양내과
변자민

혈액암 중 하나인 만성림프구성백혈병은 백혈구의 일종인 림프구가 성장하면서 암으로 변해 정상적인 혈액세포의 생산을 방해하며 발생하는 병입니다. 다만, 이름 그대로 만성이기 때문에 대체로 진행이 느리고 다른 백혈병에 비해 비교적 양호한 예후를 보입니다. 서양에서는 가장 흔한 백혈병 중 하나로 1년에 10만 명당 3~5명 정도 발생하는 것으로 알려져 있는데[1] 반해 국내에서는 매년 약 120~130명이 새롭게 진단이 되고 있습니다[2]. 서양의 발병 연령 중앙값이 70세 전후인 만큼(국내의 경우 진단시 평균 연령 61세) 고령 환자의 비율이 높은 질환입니다[3].

만성림프구성백혈병의 대부분은 우연히 확인한 혈액검사상 백혈구 증가(특히 림프구 증가)로 내원하여 확진이 됩니다. 앞서서도 언급하였듯이 진단 후 비교적 순조로운 경과를 보이기 때문에 무증상의 초기 병기일 경우에는 치료를 시작하지 않고 경과 관찰을 하게 되며 이러한 환자들이 절반 이상을 차지합니다.

경과 관찰을 하다가 증상이 생기거나 병이 진행하는 소견을 보이면 치료를 시작하게 되는데, 병이 진행하며 생길 수 있는 증상에는 어지러움, 숨찬 증세, 두통, 잦은 피로감, 조기 포만감, 열감, 림프절 종대 등이 있습니다. 또한 정상 골수기능 감소에 따라 혈소판 부족으로 쉽게 멍이 들거나 피가 잘 멈추지 않는 증세가 있을 수 있고, 정상적인 백혈구 부족에 따른 감염증이 발생할 수 있습니다. 따라서 만성림프구성백혈병을 진단받았다면 정기적인 추적 관찰이 중요합니다. 병원에 내원하면 문진에 근거하여 주관적인 증상을 체크하게 되며, 피검사와 신체 검진을 통하여 객관적인 수치를 확인하게 됩니다. 반복되는 발열 또는 식은땀, 체중감소, 심한 피로감 발생, 급격한 림프절 크기 증가, 림프구 숫자가 두 배가 될 때까지 시간이 6개월 이하인 경우, 지속적인 수혈 요구량 증가가 있을 경우 치료시작을 권고하고 있습니다[4].

치료를 시작해야 하는 상황이라면 담당 주치의 선생님과 함께 치료전략을 세워야 하는데, 가장 중요한 요소는 재발률을 낮추고 약효가 오래 지속되어야 한다는 것입니다. 이를 위해 세포 유전학적 이상, 병기, 돌연변이 검사 등 백혈병의 여러 가지 면모를 고려하게 됩니다. 또한 장기간 약제를 복용하게 되는 경우가 대부분인 만큼 잘 견딜 수 있는 치료를 선택해야 합니다. 따라서 환자의 기초 체력, 동반된 타 질환, 복용 중인 타 약물, 삶의 방식(라이프스타일) 등을 함께 상의하여 치료를 결정하게 됩니다.

현재 국내에서 만성림프구성백혈병 1차 치료의 대부분은 보험급여가 적용되는 면역항암화학요법이나, 최근 만성림프구성백혈병 치료는 세포 독성 항암 없는(chemo-free) 약제로 치료의 패러다임이 급격히 변하고 있습니다. 혈액암 전반적인 분야에 걸쳐 다양한 치료제가 등장하고 있고, 국내 임상시험 참여기회 증가로 사용할 수 있는 새로운 약제가 늘어나고 있는 만큼 걱정보다는 희망을 가지고 적극 치료에 임하면 좋은 결과가 있을 것입니다.

참고문헌 ≫≫

1. Dores GM, Anderson WF, Curtis RE, et al. Chronic lymphocytic leukaemia and small lymphocytic lymphoma: overview of the descriptive epidemiology. Br J Haematol 2007;139:809 – 819.
2. Lee H, Park HJ, Park EH, et al. Nationwide statistical analysis of lymphoid malignancies in Korea. Cancer Res Treat 2018;50:222 – 238.
3. Cho HJ, Sohn SK. An Updated Review of Chronic Lymphocytic Leukemia. Korean J Med 2021;96: 195–208.
4. National Comprehensive Cancer Network (NCCN). NCCN Guidelines Version 2.2022. Chronic Lymphocytic Leukemia/Small Lymphocytic Lymphoma

QUESTION

33 만성 림프구성 백혈병이 재발을 한 경우 치료는 어떤가요?

가톨릭의대 인천성모병원 혈액종양내과
양승아

만성 림프구성 백혈병은 초기에 특별한 치료를 하지 않고 경과를 추적 관찰하며, 증상이 나타나면 본격적인 치료를 시작하는 질환입니다. 일차 치료 후 백혈구 수가 정상화되고 증상도 가벼워지거나 소실되어 완전 관해 상태로 정상적인 일상생활이 가능한 경우가 많습니다. 그러나, 아직은 일차 면역화학요법으로 완전하게 질병의 뿌리를 뽑을 수 있는 경우는 드물기 때문에, 관해 상태에 도달한 이후 질병이 재발하거나 치료 저항성으로 진행되는 경우가 많은 질환이고, 만성림프구성백혈병과 같이 비교적 천천히 병이 진행되는 암들은 5년 이후에도 재발을 경험할 수 있습니다. 실제로 만성림프구성백혈병 환자의 약 50%가 3년 내 재발을 경험하는 것으로 알려져 있어서 2차 치료 역시 환자들의 장기 생존에 중요한 역할을 하게 됩니다.

일차 치료로 관해 상태에 도달한 이후 추적 관찰 기간 동안 백혈구 수가 다시 증가하기 시작하면 관해 상태에서 벗어난 것은 아닌지, 즉 재발되었는지를 확인하기 위해 추가 검사를 진행하게 됩니다. 이 때 더 이상 관해 상태에서 벗어났다하여 무조건 바로 이차 항암치료를 진행하지는 않습니다. 보통의 경우 처음 진단을 받았을 때와 비슷하게, 백혈구 수의 증가와 동시에 오한, 야간 발한 및 체중 감소 등과 같은 증상이 같이 동반되고 나타나는지 혹은 혈구 검사에서 빈혈이나 혈소판 수 감소 등의 정도에 따라 이차 항암치료 시작 여부를 판단하게 됩니다.

현재 이차 치료로는 기존의 항암화학요법 외에도 아이브루티닙, 베네토클락스, 벤다무스틴, 리툭시맙과 같은 약제들을 단독 혹은 병용하여 사용할 수 있습니다. 예를 들어, 아이브루티닙은 BTK 억제제로서 B세포 기원의 림프종에서 효과가 입증된 경구용 약제로 만성림프구성백혈병 환자에서도 매우 효과적인 치료제로 밝혀진 바 있습니다. 특히, 만성림프구성백혈병은 고령 환자의 비율이 높은 질환 중 하나이기 때문에, 최근에는 환자들이 치료를 얼마나 잘 견디는지(안전성)와 치료를 얼마나 잘 따를 수 있는지(순응도) 등을 고려해서 경구용 약제를 단독 혹은 병용 요법으로 사용하는 치료의 접근성이 많이 향상되고 있습니다. 약제의 선택은 일차 치료로 어떤 약제를 사용 했었는지, 재발 당시 환자의 수행능력상태나 동반 질환은 어떠한지 등을 고려하여 결정하게 됩니다.

QUESTION

34 버킷 림프종은 무엇인가요?(예후 포함) 그리고 버킷 림프종의 치료도 궁금합니다.

연세의대 세브란스병원 혈액내과
조현수

버킷 림프종은 빠르고 공격적으로 진행하는 것이 특징인 B세포 림프종입니다. 1958년 아프리카에서 근무하며 이 병을 처음 기술한 데니스 버킷이라는 외과 의사의 이름을 따서 버킷 림프종이라는 이름이 붙여졌습니다. MYC이라는 종양유전자의 재배열이 진단에 중요한 소견이며, 성인에게서 가장 흔한 공격형 림프종인 미만성 거대 B세포 림프종과 구분되는 특성이기도 합니다. 버킷 림프종은 소아 림프종 중 가장 흔한 아형으로, 성인에서도 다른 림프종보다 비교적 젊은 환자에서 발생하는 경우가 많습니다. 과거에는 버킷 림프종을 지리적 분포에 따라 풍토형(아프리카형), 산발형(비아프리카형), 그리고 면역결핍형으로 구분하였습니다만, 최근에는 유전자 검사법의 발달로 버킷 림프종이 발병하는 지정학적 위치에 따른 차이 보다는 엡스타인 바 바이러스 양성 유무에 따른 질환의 특성 차이가 더 큼이 밝혀지고 있습니다. 급격하게 진행하는 버킷 림프종의 특성상 증상 또한 순식간에 나타나며, 진단 시 몸에 덩어리가 만져지거나 복부 내 덩어리로 인한 위장장애 또는 통증과 발열, 야간발한, 체중 감소 등과 같은 B 증상이 동반되기도 합니다. 따라서 빠른 진단과 치료가 무엇보다 중요한 암종 중의 하나이며, 진단 시엔 임상적으로 응급상황으로 입원해서 진단 및 병기 설정 검사와 치료를 받게 됩니다.

버킷 림프종은 병변이 있는 위치에서 수술적 절제 생검을 통한 조직검사로 진단하게 됩니다. 암세포의 증식 속도가 매우 빨라 현미경으로 관찰 시 빠르게 자라고 사멸하는 암세포를 포식한 대식세포가 흩어져 마치 "별이 빛나는 밤"처럼 보이기도 합니다. 진단 시 뇌수막과 같은 중추신경계를 침범하거나 재발 시 중추신경계로 재발하는 경우가 흔하다는 특성 또한 갖고 있기에,

진단 및 치료 시 뇌척수액검사 및 척추강 내 항암치료를 진행합니다. 또한 일반적인 림프종에서 흔히 사용하는 국제예후위험인자와는 달리, 버킷 림프종에 특이적인 네 가지 예후위험인자로 예후를 예측합니다. 40세 이상의 나이, ECOG 2점 이상의 활동 능력, 중추신경계 침범, 혈청 LDH 수치 정상치의 3배 초과가 버킷 림프종 특이적인 네 가지 예후위험인자로, 예후위험인자가 한 가지도 없을 경우 저위험군, 한가지만 있을 경우 중위험군, 두가지 이상일 경우 고위험군으로 분류하며, 복합항암화학요법으로 치료 시 3년 무진행생존율은 각각 92%, 72%, 53%이며, 3년 전체생존율은 각각 96%, 76%, 59%으로 예후예측위험인자가 한 가지도 없는 저위험군의 경우 대부분의 환자에서 완치를 기대할 수 있습니다.

이와 같이 버킷 림프종은 항암치료에 민감한 암종으로 고강도의 항암치료를 견딜 수 있는 환자의 경우 림프구성 백혈병에 준한 복합면역항암화학요법으로 적극적으로 치료합니다. 다만 치료 초기에 항암제 투약 직후 종양세포의 급격한 파괴로 인해 신부전, 부정맥 등을 유발하는 응급 합병증인 종양용해증후군이 발생하여 신부전, 부정맥 등으로 상태가 빠르게 악화될 수 있습니다. 따라서 버킷 림프종은 항암치료 시작 전 종양용해증후군에 대한 예방 요법이 필수적으로, 종양용해증후군을 예방하기 위해서 소변량을 측정하며 환자의 상태에 따라 적절한 수액 요법과 요산용해제를 투약합니다.

버킷 림프종은 리툭시맙과 사이클로포스파미드, 빈크리스틴, 독소루비신, 덱사메타손을 병합하는 고강도 R-Hyper-CVAD 요법으로 치료합니다. A주기인 R-Hyper-CVAD와 B주기인 고용량 메토트렉세이트, 시타라빈이 교대로 투약되며, 60세가 넘는 고령이거나 전신 상태가 불량할 경우 시타라빈 용량을 감량하기도 합니다. A주기와 B주기를 번갈아가며 각각 3주기씩 총 6주기까지 투약하면 높은 반응률을 보입니다. 하지만 고강도의 치료이기에 상당수의 환자가 골수 억제로 인한 중증 혈액학적 독성 및 호중구 감소성 발열을 경험합니다. 최근엔 백혈구 촉진제 및 예방적 항균제 등 지지요법이 적절하게 이루어지며 고강도 치료 관련 합병증으로 인한 사망률이 3% 정도까지 낮아지고는 있지만, 고강도 치료 시엔 치료과정 중 종양용해증후군, 감염증, 출혈 뿐만 아니라 혈액암의 특성상 예측할 수 없이 발생하는 치료 독성에 대한 충분한 논의 하에 항암치료를 진행하게 됩니다.

고령이거나 전신상태가 불량하여 고강도 항암치료인 R-Hyper-CVAD를 견디지 못할 것으로 판단될 경우, 비교적 독성이 덜한 저강도 용량 조절 에토포사이드, 프레드니손, 빈크리스틴, 사이클로포스파미드, 독소루비신 및 리툭시맙(DA-EPOCH-R)과 척수강 내 항암제 주입 총 6주기로 치료하기도 합니다. DA-EPOCH-R 치료는 사전 신청요법으로 약값은 전액 환자 본인 부담(비급여)이며, 저강도 약제로 치료 독성이 발생할 위험성은 R-Hyper-CVAD 요법에 비해 더 낮지만, 중추신경계 재발이 치료 후 4년째 13~17%로 R-Hyper-CVAD 요법의 3~9%보다 더 높게 보고되고 있음을 염두에 두어야 합니다. 또한 진단 시 골수 침범 등이 있는 진행 병기이거나 중추신경계 침범이 있는 경우, R-Hyper-CVAD 요법에 비해 DA-EPOCH-R 요법이 중추신경계 재발 위험성이 더 높은 것으로 보고되고 있기 때문에, R-Hyper-CVAD 고강도 요법의 치료 독성과 DA-EPOCH-R 저강도 요법의 중추신경계 재발 위험성에 대한 고려해서 치료 약제를 결정하게 됩니다.

일반적으로 진단 시 고강도 항암치료를 견딜 수 있는 환자는 R-Hyper-CVAD 치료를, 전신 상태가 불량하거나 고령으로 치료 독성이 염려되는 환자는 DA-EPOCH-R 치료를 고려합니다. 항암치료 후 완전 관해에 도달할 경우 자가조혈모세포이식이나 동종조혈모세포이식 등의 공고 치료 효과가 버킷 림프종에서는 입증되지 않아 추가 공고 또는 유지 치료는 시행하지 않습니다. 치료 종료 2년까지 최소 6개월 간격으로 CT 촬영하여 재발 여부를 면밀히 경과관찰하게 됩니다. 비율은 낮지만 일차 치료에 불응이거나 치료 후 재발 시엔 예후가 매우 불량하여 정립된 치료법은 없으며, 사용하지 않았던 약제를 포함한 구제 항암 치료 후 조혈모세포이식을 고려하게 됩니다.

버킷 림프종은 적극적인 치료만 잘 견뎌내면 치료 성적이 좋은 질환이기 때문에 버킷 림프종 환우분들이 주치의와 상의하에 초기에 어려운 상황을 잘 이겨내고 완치의 기쁨을 얻으시길 바랍니다.

QUESTION

35 원발성 중추신경계 림프종은 무엇인가요? 그리고 치료와 예후가 궁금합니다.

영남의대 영남대학병원 혈액종양내과
김민경

우리 몸에서 뇌와 척수를 중추신경계라고 하는데 원발성 중추신경계 림프종은 주로 뇌나 척수, 혹은 눈에 생기며 뇌와 척수를 둘러싸고 있는 액체, 즉 뇌척수액을 침범하기도 하는 비교적 드문 비호지킨 림프종의 한 종류입니다. 중추신경계 안에서는 여러 곳을 동시에 침범하기도 하지만 몸의 다른 부분으로는 잘 퍼지지 않는 특징을 가지고 있습니다.

우리 몸의 림프구는 크게 B세포와 T세포로 나누어지는데 원발성 중추신경계 림프종을 현미경으로 관찰하면 90% 정도는 조직학적으로 광범위 큰B세포 림프종의 형태를 보이며 나머지 10%는 T세포 림프종이나 혹은 다른 종류의 드문 B세포림프종의 형태를 보이기도 합니다.

발생의 위험인자로는 HIV감염, 장기이식, 자가면역질환, 고령 등이 알려져 있으며 특히 약한 면역체계가 발생에 연관이 있는 것으로 알려져 있습니다. 과반수 이상의 환자가 뇌 기능장애로 인한 증상을 동반하며 두통, 오심, 구토나 경련 등의 뇌압상승으로 인한 증상이나 시력 이상을 동반할 수도 있습니다.

진단은 뇌나 척수의 영상을 얻는 것과 종양의 일부를 떼어내서 검사를 하는 생검을 포함하게 됩니다. MRI는 척수와 뇌를 포함하는 연조직을 잘 관찰할 수 있어 가장 선호되는 영상 검사 방법입니다. MRI에서 원발성 중추신경계 림프종이 의심되면 신경종양외과 의사가 컴퓨터를 통한 정위조직검사를 진행하여 진단을 확진합니다. 이밖에도 눈 침범 여부 확인을 위한 안과 진찰과 뇌척수액 내에 종양세포가 존재하는지 확인을 위해 요추천자 검사를 추가로 진행합니다.

원발성 중추신경계 림프종의 근본적인 치료는 전신적인 항암 화학요법입니다. 몇 가지의 항암제를 병합해서 사용하며 정맥을 통해 혈액 내로 주입하는 방법을 사용하는데, 이렇게 주입된 항암제는 암세포를 공격하지만 정상세포에도 손상을 주게 되어 여러 가지 부작용을 야기할 수도 있습니다.

치료는 종양의 크기를 빨리 줄임으로써 증상을 완화시키고 관해를 유도하는 유도요법 단계와 재발을 예방하기 위한 공고 요법의 2단계로 나눌 수 있는데, 적극적인 치료가 가능한 환자라면 고용량의 메토트렉세이트를 포함한 유도항암화학요법을 시도하고 표적치료제인 리툭시맵을 추가하기도 합니다. 메토트렉세이트는 원발성 중추신경계 림프종에 가장 효과적인 약제로 비타민 B의 일종인 엽산 대사를 방해하여 암세포가 분열을 막아 치료 효과를 나타냅니다. 메토트렉세이트는 신장으로 배출이 되는데 신장이나 간에 손상을 줄 수 있어 환자의 나이나 장기 기능, 전신 상태에 따라 약제의 조절이 필요합니다. 또한 류코보린이라는 약제를 사용하여 고용량 메토트렉세이트의 부작용을 줄이거나 예방할 수 있습니다.

스테로이드는 뇌의 부종을 줄여줌으로써 림프종으로 인한 중추신경계 증상과 증후를 빠르게 호전시킬 수 있어 치료에 도움이 될 수 있습니다.

고용량 항암화학요법과 자가조혈모세포이식은 건강한 조혈모세포를 미리 채집해서 보관한 뒤에 강한 항암 치료로 환자의 몸에 남아 있는 암세포를 죽이고, 보관된 자가조혈모세포를 다시 이식하여 정상적인 조혈기능을 유지시키는 치료 방법으로 유도요법에 반응이 좋고 환자가 치료를 잘 견딜 수 있을 때 공고 요법으로 시도할 수 있으며 재발한 경우에도 고려할 수 있습니다.

방사선 치료는 환자가 전신적인 항암화학요법을 받기 어려울 경우 일차적인 치료 옵션이 될 수 있으며 환자가 자가조혈모세포이식을 받기 어려운 경우에 공고요법으로도 사용될 수 있습니다.

원발성 중추신경계 림프종은 항암치료에 비교적 반응을 잘 해서 일부 환자들은 완치가 되기도 합니다. 고용량의 메토트렉세이트를 사용한 항암화학요법에 70~80%가 효과를 보이지만 영상검사에서 종양이 사라지는 완전관해율은 50% 미만이며 일부는 치료에 효과가 없거나 혹은 재발하기도 합니다. 고령이거나 뇌의 심부를 침범하거나 혹은 진단 당시에 컨디션이 많이 저하되어 있는 경우는 상대적으로 더 예후가 좋지 못합니다.

QUESTION

36 피부 T세포 림프종은 어떤 종류들이 있고 치료는 어떤 방법들이 있나요?

울산의대 울산대학교병원 혈액내과
이유진

진단 시 침범 부위가 피부에 국한된 림프종을 피부 림프종이라고 하는데, 일반적으로 림프절, 비장, 간, 골수, 장기를 침범하는 전신 림프종과는 임상 양상 및 예후가 상당히 다릅니다. 피부 림프종은 천천히 지속적으로 자라는 성향이 있어, 초기에는 국소치료만으로도 치료 효과 및 예후가 좋은 편입니다.

피부 T세포 림프종은 T세포에서 기원하며, 피부 림프종의 약 75% 정도입니다. 정상 T세포는 우리 몸에서 면역체계를 조절하고 암세포나, 바이러스에 감염된 세포와 싸우는데, 피부의 T림프구의 비정상적 증식으로 피부 T세포 림프종이 발생합니다. 발병 원인은 명확하지 않지만 감염, 면역기능저하 등이 관여하는 것으로 추측됩니다. 50대 후반에서 호발하고, 만성적인 임상적 특징을 가집니다. 그러나, 진행된 병기의 경우 치료에 잘 반응하지 않고, 감염 및 피부 T세포 림프종의 전신 장기 침범으로 사망하게 됩니다.

하지만, 피부 T세포 림프종은 매우 드문 형태의 비호지킨 림프종으로, 진단이 되기까지 오랜 시간이 걸리는 경우가 많습니다. 예를 들면, 처음에는 아주 애매모호한 형태로 시작되는데, 피부의 작은 범위가 두꺼워진다거나, 계속 가렵거나, 또는 작은 발진의 형태로 시작되어 점점 진행합니다. 습진이나 건선, 아토피 피부염 등으로 오인하여 치료하다가 호전이 없거나, 병이 진행되어 조직검사를 통해 피부 T세포 림프종으로 진단되는 경우도 있습니다.

그렇다면, 어떤 경우에 피부 T세포 림프종을 의심해야 할까요? 피부 T세포 림프종은 발진과 같은 피부 발적, 홍피증, 반점, 주변 피부보다 색이 옅게 보이는 피부패치, 약간 융기되거나 비늘 모양의 둥근 반점, 결절, 피부 종양 등 다양한 형태로 나타날 수 있고, 주로 몸통, 하지, 머리, 상지에 잘 나타납니다. 조직검사가 어렵지 않으므로 전문가와 상의하여 조기에 생검을 하는 것이 좋습니다.

여러 유형의 피부 T세포 림프종이 있는데, 2018년도 WHO-EORTC 분류에 따르면 대략 10가지 아형이 있습니다. 피부 T세포 림프종은 매우 드문 질환이며, 지역별, 인종별 차이가 있으나 국내를 포함한 아시아의 대략적인 발생률에 따라 아래와 같은 순서를 나타냅니다.

1) 균상 식육종(mycosis fungoides), 2) 균상 식육종 mycosis fungoides variants, 3) 세자리 증후군(Sezary syndrome), 4) 원발성 피부 CD30양성 림프구증식 질환(Primary cutaneous CD30−positive lymphoproliferative disorders(역형성 큰세포림프종 anaplastic large cell lymphoma, 림프종모양 구진증 lymphomatoid papulosis], 5) 피하 지방층염양 T−세포 림프종(subcutaneous panniculitis T-cell lymphoma), 6) 비형 NK/T세포 림프종(extranodal NK/T-cell lymphoma, nasal type) 7) P 원발성 피부 말초 T세포 림프종, 드문 아형(primary cutaneous peripheral T-cell lymphoma, rare subtype), 8) 원발성 피부 말초 T세포 림프종(Primary cutaneous peripheral T-cell lymphoma, NOS) 9) 성인 T세포 백혈병/림프종(adult T cell leukemia/lymphoma), 10) 만성 활동성 EBV 감염(Chronic active EBV infection)

가장 흔한 형태인 균상 식육종은 반기, 판기, 종양기를 거쳐서 만성적으로 진행하는데, 초기에는 선홍색의 발진 증상이 주로 가슴, 겨드랑이, 엉덩이 등에 나타납니다. 다행히도 매우 천천히 자라나고 예후도 좋아서, 조기 발견되면 자외선 광선치료 및 국소치료제만 꾸준히 사용해도 충분히 치료될 수 있습니다. 수년이 지나면, 림프절 등 다른 곳으로 전이돼 항암제나 방사선 치료가 필요할 수 있습니다. 하지만, 일부 피부 T세포 림프종은 매우 공격적이어서 조기 발견이 중요하며, 처음부터 적극적인 항암치료가 필요 합니다. 피부 T세포 림프종에서 중요한 예후 인자는 어떤 아형인지, 어디에, 얼마나 림프종이 퍼져 있느냐 입니다. 추가적으로 림프절과 골수검사 및 혈액검사를 통해 병기설정을 해야 합니다. 아형에 따라 치료방법이 달라 전문가와 상의하여 치료해야 하는데, 단일 혹은 국소 병변의 경우 수술적 절제, 방사선 치료도 가능하며, 일부 환자는 전신 항암치료 및 조혈모세포이식이 필요한 경우도 있습니다.

QUESTION

37 역형성 대세포 림프종은 무엇이고 치료는 어떤 방법들이 있나요?

인하의대 인하대학교병원 혈액종양내과
김진철

역형성 대세포 림프종은 비호지킨 림프종 중 T세포가 암세포로 변형된 말초 T세포 림프종의 한 종류로, 비호지킨 림프종 중 말초 T세포 림프종이 약 10% 정도를 차지하며, 역형성 대세포 림프종은 말초 T세포 림프종의 약 12%를 차지하고 있어, 비교적 드문 종류의 림프종이라고 할 수 있겠습니다.

역형성 대세포 림프종이 다른 림프종과 구분되는 특징 중 하나는, 암세포의 2번 염색체와 5번 염색체의 특정 부위가 서로 전위되어(바뀌어) 역형성 림프종 활성효소(anaplastic lymphoma kinase, ALK)가 활성화되어 나타나는 ALK 양성 역형성 대세포 림프종과 그렇지 않은 ALK 음성 역형성 대세포 림프종 두 종류로 특별히 나뉘어지고, 이 두 종류의 림프종이 같은 역형성 대세포 림프종에 속함에도 불구하고 여러 차이를 지닌다는 점입니다. ALK 양성/음성 역형성 대세포 림프종이 각각 절반 정도의 빈도를 차지하며, ALK 양성 림프종은 ALK 음성 역형성 대세포 림프종에 비해 더 젊은 나이에 발생하고 항암치료에 반응이 더 좋으며 최근 들어 표적치료제의 개발이 활발히 이루어지고 있고 그에 따라 예후가 더 좋은 것으로 알려져 있습니다. 또한 역형성 대세포 림프종 중 요즘 들어 그 빈도가 점점 늘어나고 있고 중요한 종류 중 하나로 자리잡은 것이 바로 유방 성형 후 발생하는 유방보형물 연관 역형성 대세포 림프종이 되겠으며, 특이하게도 피부에만 국한되어 나타나는 역형성 대세포 림프종 유형도 존재합니다. 이 유형들은 전신형으로 나타나는 역형성 대세포 림프종에 비해 좀 더 증식속도가 느리다는 특성도 함께 존재합니다.

전신형 역형성 림프종은 대부분의 환자들이 빠르게 자라나는 림프절 비대를 경험하며, 발열, 야간의 다한증, 체중감소, 만성적인 피로감 등의 소위 림프종의 B 증상도 종종 동반합니다. 진단은 다른 림프종과 마찬가지로 림프절 혹은 다른 접근 가능한 병변의 조직검사(가급적 바늘 조직검사가 아닌 최대한 넓게 병변을 도려내는 조직검사)를 통해 확진을 하게 됩니다. 상기한 ALK 양성 림프종인지, 음성 림프종인지는 조직검체의 형광제자리부합법이라는 진단 검사를 통해 확인하게 됩니다.

역형성 대세포 림프종 환자분들은 특정 부위에 국한된 유방 보형물 연관 림프종이나 피부 국한 림프종 이외에는 대부분 항암치료를 받으시게 되며, 첫 항암치료로 일반적인 다른 T세포 림프종에서 사용되는 요법과 같은 CHOP 요법(사이클로포스파마이드, 아드리아마이신, 빈크리스틴, 프레드니손)을 오랜 기간 사용해 왔으나, 최근 들어 브렌툭시맙(애드세트리스) 표적치료제를 다른 항암제와 조합하여 처음부터 사용하는 항암치료도 가능해졌으며 CHOP 요법에 비해 효능의 개선을 나타냈습니다. 만약 계획된 첫 항암치료 후에 암이 재발하거나 불응성을 나타낸다면 후속 항암치료를 진행하고 후속 항암치료에 반응이 있는 경우 환자분의 컨디션과 여러 상황이 허락된다면 자가 조혈모세포 이식치료를 시행할 수 있습니다. 또한 브렌툭시맙을 이전에 치료받지 않았을 시 재발성 또는 불응성 상태에서 브렌툭시맙을 후속 치료로 사용할 수 있으며, 최근에는 ALK 억제제로서 개발된 표적치료제인 크리조티닙과 알렉티닙 등도 재발/불응성 ALK 양성 역형성 대세포 림프종에서 활발히 연구되고 있어, 다행히 가능한 치료의 옵션이 점점 늘어나고 있습니다.

정리하면, 전신형 역형성 대세포 림프종은 항암제를 근간으로 하는 치료 방법에 방사선 치료를 필요 시 병합할 수 있고, 피부형 역형성 대세포 림프종은 이환 부위의 수술적 절제, 방사선 치료 혹은 다른 형태의 독성이 덜한 항암치료제로 치료를 시도해 볼 수 있으며, 유방보형물 역형성 대세포 림프종은 질병의 병기에 따라 1기는 피막 절제술을 포함한 보형물 제거, 2기 이상에서는 제거술 이후 전신형 림프종과 같은 치료를 진행하게 되겠습니다.

QUESTION

38 NK/T세포 림프종이 궁금합니다.

대구가톨릭의대 대구가톨릭대학교병원 혈액종양내과
배성화

NK-T세포 림프종에서 엡스타인 바 바이러스의 증식이 암의 발생에 큰 영향을 미친다는 말을 들었습니다. 엡스타인 바 바이러스를 관리할 방법이 있는지요?

NK/T세포 림프종은 NK세포와 T림프구에서 발생하는 림프종으로, 진행이 빠른 림프종으로 분류됩니다. NK세포는 natural killer 세포의 약자로 자연살해세포라 번역되는데, 특정한 항원의 자극 없이도 비정상세포를 감지하고 제거할 수 있어 붙여진 이름입니다. NK/T세포 림프종은 우리나라를 포함한 아시아 국가에서 미국이나 유럽보다 많이 발견되며, 우리나라에서 발생하는 비호지킨 림프종의 약 4.2%를 차지하는 것으로 추정됩니다. 참고로 우리나라 암 등록 통계에 따르면 2020년 한 해 동안 비호지킨 림프종 발생자 수는 5,636명입니다.

NK/T세포 림프종은 대부분 림프절 이외 부위에서 발생합니다. 주로 코안(비강)이나 입천장(구개), 비인두, 하인두, 후두를 포함하는 상기도에서 발생하며, 광범위한 괴사로 인한 천공을 만들기도 합니다. 진행하면 부비동, 안구 등을 침범할 수 있고, 일부에서는 피부 또는 림프절, 간, 비장, 골수 등으로 전이되기도 합니다. 피부 또는 위장관 등에서 처음 발견되는 경우도 있습니다. 진단 시 가장 많은 증상은 코막힘과 피가 섞인 콧물입니다. 뺨이나 눈 주위가 붓거나 목의 통증이나 쉰 목소리로 병원을 찾기도 합니다. 열과 체중 감소가 동반되기도 합니다.

엡스타인 바 바이러스(Epstein-Barr virus, EBV) 감염이 NK/T세포 림프종 발생에 중요한 역할을 합니다. 엡스타인 바 바이러스는 인구의 대부분이 감염

되는 바이러스로, 일차 감염 후 잠복기 형태로 B세포 안에 계속 머물게 됩니다. 특정한 외부 또는 면역학적 자극으로 엡스타인 바 바이러스가 다시 활성화될 수 있고 이로 인한 NK세포 또는 T세포의 감염이 림프종 발생과 관련 있는 것으로 알려져 있습니다.

NK/T세포 림프종 세포가 죽으면 림프종 안에 있던 엡스타인 바 바이러스 DNA 조각이 혈액으로 유입됩니다. 혈장에서 엡스타인 바 바이러스 DNA 양을 측정하여 림프종의 크기를 간접적으로 추정하기도 하고, 치료에 대한 반응이나 예후를 예측하는 데 사용하기도 합니다.

현재는 엡스타인 바 바이러스를 관리할 방법은 없지만, 앞으로 엡스타인 바 바이러스를 표적으로 하는 치료가 개발되기를 기대하고 있습니다.

QUESTION

39 NK/T-세포 림프종의 치료는 어떻게 하나요?

전남의대 화순전남대학교병원 혈액내과
송가영

NK/T-세포 림프종은 한국을 비롯한 동아시아에서 호발하는 질환으로 엡스타인 바 바이러스(Ebstein Barr virus, EBV) 감염과 연관성이 있습니다. NK/T-세포 림프종은 대부분 비강 및 비인두에서 발병하나, 약 15%의 경우 비강 외 부분에서 발병하는 것으로 알려져 있습니다. NK/T-세포 림프종의 증상으로는 코막힘, 두통, 안면부 및 목의 임파선 비대 및 부종 등이 흔하며, 전신 염증 반응을 동반하는 경우가 많아 진단 시 발열, 간수치 상승, 황달, 혈구감소증 등이 나타나는 경우가 많습니다. NK/T-세포 림프종 또한 다른 림프종과 같이 Ann Arbor 병기 체계를 사용하여 병기를 분류하며, NK/T-세포 림프종의 치료는 국소 병기인지 진행 병기인지에 따라 달라지게 됩니다.

두경부의 국소 병기로 진단된 NK/T-세포 림프종은 전통적으로 방사선 치료가 많이 시행되어 왔고, 방사선 치료 단독요법으로 치료하였을 때 60~70%의 완전 관해를 얻을 수 있습니다. 그러나 방사선 치료만 시행하였을 경우 약 25%의 환자에서 방사선 치료 부위 이외의 재발이 발생하기 때문에, 일반적으로 다양한 항암제와 방사선 병합요법을 시행하는 것이 표준 치료입니다. 항암방사선 병합 요법의 종류는 다양하며, 크게 항암치료와 방사선 치료를 동시에 병행하는 방법과 순차적으로 진행하는 방법으로 나눠집니다. 항암치료와 방사선 치료를 순차적으로 진행하는 방법으로는, 방사선 치료와 함께 매주 저용량의 항암제(Cisplatin, 씨스플라틴)를 투여하고 방사선 치료가 끝난 뒤 복합항암요법 치료를 받는 방법, 복합항암요법 치료를 먼저 진행하고 뒤이어 방사선 치료를 시행하는 방법, 그리고 복합항암요법 이후 방사선 치료를 시행하고 그 이후 다시 복합항암요법 치료를 시행하는 방법 등이 있습니다. 이러한 항암 방사선 병합요법의 완전관해율은 80~90%이며, 항암 방사선 치료 후 완전관해를 획득하게 되면 이후 주기적인 혈액검사, CT 촬영 등을 통해 재발 여부를 추적 관찰하게 됩니다. 비강을 포함한 두경부 방사선 치료 시 입 안이 헐고 구강이 건조해지며 치아가 부식되는 등의 부작용이 발생할 수 있으며, 방사선 치료를 종료하게 되면 수 주 이내에 대부분 호전이 되나 치료 중 충분한 수분을 섭취하고 구강을 청결히 유지하는 것이 중요합니다.

진행 병기의 NK/T-세포 림프종은 질환의 진행이 빠르고 5년 생존율은 40~50%로 국소 병기에 비해 장기적인 예후는 매우 불량합니다. 진행 병기의 경우 복합 항암화학요법으로 치료하게 되며, 일반적으로 NK/T-세포 림프종의 치료에 효과적인 엘-아스파라기나제(L-asparaginase)를 포함한 항암치료에 대한 반응률은 대략 60~80%로 알려져 있습니다. 항암치료에 반응이 있는 고위험군의 진행 병기 환자의 경우 나이가 젊고 전신 상태가 양호하다면 항암치료 후 동종조혈모세포 이식 또는 자가조혈모세포 이식을 시도해 볼 수 있겠으나, 동종조혈모세포 이식의 경우 치료에 따른 치사율이 40~60%로 높게 보고되어 있습니다. 재발 불응성 NK/T-세포 림프종은 평균적인 생존기간이 6개월에 못 미치는 정도로 매우 불량한 예후를 보이며, 구제항암요법에 대한 반응이 좋지 않습니다. 최근 재발 불응성 NK/T-세포 림프종에서 면역관문억제제 치료가 효과가 있음이 밝혀져 시도해 볼 수 있겠으며, 등록이 가능한 임상연구가 있다면 임상연구 참여를 고려해 볼 수 있겠습니다.

참고문헌 ≫≫

1. 김원석. Extranodal NK/T-cell lymphoma (ENKL)의 최신지견. Korean J Med 77:565-570, 2009.
2. Kim, S.J., Yoon, S.E. & Kim, W.S. Treatment of localized extranodal NK/T cell lymphoma, nasal type: a systematic review. J Hematol Oncol 11, 140 (2018).
3. Tse, E., Zhao, WL., Xiong, J. et al. How we treat NK/T-cell lymphomas. J Hematol Oncol 15, 74 (2022).

QUESTION

40 혈관면역성 T세포 림프종은 무엇이고 치료는 어떤 방법들이 있나요?

충남의대 충남대학교병원 혈액종양내과
이명원

혈관면역성 T세포 림프종(Angioimmunoblastic T-cell lymphoma, AITL)은 비교적 흔하지 않은 타입의 림프종으로, 성숙한 T림프구 세포에서 발생하는 말초 T세포 림프종 분류에 속하는 림프종입니다. 전체 비호지킨 림프종 중 약 1~2% 정도의 발생빈도를 보이며, 말초 T세포 림프종 중에서는 약 20% 정도의 발생빈도를 보입니다. 아시아에 비해 유럽 등 서구에서 상대적으로 발생빈도가 높은 림프종 타입으로 알려져 있습니다. 혈관면역성 T세포 림프종의 기원이 되는 세포는 여포 도움 T세포(Follicular T cell)인데, 이 세포는 림프절 내 배 중심(germinal center) 내에서 B 림프구의 활성화 및 분화를 위해 중요한 역할을 하는 세포로 알려져 있습니다.

혈관면역성 T세포 림프종의 증상으로는 일반적인 림프종의 증상과 마찬가지로 B 증상(발열, 체중감소, 야간발한) 및 림프절 종대, 비장비대등이 가장 흔하지만, 다른 림프종에 비해서 상대적으로 피부발진, 용혈성 빈혈, 면역혈소판 감소증 등 면역체계와 관련된, 마치 자가면역질환과 유사한 증상들도 많이 발생합니다. 혈관면역성 림프종은 초기에 발견되는 경우는 드물며 대부분 질병이 상당히 진행한 상태로 발견이 되는 경우가 많고, 골수(Bone marrow)에 침범이 있는 경우도 70%에 이른다고 보고되고 있습니다.

혈관면역성 T세포 림프종의 예후는 사람마다 매우 다양한 경과를 보이는 편이지만, 평균적으로는 다른 말초 T세포 림프종들과 크게 다르지 않아서, 진단 후 평균 5년 생존율이 약 30% 내외로 좋지 못합니다. 환자가 60세 이상인 경우, Eastern Cooperative Oncology Group (ECOG) 활동도 점수가 2점 초과인 경우, 림프절 외 침범 부위가 1개 초과인 경우, B증상이 존재하는 경우,

혈소판 수치가 정상보다 낮은 경우 등이 좋지 못한 예후를 보일 것으로 예측해 볼 수 있는 지표로 알려져 있습니다.

혈관면역성 T세포 림프종의 관해유도 항암치료로는 여전히 관례적으로 CHOP(사이클로포스파미드, 독소루비신, 빈크리스틴, 프레드니손) 요법 등의 복합항암화학요법이 사용됩니다. 이러한 세포독성 항암제에 더하여 림프구세포 표면에 발현하는 항원인 CD30을 표적으로하는 항체-약물 접합체(antibody-drug conjugate)인 브렌툭시맙 베도틴(brentuximab vedotin)을 병합하거나 히스톤 디아세틸라제 억제제(HDAC inhibitor), 저메틸화제(Hypomethylating agent, HMA) 등을 병합하여 치료하는 연구들이 시행되고 있으나 기존의 치료보다 더 좋은 유의미한 데이터를 획득하는데에는 아직 조금 더 시간이 필요해 보입니다. 다만 관해유도 항암치료 이후 좋은 반응을 보여 질병의 관해를 획득하였을 때에는 환자가 자가조혈모세포 이식이 가능한 상태 및 연령이라면 자가조혈모세포 이식을 시행하는 것이 환자의 생존율을 향상시킬 수 있는 좋은 치료 옵션이 될 수 있습니다.

관해유도 항암치료에 실패한, 재발성/불응성 혈관면역성 T세포 림프종은 매우 예후가 좋지 못합니다. 다른 림프종들처럼 조혈모세포이식이 가능한 환자라면, ICE(아이포스파마이드, 카보플라틴, 에토포사이드), DHAP(덱사메타손, 시타라빈, 시스플라틴) 요법과 같은 복합항암화학요법을 시행한 이후 다시 관해를 획득한다면 자가조혈모세포 이식 혹은 동종 조혈모세포 이식까지 시행하는 것을 고려해 보아야 합니다. 조혈모세포이식이 불가능한 환자라면 복합항암화학 요법을 반복하면서 질병의 진행과 재발을 늦추는 완화적 목적의 항암화학치료(palliative chemotherapy)를 진행하거나 항암화학치료는 하지 않고 통증조절, 영양관리 등 보존적인 치료만 유지하는 것을 추천합니다. 앞에서도 언급했던 항체-약물 접합체, 히스톤 디아세틸라제 억제제, 저메틸화제 등의 약제들은 복합항암화학요법을 견디기 어려운 재발성/불응성 혈관면역성 T세포 림프종 환자에게 사용해 볼 수 있는 치료 옵션들 중 하나입니다.

혈관면역성 T세포 림프종은 나타나는 증상이나 치료에 대한 반응률, 생존율 등이 환자마다 매우 다양하고 변화폭이 커 많은 얼굴을 가진 림프종이라고 표현하기도 합니다. 진단기술의 발전은 증상이 덜한 림프종 환자의 조기 발견 및 치료로 이어질 가능성을 제공해 줄 수 있으며, 기존의 표준 항암화학요법을 뛰어넘는 유의미한 변화를 가져올 수 있는 치료 방법들이 더 개발된다면 결과적으로 혈관면역성 T세포 림프종 환자들의 치료결과를 점차 향상시킬 수 있게 될 것입니다.

QUESTION

41 상세불명 말초 T세포 림프종은 무엇이고 치료는 어떤 방법들이 있나요?

한양의대 한양대학교구리병원 혈액종양내과
허준영

상세불명 말초 T세포 림프종은 비호지킨 림프종의 한 종류로 대략 6~15 % 정도의 비율로 나타나는 희귀한 비호지킨 림프종입니다. 젊은 사람도 발병하지만 연령이 증가할수록 유병률은 높아지며 65세의 환자들이 평균 발병 연령입니다. 대부분의 상세불명 말초T세포 림프종 환자는 진단 당시 국소적 림프절의 침범보다는 이미 진행된 3기 혹은 4기로 발견이 되는데 그만큼 골수, 간, 비장, 피부 등의 장기에 상세불명 말초T세포 림프종이 침범된 상태로 진단된다는 것입니다. 골수에 림프종의 침범 여부는 양전자 방출 단층촬영(Positron Emission Tomography Computed Tomography, PET-CT)와 같은 영상 장비로 알 수 있으나 골수검사를 통하여 골수세포를 직접 현미경을 통하여 골수 침범 여부를 확인합니다.

원인 모를 발열, 몸무게 감소, 야간에 식은땀과 같은 증상과 전신 가려움증도 흔하게 동반하는 증상인데 이러한 비특이적인 증상들로서는 조기에 질병을 알아차리기가 힘든 실정입니다. 상세불명 말초T세포 림프종 발생의 특정된 원인은 밝혀져 있지 않습니다. TCRα/TCL1이라고 하는 유전자와 연관된 14번 염색체 역위 – inv(14), t(14;14) – 등이 질병과 연관되어 있다고 하지만, 그에 따른 치료법이 달라지지는 않습니다. 림프종의 치료는 악성도와 병기에 따라 차이가 있으며, 그 세부 아형에 따라서도 차이가 있습니다.

상세불명 말초T세포 림프종은 공격성 림프종에 속하여, 빠른 속도로 성장하는 특징을 가지며 적절한 치료가 이루어지지 않으면 수주에서 수개월의 짧은 생존기간을 보이기에 복합항암화학요법이 기본적인 치료법입니다. 표준 항암화학요법은 CHOP 요법(사이클로포스파마이드, 독소루비신, 빈크리스틴, 프레드니손 요법)을 3주 간격으로 6회 시행하는 것입니다. 이러한 항암제는 혈관 외 누출 시 치명적인 부작용(혈관염, 괴사 등)이 있을 수 있기 때문에 중심정맥관으로 혈관을 확보한 후 투여합니다. 또한 심장 등의 장기에 항암제 독성 영향이 미칠 수 있기에 복합항암화학요법 이전에 심장 초음파를 시행합니다. 안타깝게도 표준 요법 이후 반응이 없거나 재발한 경우에는 구제화학요법을 받아야 하며 구제화학요법 이후에도 불응하거나 재발하면 조혈모세포이식을 고려합니다.

조혈모세포이식을 받기 어려운 환자인 경우에는 임상시험약물 혹은 표적항암제를 고려할 수 있습니다. 브렌툭시맙 베도틴이란 표적 항암제는 세포표면 단백질인 CD30을 표적하여 개발되었으며, 알렘투주맙은 세포표면 단백질인 CD52 항원에 대한 항체 표적 항암제입니다. 그 외에도 세포독성항암제로 프랄라트렉세이트는 2009년 미국에서 승인받은 치료제로 엽산 유사 대사 억제제로 암세포를 죽이는 작용을 합니다. 레날리도마이드는 경구로 복용하는 알약 형태의 항암제로 환자분의 면역체계를 강화하여 림프종 세포를 파괴하거나 혈관 신생을 억제하여 림프종 세포가 자랄 수 없는 환경을 조성하여 항암효과를 나타냅니다.

지금까지 살펴본 바와 같이, 상세불명 말초T세포 림프종으로 고통받은 환자의 생존율과 삶의 질을 향상시키기 위하여 다양한 치료방법이 개발되고 있으며 실제 환자 진료 현장에 도입되고 있습니다. 따라서 상세불명 말초T세포 림프종으로 진단받더라도 낙심하지 마시고 적극적으로 치료에 임할 것을 권장드립니다.

QUESTION

42 CAR-T세포 치료의 경우 어떤 림프종에서 언제, 어떻게 사용할 수 있는지 궁금합니다.

성균관의대 삼성서울병원 혈액종양내과
윤상은

우리는 CAR-T세포 치료가 어떤 림프종에서 적용이 가능한지 알기 전에 CAR-T세포 치료가 개발된 이유와 어떠한 작용기전으로 암세포를 제거하는지에 대하여 우선 알아야 할 필요가 있습니다.

많은 종류의 림프종 중에서 미만성 거대 B세포 림프종 진단 후, 첫 번째 항암치료와 두 번째 항암치료 및 자가이식 치료를 받고 완치를 얻은 대부분의 환자분들도 계시지만, 100명의 환자중에서 30~40명의 환자분들은 다시 세 번째, 네 번째 치료를 받게 됩니다. 일반적으로 알려져 있기로 재발 및 치료 불응성 미만성 거대 B세포 림프종으로 판단이 되는 경우 1년 생존율이 30% 미만, 평균 7개월 생존율이 보고됩니다. 미만성 거대 B세포 림프종의 재발과 치료 불응을 경험하신 많은 분들이 이미 블로그, SNS, 환우회, 뉴스에서 보고되는 다양한 우울한 정보를 통해 나의 상황에 맞추어 수백 번 수천만 번 자발적으로 시행되는 머릿속의 시나리오를 통해 본인의 치료 실패 확률을 날마다 점치는 고문을 스스로 가하고 계실 겁니다. 하지만, 정말 많은 의사, 연구자, 제약회사에서 치료 실패 확률을 줄이기 위하여 효과는 높고 부작용은 적은 새로운 치료제에 대한 고민과 연구를 통해 많은 항종양치료제들을 개발하고 있으며, CAR-T세포 치료제도 그 중의 하나입니다.

항종양치료제는 세포독성항암제, 표적치료제, 면역항암제의 세 가지로 나뉘어집니다. 첫 번째, 세포 독성 항암제는 다수의 환자들이 접하게 되는 치료제로, 종양세포의 성장과 분열을 억제하는 기능이 있어, 암세포와 더불어 성장기에 있는 혈구세포, 모근 세포, 점막세포 및 생식세포의 성장과 분열도 저해하므로, 치료효과와 백혈구 감소, 빈혈, 탈모, 구내염, 불임 등의 다양한 부작용도 동반됩니다. 전통적인 세포독성 항암제의 문제점들을 극복하여, 암세포만 공격하도록 개발된 치료제가 표적항암제와 면역 항암제입니다. 두 번째, 표적항암제는 암세포의 성장과 분열에 도움을 주는 신호전달체계 및 전달물질에 방해를 일으켜서 암세포가 스스로 자멸하도록 돕는 약제이며, 마지막 세 번째 면역 세포 항암제는 우리의 정상적인 면역체계를 피해 생존하려는 암세포를 내 몸 안의 면역세포가 찾아내고 종양세포를 제거하도록 협조하는 새로운 접근법의 치료방법입니다.

특히, 림프종에서 연구된 면역항암제는 B-림프세포의 표면에 많이 제시되는 CD19, CD20, CD79 등을 표적으로 개발되어 있으며, 개발된 면역항암제의 종류는 면역관문억제제(펨브로리주맙, 니볼루맙), 항체 약물 접합체(폴라투주맙, 롱카스툭시맙), 이 중 특이항체(모수네투주맙, 글로피타맙, 엡코리타맙, 블리나투모맙, 오로텍사타맙), CAR-T세포 치료제(액시캅타진 실로류셀, 티사제넥클루셀, 리소캅타진 마라류셀)이 있습니다. CD19 표적 CAR-T세포 치료제 중 하나인, Kite pharma에서 개발된 액시캅타진 실로류셀(axi-cel, 상품명 예스카르다)는 ZUMA-1 임상연구에서 재발 및 불응성 미만성 거대 B세포 림프종, 일차 종격동 B세포 림프종, 전환된 소포성 림프종 환자에게 예스카르다를 투약하여 100명 중 50명 이상의 환자가 완전 관해를 획득하고, 장기 생존하는 결과를 보여주었습니다. Novatis pharma에서 개발된 티사제네클루셀(tisa-cel, 상품명 킴리아)는 JULIET 임상연구와 마찬가지로 Juno therapeutics에서 개발된 리소캅타진 말라류셀(liso-cel, 상품명 브레얀지)도 TRASCEND 연구를 통해 재발 및 불응을 경험한 B세포 림프종를 치료한 결과 50%이상의 환자가 질병의 관해 및 장기생존율을 획득하였다고 보고하였습니다. 따라서, CD19를 표적으로 하는 세 종류의 CAR-T세포(axi-cel, tisa-cel, liso-cel)는 재발 및 치료 불응인 B세포 미만성 거대 B세포 림프종에서 훌륭한 치료결과가 장기적으로 유지된다는 결과를 보여주면서, 2017년 미국 식품의약국으로부터 치료제로 승인받았으며, 국내에서는 2021년 4월 노바티스의 킴리아만이 두 가지 이상의 전신 치료 후 재발성 또는 불응성인 성인의 미만성 거대 B세포 림프종에서 사용이 가능하다는 식품의약품안전처의 승인을 받았습니다. 따라서 정리를 해보면, CAR-T세포 치료제는 모든 림프종을 대상으로 적용되지 못합니다. 그 이유는 이전의 임상연구에 효과가 증명된 질병만 CAR-T치료의 대상이 되므로, 국내사용 허가가 되어 있는 킴리아는 재발 및 불응성 미만성 거대 B세포 림프종의 경우에만 적용이 가능하며, 이는 재발 및 불응성 미만성 거대 B세포 림프종으로 판단되어 좌절하였던 많은 환자와 가족들에게 희소식이 될 것입니다.

그렇다면, 어떠한 환자분들이 CAR-T세포 치료제를 투약받을 수 있을까요? 답변을 드리기 전에 CAR-T세포 치료제가 생산되는 과정을 먼저 알아보겠습니다. CAR-T세포의 재료는 내 몸안에 있는 림프구라는 혈액 세포입니다. 림프구는 내 몸에서 아주 중요하고 다양한 일을 하지만, 가장 중요한 일은 전신 혈관을 따라 다니면서, 모양이 일그러지거나, 깨어져 버린 잘못 생산된 세포를 인지하고 제거하는 역할을 해서 내 몸이 정상적인 균형을 이루도록 도와줍니다. 하지만, 암세포는 림프구의 감찰기능에서 벗어나 도피하는 능력이 있어 림프구로부터 제거되지 않아 암세포가 원하는 곳에서 생존하며 성장하고, 전이를 일으킵니다. 따라서 연구자들은 암세포의 영악한 생존을 제지하기 위하여 우리 몸의 정상적인 림프구의 기능을 강화하여서, 정밀한 암세포 감찰과 제거를 하는 CAR-T세포 치료제를 만들게 되었습니다. CAR-T세포 치료제는 혈액 내 건강한 림프구를 채집하고, 연구실에서 암세포인지에 탁월한 기능을 부여하여 만들게 되는데 기간이 30~35일 소요됩니다. 환자분 스스로 CAR-T세포 치료제의 대상자임을 결정할 수는 없으며, 전문의료진과의 상담을 통해 정량적, 정성적으로 CAR-T세포 치료제의 재료인 림프구 적합성, CAR-T세포 치료제의 생산기간을 견디어 낼 수 있는 환자의 건강상태와 질병상태 등에 대한 평가를 면밀히 진행하여 대상자를 결정하게 됩니다. CAR-T세포 치료에 관심이 있는 분들은 CAR-T세포 치료 전문기관을 방문하셔서, 치료의 대상자로 적합한 검사를 받으시는 것을 권유드리며, 치료를 받으시는 모든 분들에게 좋은 소식이 있기를 기원합니다.

QUESTION

43 CAR-T 치료의 부작용이 궁금합니다.

연세의대 세브란스병원 혈액내과
국혜원

CAR-T 치료의 부작용에 대해서 논하기 전 CAR-T 치료가 무엇인지 간단하게 짚고 넘어가겠습니다. CAR-T 치료는 외부 물질이 아닌 환자 몸속의 면역세포를 이용하여 암세포를 죽이는 치료 방법이며, CAR-T세포는 환자 본인의 백혈구로 만들어집니다. 구체적으로, 환자의 면역세포를 꺼내 유전자 재조합 기술을 통해 암세포에 특이적으로 싸울 수 있는 조작을 한 후, 조작된 세포를 환자에게 다시 넣어주는 방식의 치료법입니다. 이번 장에서는 CAR-T 치료의 부작용에 대해 이야기해 보겠습니다.

1) 사이토카인 방출증후군(Cytokine release syndrome, CRS)

CAR-T세포가 몸 안에 들어오면, 암세포를 공격하기 시작합니다. 이때 CAR-T세포와 암세포가 싸우는 과정에서 염증성 사이토카인이라는 물질들이 분비됩니다. 격렬한 싸움과 함께 이 사이토카인들이 한꺼번에 과도하게 방출되면 38도 이상의 열이 나고, 혈압이 떨어지고, 산소 포화도 저하와 함께 숨이 차는 등의 일련의 증상들이 나타나며, 이를 사이토카인 방출증후군이라고 합니다. 간이나 콩팥과 같은 여러 장기의 부전 소견이 나타날 수 있으며, 중증도에 따라 4단계로 나누어 치료하게 됩니다. 이 과정에서 항체 치료제, 스테로이드 등을 사용할 수 있으며, 중증의 경우에 중환자실 입실 및 기도삽관, 인공호흡기 적용까지 고려할 수 있습니다.

사이토카인 방출증후군은 전형적으로 CAR-T세포 주입 후 1일에서 14일 내에 발생하며, 그 중에서도 2~3일째에 주로 발생하는 것으로 알려져 있습니다. 사이토카인 방출증후군이 지속되는 기간은 조금씩은 차이가 있으나, 적절한 감시 및 치료로 일반적으로는 며칠 내, 길게는 2~3주 내로 회복이 가능합니다.

2) 면역세포연관 신경독성증후군 (Immune effector cell-associated neurotoxicity syndrome, ICANS)

면역세포연관 신경독성증후군의 발생 기전은 완벽히 알려져 있지는 않으나, 사이토카인 방출 증후군과 비슷한 이유로 발생합니다. 우리 몸에는 선택적 투과성을 가지는 뇌혈관 장벽이라는 구조가 있어 뇌와 혈액을 격리시킵니다. CAR-T세포와 암세포가 싸우면서 몸 전체가 염증 상황에 놓이고 사이토카인 농도가 높아지면, 혈관 내벽을 이루는 혈관내피세포가 활성화되고, 이로 인해 뇌혈관 장벽이 교란되어 신경계에서 염증성 반응들이 일어나게 됩니다. 이에 따라 의식의 변동, 섬망, 경련, 언어능력 저하 등의 증상이 나타납니다. 신경독성증후군 또한 중등도에 따라 4단계로 나누어 치료하게 되며, 필요에 따라 영상 검사 및 뇌파 등의 검사를 진행할 수 있습니다. 스테로이드가 치료에 사용되며, 마찬가지로 중증의 경우에는 중환자실 입실까지 필요할 수 있습니다. CAR-T세포 주입 후 3~10일 이내 발병이 가장 흔한 것으로 알려져 있습니다.

3) 혈구탐식성 림프조직구증식증(Hemophagocytic lymphohistiocytosis, HLH)

CAR-T세포와 암세포의 싸움으로 발생한 면역 반응이 적절하게 종결되지 않으면 혈구탐식성 림프조직구증식증이라는 부작용이 발생할 수 있습니다. 면역 반응 중 활성화된 혈구탐식세포(hemophagocyte)가 정상 혈구 세포들에도 손상을 주면서 장기 부전 및 심할 경우 사망에 이를 수 있습니다. 적절한 진단을 위해 골수검사 등의 추가 검사가 필요할 수 있습니다.

4) 혈구감소증

혈구감소증은 CAR-T 치료 후 흔히 발생하는 부작용으로, 3~4주 이내 발생하는 초기의 혈구감소증은 CAR-T 주입 전 시행하는 항암치료, 가교 항암치료, 중증 사이토카인 방출 증후군 등으로 인해 나타날 수 있습니다. 후기 혈구감소증의 발생 원인에 대하여는 여러 가설 하에 연구가 이루어지고 있습니다. 혈구감소증에 대하여 상황에 따라 수혈, 촉진제(G-CSF) 등을 사용하게 됩니다.

5) 저감마글로불린혈증

CAR-T 치료 후 저감마글로불린혈증이 발생할 수 있습니다. 감마글로불린은 흔히 불리는 항체로, 체외에서 유래한 감염원과 결합하여 제거함으로써 감염에 저항하게 됩니다. 이러한 감마글로불린은 대부분 B-세포로부터 분화한 형질세포에서 합성되는데, CAR-T 치료는 그 자체로 B-세포의 활성을 저해하므로 감마글로불린의 합성에도 영향을 주게 됩니다.

6) 감염

위에서 설명한 혈구감소증과 저감마글로불린혈증은 모두 감염의 위험성을 높이는 요인들입니다. 우리 몸에서 외부의 감염원에 대응하여 싸우는 백혈구들과 항체가 부족해지기 때문이겠죠. 감염의 대표적 징후로는 발열, 오한 등이 있겠습니다. 기침, 가래, 호흡곤란 등의 증상이 동반되는 폐렴이나 설사, 복통 등이 동반되는 장염, 혹은 빈뇨, 절박뇨, 옆구리 통증 등이 동반되는 요로감염 등 감염이 발생한 장기에 따라 증상은 다양하게 나타날 수 있습니다. 혈액에서 균이 자라는 경우는 패혈증이라고 합니다. 감염이 생긴 경우에는 상황에 맞추어 항균제, 항진균제, 항바이러스제 등으로 치료하게 됩니다.

QUESTION

44 B세포를 표적으로 하는 항체에는 어떤 것들이 있나요?

단국의대 단국대학교병원 혈액종양내과
이한상

요즘 림프종의 치료에서 여러 종류의 표적치료제가 림프종의 치료에 사용이 되고 있습니다. 림프종의 세포 표면에는 각기 다른 성질을 나타내는 단백(표적)들이 존재하며, 각각의 해당 단백에 대한 항체가 개발되어 실제 환자의 치료에 사용이 되고 있습니다. B세포에 있는 CD19, CD20, CD22, CD37, CD40, CD47, CD79b, CD80과 같은 여러 가지 항원들을 대상으로 현재 여러 약제들이 개발되었거나 개발 중입니다.

이러한 항체 중에서 가장 많이 사용되고 있는 약은 리툭시맙(Rituximab, 맙테라)이라고 하는 단클론 항체입니다. CD20이라는 단백이 양성인 B세포 림프종에서 좋은 효과를 보이며 기존의 항암제와 병행을 하였을 때 더욱 높은 효과를 보여주고 있습니다. 주로 여포성 림프종과 미만성 대세포 림프종에서 사용되고 있습니다. 또한 CD20을 표적으로 하는 오파투무맙(Ofatumumab, 아르제라) 및 오비누투주맙(Obinutuzumab, 가싸이바)도 개발되었습니다.

현재 개발 중인 약제들로는 CD19를 표적으로 하는 타파시타맙(Tafasitamab), CD22를 표적으로 하는 이프라투주맙(Epratuzumab), CD37을 표적으로 하는 오틀러투주맙(Otlertuzumab), CD40을 표적으로 하는 다세투주맙(Dacetuzumab), CD80을 표적으로 하는 갈릭시맙(Galiximab) 등이 있습니다.

우리나라에서 현재 급여 또는 일부 급여로 사용이 가능한 항체에는 리툭시맙과 오비누투주맙이 있습니다.

QUESTION

45 이중접합항체는 무엇인가요?

인제의대 해운대백병원 혈액종양내과
이용준

우리 몸에 존재하는 세포나 조직에 붙어있는 단백질 또는 당 조각, 표식, 또는 외부에서 들어온 세균 등의 이물질 조각들은 면역 반응을 일으키는데 이런 물질들을 항원이라고 하며, 면역반응으로 만들어진 항원에 결합할 수 있는 특수한 물질을 항체라고 합니다. 자물쇠와 열쇠를 생각하면 이해가 쉬울 것이라 생각합니다. 항체는 Y 자 모양으로 양손에 같은 종류의 열쇠를 하나씩 들고 있는 모양이며, 이것이 적합한 모양의 항원(자물쇠)에 결합하게 되면 항원을 제거하는 면역반응이 일어납니다.

암세포에 특히 많이 존재하거나 암세포에만 있는 항원에 결합하는 항체는 항암제로 사용할 수 있는데, 이것을 표적치료제라고 합니다. 이를 이용한 단일클론항체는 대표적인 표적치료제의 한 종류입니다.

기존의 세포독성항암제는 정상 세포보다 빠르게 분열하는 세포를 공격하여 분열을 차단하여 암세포를 죽이게 됩니다. 이는 암세포의 증식을 막는데 어느 정도 효과가 있으나, 비교적 빠르게 분열하는 점막의 세포, 혈구세포, 생식세포 등에도 치명적인 영향을 줄 수 있는 부작용이 있습니다. 이러한 부작용을 줄이기 위해 개발된 것이 표적치료제입니다. 조금 더 선택적으로 암세포를 억제할 수 있는 표적치료제는 암세포의 분열과 성장을 도우는 신호체계에 관여하는 물질을 차단하거나, 암세포의 기능을 떨어뜨리거나 암세포의 '자살'을 유도하는 등 다양한 기전으로 암세포를 억제합니다. 세포독성항암제에 비해 더 우수한 효과와 더 적은 부작용을 보고하는 약제들이 많이 개발되었고, 현재는 항암제로서 사용될 뿐 아니라 소화기질환, 알레르기 및 류마티스질환, 자가면역질환 등 다양한 분야에서 폭넓게 활용되고 있습니다.

표적치료제는 기존의 항암제보다 적은 부작용과 더 뛰어난 효과를 보이는 약제가 많았지만 내성 발생 등 치료의 한계도 분명한 약제입니다. 이중접합항체는 표적치료제의 한계를 극복하기 위하여 개발되었습니다.

이중접합항체는 두 종류의 항원에 동시에 결합할 수 있는 항체를 의미합니다. 항체는 대상 하나에 대해서만 특이적으로 붙어서 작용하게 되는데, 이중접합항체는 하나의 항체 분자가 두 개 또는 그 이상의 서로 다른 대상에 붙을 수 있는 항체를 의미합니다. 두 개 또는 그 이상의 표적 특이성을 갖도록 변형되어 2개의 표적에 동시에 결합할 수 있게 됩니다. 항체를 제조하는 기술이 고도로 발달함에 따라 개발되었습니다. 기존의 항체 모양인 Y자 형태항체의 양손 부분에 서로 다른 종류의 열쇠를 각각 들고 있다고 이해하시면 되겠습니다.

두 가지 이상의 항원에 동시에 결합하게 되어 암세포를 더 억제시키거나, 암세포와 결합하면서 동시에 암세포를 제거하는 백혈구에도 결합하여 백혈구의 기능을 더 활성화시켜 기존의 치료제보다도 더 우수한 효과를 나타낼 수 있게 됩니다. 이중접합항체를 면역세포와 특정 조직 또는 기관에 결합하도록 설계하면, 두 가지 모두에 결합함으로써 면역세포가 조직이나 장기를 공격하는 것을 방지하여 자가면역질환들의 잠재적인 치료제로 주목받고 있기도 합니다.

2022년 12월까지 미국 식품의약국(FDA)의 승인을 받은 약제는 8종 가량 되는데, 그 중 대한민국에서도 많이 쓰이고 있는 약제는 블린사이토(Blinatumomab)가 있습니다. 급성 B림프모구성 백혈병의 치료제로 사용되고 있는 이 약제는 백혈병세포 표면에 발현되는 CD19라는 단백질 항원과, 백혈병 세포를 제거할 수 있는 T세포의 CD3 항원에 동시에 결합하여 T세포를 백혈병 세포에 충분히 가깝게 가져오게 되고, 인식하게 만들어 백혈병 세포를 사멸시킵니다. 또, 헴리브라(Emicizumab)라는 약제는 혈액응고인자 중 제9인자와 제10인자에 동시에 결합하여 혈액응고 반응을 정상적으로 일어날 수 있도록 해주는 역할을 하는 약제로, 중증의 A형 혈우병 환자들에게 큰 도움이 될 수 있는 약제로 평가받고 있습니다.

이외에도, 암세포를 죽일 수 있는 다른 면역세포인 NK세포와 암세포에 동시에 결합하여 항암 효과를 나타내는 약제, 암세포의 면역을 회피하는 신호물질을 차단하여 면역반응을 증가시키는 약제 등 전세계적으로 500종 이상의 이중접합항체 후보물질들이 비호지킨 림프종, 급성골수성백혈병, 다발골수종 등 다양한 암을 대상으로 임상시험 중이며 차세대 표적치료제로서 가장 각광받는 분야 중 하나라고 할 수 있겠습니다.

QUESTION

46 면역관문억제제가 무엇인지요?

가톨릭의대 인천성모병원 혈액종양내과
이종혁

본인 또는 주변에 항암치료를 하는 분이 있다면 면역치료, 면역항암제 등의 말을 가끔 듣게 됩니다. 면역체계는 우리 몸을 외부의 침입으로부터 지켜주는 고마운 존재입니다. 그래서 건강보조식품이나 영양제에는 면역증강이란 단어가 빠지지 않지요. 면역체계가 우리 몸을 모든 적에서 지켜줄 수 있을까요? 문제는 문지기인 면역체계가 효율적으로 우리 몸을 지키기 위해 어떤 나쁜 세포들은 통과시킨다는 것입니다.

면역치료제 중에서도 가장 성공한 치료제는 면역관문억제제입니다. 면역관문억제제란, 우리 몸에 작동하는 정상 면역체계를 이용하여 암세포를 물리치는 신약의 한 종류입니다. 나쁜 세균에 전염되지 않기 위해 관문을 지키는 문지기가 있다고 생각해 봅시다. 문지기는 우리 몸에 허가된 세포의 얼굴을 모두 기억하고, 통과하지 못하는 세포들은 파괴시키는 역할을 합니다. 기억하지 못하는 세포 중에서 예외적으로 허가증을 제시하는 세포들은 통과시킵니다. 문제는 이를 악용하여 허위 허가증을 제시하는 나쁜 세포들이 있다는 것입니다. 가장 대표적으로 암세포가 있습니다. 면역관문억제제는 문지기가 허가증 인식을 하는(자기 인식) 과정을 차단합니다. 허가 여부를 직접 확인하게 하여 암세포를 파괴하도록 유도하는 것입니다. 여기서 문지기는 세포독성 T세포이고, 자기 인식 부위가 바로 PD-1, CTLA-4라고 불리는 표면 단백질입니다.

과학자들은 이 발견에 기반하여 신약 개발에 성공했습니다. 피부암의 일종인 악성흑색종을 시작으로 현재까지 20종류에 가까운 암에 대해 항암효과를 증명했습니다. 2011년부터 2022년까지 총 7가지의 면역관문억제제가 미국 식약처에서 항암제로 사용 승인받았고, 현재도 더 많은 암환자들을 돕기 위해 수많은 임상시험들이 전세계적으로 진행 중입니다.

면역관문억제제는 이론적으로도 설득력 있는 치료기전을 갖고 있었고, 실제로 적용해 보니 놀라운 항암 효과를 보여 주었습니다. 특히 두 가지 특징으로 항암 치료의 새로운 패러다임을 가져왔습니다. 첫 번째 특징은 암 종류에 관계없이 암세포의 공통 생존기전 하나를 억제하는 것만으로 항암효과가 있다는 것입니다. 특히, 돌연변이가 많이 축적된 암세포들에게 큰 효과를 보여 이러한 특성을 가진 암이라면 암의 종류와 관계없이 좋은 치료효과를 기대할 수 있습니다. 두 번째 특징은 치료 반응 유지 기간이 길어 완치에 가까운 장기 생존자들이 생길 수 있다는 것입니다.

모든 암환자에게 동일한 항암효과를 보이지는 못하지만, 그동안 개발된 항암제의 효과 향상 정도에 비하면 면역관문억제제는 굉장한 발명이었습니다. 이러한 획기적인 항암치료 표적을 발견한 과학자 두명에게는 2018년 노벨 생리의학상이 주어졌을 정도로 면역관문억제제는 종양학에 큰 발전을 가져다 주었습니다. 면역관문억제제의 개발은 림프종 환자들에게도 희소식이 되고 있습니다. 기존 치료에 실패한 호지킨 림프종, 거대 B세포 림프종 등에 효과가 있다는 연구들이 속속 보고되었고 그 외 여러 림프종에서도 그 효과를 확인 중에 있습니다. 다만, 아직 고형암에 비해 연구기간이 짧아 치료효과나 장기생존에 대한 결과는 부족한 상태입니다.

면역관문억제제 치료의 부작용은 기존 경험했던 항암제와 다소 차이가 있습니다. 우리가 익숙한 다른 항암제의 부작용을 먼저 살펴보면, 세포독성항암치료는 치료제의 독성으로 인해 우리 몸의 세포가 영향을 받아 탈모, 호중구 감소, 오심/구토 등이 발생합니다. 이중항체 제제나 CAR-T 치료의 경우 면역 활성 과다로 인한 사이토카인 방출증후군이 대표적으로 발생합니다. 면역관문억제제도 이와 마찬가지로 면역 관련 이상반응이 부작용으로 나타날 수 있습니다. 면역 세포의 활성화를 유도하기 때문에 면역 반응이 정상세포에게도 미칠 수 있고, 피부, 위장, 내분비, 간, 대장 등 신체 대부분의 기관 시스템에서 이상 증상이 나타날 수 있습니다. 대체로 기존 항암제의 부작용에 비해 강도나 빈도가 낮다고 알려져 있지만 부작용 발생시 치료 및 항암 중단 등의 결정이 시기 적절하게 필요합니다. 따라서 부작용 발생시 주치의와 상의가 꼭 필요합니다.

면역관문억제제와 기존 항암치료제, 또는 다른 기전의 면역관문억제제를 병합하여 치료하는 여러 가지 임상 연구가 진행되고 있습니다. 이를 통해 항암치료의 부작용은 줄이고, 효과는 개선한 치료 방법이 소개될 것입니다. 면역관문억제제가 림프종을 포함한 혈액암 환자들에게도 희망을 주는 치료제가 될 수 있기를 기대합니다.

QUESTION

47 BTK 억제제는 무엇인가요?

가톨릭의대 성빈센트병원 혈액내과
김진항

림프종으로 진단되는 경우 진단 자체도 생소하지만, 치료제 역시 생소한 경우가 많습니다. 병이 진단이 되고 나면, 걱정되고 답답한 마음에 새로 개발된 치료제는 없는지, 내가 쓰게 될 약제는 무엇인지, 부작용은 없는지 여러 정보를 찾아보는 분들이 많이 있을 것이라 생각됩니다.

림프종에 사용되는 여러 치료제 중 BTK 억제제에 대해 설명해 보려고 합니다. BTK 억제제는 Bruton 티로신 키나아제(Bruton's tyrosine kinase, BTK)를 표적으로 하는 치료제를 말합니다. 우리 몸에는 감염이 발생하였을 때 이에 대항하는 여러 면역 반응이 있고, 그 중에 항체를 생산하는 역할은 B세포가 담당하게 됩니다. B세포 표면에 있는 B세포 수용체가 자극이 되면 신호 전달 경로를 거쳐 B세포가 활성화되고 증식이 됩니다. 이 신호 전달 경로(signal pathway)에 있는 여러 효소 중 하나가 BTK입니다. 정상 B세포의 경우 필요에 따라 활성화와 비활성화가 조절되겠지만, 악성 림프종에서는 신호전달 체계의 이상이 생겨 비활성화되지 못하고 계속 생존하고 증식하게 될 것입니다. 따라서 BTK 억제제는 세포의 생존과 증식에 영향을 미치는 신호 전달 경로 중에 있는 BTK를 억제하여 악성 B세포의 생존 및 증식을 조절하는 약제입니다.

BTK 억제제에는 이브루티닙(Ibrutinib), 아칼라브루티닙(Acalabrutinib) 등이 있고, 현재 만성 림프구성 백혈병/소림프구성 림프종, 외투 세포 림프종과 같은 B세포 림프종의 치료제로 사용되고 있습니다.

BTK 억제제는 이름 그대로, BTK에 특이적으로 작용하는 표적 치료제로, 기존의 항암치료와 비교하여 이상반응 및 독성이 적은 편입니다. 하지만, 이상반응이 전혀 없는 것은 아니기 때문에 발생가능한 이상반응에 대해 충분히 숙지하고, 이상 반응이 발생하였을 때 의료진과 상의하여 약제 복용을 유지할 수 있는 것이 치료에 있어 중요하겠습니다.

1) 소화기 증상

우선 가장 흔하게 발생하는 부작용은 오심, 구토, 설사 등의 소화기 증상입니다. 주로 약제를 복용하기 시작하는 시점에 많이 발생하고, 초기 부작용을 잘 극복하고 나면, 불편감이 감소하기 때문에 처음 복용을 시작하는 경우 불편한 증상이 생기면, 즉각 약제를 중단하지 말고 담당의료진과 상의하여 증상 조절을 하는 것이 중요하겠습니다.

2) 부정맥/심방세동

부정맥 및 심방 세동이 발생할 경우 증상이 없을 수도 있지만, 어지러움, 두근거림, 가슴 통증, 호흡곤란 등의 증상을 느낄 수도 있습니다. 이런 증상이 나타날 경우 병원을 방문하여, 부정맥이 새로 생긴 것은 아닌지 확인하고, 약제 용량 조절을 상의해야 합니다.

3) 출혈

BTK 억제제 복용 시, 혈소판 기능 및 응고경로에 변화가 생겨, 혈소판 수치와 무관하게 일반 환자에 비하여 출혈이 잘 발생할 수 있습니다. 따라서, 기존에 항응고제 및 항혈소판제를 복용하고 있는 경우 담당 의사와 상의가 필요하고, 출혈을 일으킬 수 있는 수술 및 시술을 하게 되는 경우 역시 담당 의료진과 상의하여 수술 및 시술 일정에 맞추어 약제 복용을 중단해야 합니다.

4) 혈액계 이상반응(호중구 감소, 혈소판 감소, 적혈구 감소)

호중구는 백혈구 중에 감염으로부터 우리 몸을 보호하는 기능을 합니다. 따라서 호중구가 감소하는 경우 감염에 대항하는 능력이 떨어지기 때문에, 발열 및 오한, 설사, 기침 가래 등의 감염이 시사하는 증상이 나타나는 경우 빠른 시일 내에 응급실 또는 병원 진료를 받아야 합니다.

혈소판 감소의 경우 쉽게 멍이 들거나, 다리에 붉은 반점이 올라오거나 피가 섞인 소변을 보는 등의 증상으로 나타날 수 있고, 적혈구 감소의 경우 어지럼증, 호흡 곤란, 흉통등의 증상이 나타날 수 있습니다. 증상이 있을 시에는 의료진과 상의하고, 주기적인 혈액 검사를 통해 약제 용량을 조절하는 것이 필요할 수도 있습니다.

요약하여 보면, BTK 억제제는 B세포 신호전달과 생존에 중요한 효소인 BTK를 억제하여 B세포의 과도한 증식과 활성을 억제함으로써 B세포 림프종 치료에 사용할 수 있는 표적 치료제입니다. 고전적인 항암 치료제와 비교하여 적은 부작용과 큰 효과를 얻을 수 있는 좋은 약제이지만, 좋은 효과를 얻기 위해서는 약제 복용으로 발생가능한 이상 반응에 대해 주의 깊게 관찰하고 발생 시 담당 의료진과 상담을 통하여 치료를 지속해 나가는 것이 중요하겠습니다.

QUESTION

48 호지킨 림프종은 무엇인가요?

전북의대 전북대학교병원 혈액종양내과
곽재용

호지킨 림프종(Hodgkin's lymphoma)은 림프구라고 하는 특정 유형의 백혈구에서 암이 발생하는 림프종의 하나로, 이 질환 상태를 1832년에 처음 기술한 영국 의사 토마스 호지킨(Thomas Hodgkin)의 이름을 따서 명명되었고 현재까지 사용되고 있습니다. 호지킨병(Hodgkin's disease)으로 불리던 호지킨 림프종은 림프종의 두 가지 일반적인 범주 중 하나입니다. 다른 하나는 비호지킨 림프종입니다. 백혈구는 사람의 면역 체계를 조절하고 감염과 싸우는 역할을 합니다. 림프종은 신체의 세균과 싸우는 면역 체계의 일부인 림프계에 영향을 미치는 암의 한 유형입니다. 호지킨 림프종은 혈액과 골수를 순환하는 백혈구인 림프구에서 발생한 암이며, 림프구가 통제 불능 상태로 성장하여 림프절을 커지게 하거나 전신으로 퍼지기도 합니다. 왜 호지킨 림프종이 발병하는 지, 무엇이 림프종을 유발하는지 아직 확실히 알지 못하고 있습니다. 그러나 그것은 림프구라고 불리는 질병과 싸우는 백혈구가 유전적 돌연변이가 발생할 때 시작됩니다. 돌연변이는 세포가 빠르게 증식하도록 지시하여 증식을 계속하는 많은 병든 림프구를 유발합니다.

호지킨 림프종은 B 림프구라고 하는 백혈구 유형의 DNA 변화(돌연변이)로 인해 발생합니다. DNA는 세포에 성장 및 번식 시기와 같은 기본 지침을 주는 역할을 합니다.

호지킨 림프종은 우리나라의 전체 림프종 가운데 4~5% 정도를 차지하며, 비호지킨 림프종과 비교하여 임상 양상과 치료가 매우 다릅니다. 조직검사에서 올빼미 눈 모양의 리드-스턴버그(Reed-Sternberg) 세포 또는 이와 연관된 세포가 특징적으로 확인되며, 젊은 연령에서 많이 발생하고, 80% 이상에서 완치가 가능한 비교적 치료 성적이 좋은 림프종입니다. 호지킨 림프종에는 임상 양상, 그리고 치료와 예후가 전형적인 호지킨 림프종과는 매우 다른 결절 림프구 현저 호지킨 림프종이라는 아형도 있습니다. 이로 보아 호지킨 림프종도 불균질한 이종의 림프종 아형들로 이루어진 집합이라고 생각되고 있습니다. 호지킨 림프종은 상대적으로 공격적인 암으로 몸 전체로 빠르게 퍼질 수 있습니다. 그런데도 가장 쉽게 치료할 수 있는 암 유형 중 하나이기도 합니다. 많은 치료법이 신체에 엄청난 부담을 줄 수 있기 때문에 권장 치료 계획은 환자의 전반적인 건강 및 연령에 따라 달라집니다. 호지킨 림프종 진단 및 치료의 발전은 이 질병을 가진 사람들에게 완전한 회복의 기회를 제공하게 되었고 현재도 호지킨 림프종 환자의 예후는 계속해서 개선되고 있습니다.

어린이와 성인 모두 호지킨 림프종에 걸릴 수 있지만 성인 초기(특히 20대)에 가장 흔합니다. 호지킨 림프종의 위험은 성인 후기(55세 이후)에 다시 증가합니다. 전반적으로 진단을 받은 사람들의 평균 연령은 39세입니다. 유전되는 병은 아니지만, 일부 사람들은 일부 유형의 암에 대한 위험을 증가시키는 DNA 돌연변이를 부모로부터 물려받기도 합니다. 림프종(호지킨 림프종, 비호지킨 림프종, 만성 림프구성 백혈병)의 가족력이 있으면 림프종 위험이 증가하는 것 같습니다.

대부분 통증이 없는 림프절 종대를 증상으로 보이며, 주로 침범되는 부위는 경부 림프절(목 림프절)과 빗장위림프절(supraclavicular node)이 60~80%로 가장 흔하며, 겨드랑 림프절이 그다음으로 흔합니다. 50% 이상에서 가슴 안쪽의 종격동 침범이 동반됩니다. 호지킨 림프종은 림프액을 따라서 순차적으로 침범을 하므로 종양이 퍼지는 방향을 예측할 수 있는 특징이 있습니다. 호지킨 림프종이 림프절 조직검사로 확진이 되면, 실험실에서 혈액 샘플을 검사하여 전반적인 건강 상태를 이해하고 암의 예후 인자를 확인합니다. 영상 검사는 진단한 곳 외에 신체의 다른 부위에서 호지킨 림프종의 징후를 찾는 데 사용됩니다. 검사에는 X-선, CT 및 양전자 방출 단층 촬영(PET)이 포함될 수 있습니다.

림프절 침범 범위에 따라 병기를 나누며, 병기 이외에도 B 증상 여부, 종양

크기, 여러 혈액검사 수치에 따라 예후가 나누어집니다. 일반적으로 양호한 예후를 가지는 국소 병기 환자에게는 2~4회 정도의 복합항암화학요법과 침범 부위 방사선 치료를 받게 되며, 3~4기 진행한 병기의 환자는 6회 가량의 복합항암화학요법을 받게 됩니다.

최근에는 치료 성적이 더 좋아져서 대부분의 환자가 장기 생존이 가능해지면서 치료 이후의 불임이나 심장질환, 2차 암 발생과 같은 지연 부작용을 최소화하는 데 많은 노력이 이루어지고 있습니다.

QUESTION

49 호지킨 림프종의 일차 치료는 무엇인가요?

고려의대 고려대학교구로병원 혈액내과
전민지

복합항암화학요법 및 방사선 치료의 발전으로 인해 많은 호지킨 림프종 환자가 완치 및 장기생존을 이룰 수 있게 되었습니다. 따라서 새로이 진단받은 호지킨 림프종 환자는 병기에 관계없이 완치를 목적으로 치료하게 되며, 치료 효과뿐만 아니라 치료 이후의 불임, 심장질환, 2차 암발생 등과 같은 지연부작용을 최소화하는 것이 매우 중요합니다. 이에 따라 최근에는 진단 시의 병기, 침범 부위, 개별 환자의 나이나 기저 질환 등에 따라 치료 방침을 결정하고, PET-CT를 통해 초기 치료 반응을 평가하여 복합항암화학요법의 총 투여 기간이나 방사선 치료의 추가 여부 등을 결정하게 됩니다. 또한 결절성 림프구 우성 호지킨 림프종(Nodular lymphocyte predominant Hodgkin lymphoma, NLPHL)은 전형적 호지킨 림프종(Classic Hodgkin lymphoma, CHL)에 비하여 상대적으로 천천히 진행하는 등 질병의 경과나 치료 반응이 다른 것으로 알려져 있으며, 이런 특성에 따라 치료에도 약간의 차이가 있습니다.

먼저 전형적 호지킨 림프종의 치료를 병기에 따라 살펴보면,

B 증상(발열, 야간 발한, 체중 감소) 및 불량한 예후 인자를 가지지 않고 크기가 대종양(10cm 이상 혹은 종격동 종양 비율 0.35 초과)이 아닌 I기 또는 II기의 양호한 조기병기의 경우, 복합항암화학요법을 2주기 시행하고 PET-CT를 통해 재평가한 뒤 치료 반응에 따라 복합항암화학요법 1~2주기 추가 혹은 침윤 부위에 방사선 치료를 추가하고 치료를 종결하거나, 복합항암화학요법을 1~2주기를 추가로 시행하고 방사선 치료를 추가, 혹은 방사선 치료를 하지 않고 복합항암화학요법을 4주기 추가로 시행할 수 있습니다. 또한, 치료

반응이 좋지 않은 경우에는 조직검사를 다시 하는 것을 고려해야 합니다.

B 증상이 있거나 불량한 예후 인자를 가지거나 크기가 대종양인 I기 또는 II기의 불량한 조기병기의 경우, 복합항암화학요법을 2주기 시행하고 PET-CT를 통해 재평가한 뒤 치료 반응에 따라 복합항암요법을 2주기 더 시행하고 침윤 부위 방사선 치료를 추가하거나 복합항암요법을 4주기 추가로 시행할 수 있으며, 치료 반응이 양호하지 않은 경우에는 항암제의 강도를 더 높여서 추가 복합항암화학요법을 시행할 수 있습니다.

III기 또는 IV기의 진행병기의 경우, 복합항암화학요법이 치료의 근간이 되며 제한적으로 방사선 치료가 사용되기도 합니다. 일반적으로 복합항암화학요법을 2주기 시행하고 PET-CT를 통해 재평가한 뒤 치료 반응이 양호한 경우 항암치료의 독성을 감소시키기 위하여 처음 2주기에 사용하였던 항암제 중 한 가지를 제외하고 복합항암화학요법을 4주기 추가로 시행할 수 있고, 치료 반응이 만족스럽지 못하다면 항암제의 강도를 더 높여서 추가 복합항암화학요법을 시행할 수 있습니다. 또한 최근에는 진행병기 환자 중 조직검사에서 CD30 면역염색이 양성이고 불량한 예후인자를 포함하는 경우에는 CD30에 대한 표적치료제인 Brentuximab vedotin을 포함하는 복합항암화학요법을 시행할 수 있습니다.

결절성 림프구 우성 호지킨 림프종의 경우에는, 증상이 없고 크기가 대종양이 아닌 I기 또는 II기의 경우 방사선 치료 단독요법으로 치료하거나 완전히 절제한 경우 제한적으로 경과 관찰해 볼 수 있습니다. B 증상이 있거나 크기가 대종양인 경우에는 단기간 Rituximab을 포함하는 복합항암화학요법을 시행하고 방사선 치료를 추가할 수 있습니다. III기 또는 IV기의 경우에는 Ritxuimab을 포함하는 복합항암요법이 권고되며, 증상이 없다면 지켜보거나 rituximab 단독 치료 혹은 증상 경감 목적의 방사선 치료를 고려해 볼 수 있습니다.

QUESTION

50 호지킨 림프종이 재발하면 어떻게 치료받나요?

가천의대 가천대길병원 혈액내과
박진희

일반적으로 호지킨 림프종은 치료가 잘 되므로 대부분의 호지킨 림프종 환자들은 첫 치료 이후 완전 관해에 이른 후 장기간 병이 잘 조절되어 완치가 됩니다. 그러나 비교적 예후가 좋은 1~2기 환자들의 약 10~15%, 3~4기 환자들의 약 15~30% 에서 림프종이 재발을 합니다. 그리고 10~15%의 환자는 처음부터 치료에 반응하지 않거나 어느 정도 반응하다가 치료 중간에 악화됩니다

이렇게 재발하거나 첫 치료에 반응하지 않은 호지킨 림프종은 조직검사를 다시 하고 병이 어느 정도 진행되었는지 확인하기 위하여 다양한 검사를 하여 다시 병기를 정합니다.

치료의 목표는 최대한 독성과 부작용을 줄이는 방법으로 치료하여 장기적으로 림프종을 조절하는 것입니다. 구제항암화학용법 치료를 하는 경우 약 반절의 환자에서 완전 관해에 이르지만 오랜 기간 병이 조절되어 완치를 이루려면 자가조혈모세포이식을 받아야 합니다.

재발하거나 첫 치료에 반응하지 않은 호지킨 림프종을 어떤 방법으로 치료를 할지 결정할 때는, 환자가 조혈모세포이식술을 받을 수 있는 상태인지, PET/CT상 항암치료에 대한 반응이 좋은지, 림프종의 크기가 10 cm 이상으로 큰지, 이전 치료 이후 림프종이 관해된 후 얼마나 지나서 재발한 것인지, 이전 치료 시 복합항암화학요법치료를 하였는지, 표적치료를 하였는지, 면역치료를 하였는지 그리고 방사선 치료를 하였는지 여부와 치료에 양향을 미칠 수 있는 동반된 다른 질환이 있는지 등을 고려하여 결정합니다.

재발하거나 첫 치료에 반응하지 않은 호지킨 림프종 환자들의 경우 일반

적으로 1차 치료 때보다 강도가 높은 구제항암치료나 표적 치료를 시행합니다. 이후 치료의 효과를 평가하기 위하여 PET/CT를 시행하여 완전 관해가 된 경우 환자의 상태가 치료를 받을 수 있으면 자가조혈모세포이식술을 시행합니다. 하지만 완전관해는 되었으나 조혈모세포이식을 받기 힘든 환자의 경우, 호지킨 림프종의 종류, 동반된 다른 질환이 얼마나 심한지 등을 고려하여 환자의 치료목표를 장기생존으로 할 건지, 증상을 조절하는 것으로 할지, 생존기간을 조금 연장하는 것 정도로 할지 등을 정하여, 단일항암제만 사용할지 복합항암화학요법치료를 할지, 브렌툭맙 베도딘(brentuximab vedotin: 애드세트이스(Adcetris) 등의 표적치료를 할지, 면역관문억제제(immune checkpoint inhibitors: PD-1 단클론항체(니볼루맙: nivolumab, 펨브로리주맙:pembrolizumab) 등의 면역치료를 할지 그리고 방사선 치료를 시행하거나 위의 치료에 추가적으로 시행할지 등을 결정합니다.

첫 번째 항암치료 후 적어도 수년 후에 재발하거나, 한 군데에서 국소적으로 재발하거나, 증상이 없이 재발한 경우에는 일반적으로 조혈모세포이식을 하지 않고, 2~3회의 구제 항암화학요법치료 후 재발한 곳에 공고요법으로 방사선 치료만 시행하여도 약 50~80%의 환자가 장기 생존할 수 있습니다. 하지만 추가적으로 자가조혈모세포이식을 받으면 대부분의 경우 병이 재발하지 않고 완치 상태로 장기 생존할 수 있으므로, 이런 경우 완전 관해에 이른 경우 나이가 젊은 환자에서 치료에 대한 부작용과 치료 이후 얻을 수 있는 장점들을 잘 고려해서 자가조혈모세포이식을 할지 말지를 결정합니다.

두 번째 치료 이후 다시 재발한 호지킨 림프종 환자의 경우 2차 구제항암화학요법 치료를 하거나, 표적 치료를 시행하거나, 면역 치료를 치료하거나, 또는 이전에 자가 조혈모세포이식술을 받지 않은 경우 자가조혈모세포술을 시행하거나, 자가조혈모세포이식 시행 후 재발한 환자의 경우 동종 자가조혈모세포술을 할 수 있습니다. 이외에 다양한 임상시험에 참여하거나 CAR-T cell therapy를 시행할 수 있습니다.

림프종을 진단받고 힘든 치료를 한 이후 재발하거나 치료에 반응하지 않는다면 처음 진단받을 때 보다 더 힘들게 느껴지고 매우 실망스럽습니다. 하지만 위에서 살펴본 바처럼 호지킨 림프종은 재발하거나 첫 치료에 잘 반응하지 않은 경우에도 비교적 치료가 잘 되고 경우에 따라 완치가 되어 장기 생존을 할 수 있으므로, 좌절하지 마시고 환자분의 상태에 맞는 적절한 치료를 시행하여 림프종으로부터 해방되어 행복한 삶을 사실 수 있다는 희망을 가지시길 바랍니다.

QUESTION

51 자가조혈모세포 이식은 어떤 경우에 하나요?

한양의대 한양대학교병원 혈액종양내과
엄지은

조혈모세포 이식은 혈액을 구성하는 세포인 백혈구, 적혈구, 혈소판을 만들어내는 모세포, 즉, 조혈모세포를 이식하는 것을 말합니다. 우리 몸에서 조혈모세포가 가장 많은 부위는 골수이므로 조혈모세포를 골수에서 직접 채집하던 시절에는 골수이식이라고 부르기도 했었습니다. 의학이 발전함에 따라 말초 혈액에서도 조혈모세포를 채집할 수 있게 되면서 조혈모세포 이식으로 명칭이 바뀌었습니다. 조혈모세포 이식은 기증자와 이식을 받는 수혜자 사이의 관계에 따라 본인의 조혈모세포를 이식받는 자가조혈모세포 이식과 인간 백혈구 항원이 일치하는 타인 공여자의 조혈모세포를 이식받는 동종 조혈모세포 이식으로 구분됩니다.

암세포의 특징 중 하나는 정상 세포에 비해서 빠르게 증식하는 것입니다. 최근에 개발된 표적항암제가 아닌, 기존에 사용해 오던 항암제인 세포독성 항암제는 특정 표적이 아니라 재생 속도가 빨라서 빠르게 증식하는 세포를 공격하여 항암 효과를 나타냅니다. 그래서, 우리 몸의 세포 중 재생 속도가 빠른 세포들일수록 세포독성 항암제에 민감하고, 이로 인한 부작용이 심하게 발생합니다. 재생 속도가 빠른 세포 중 대표적인 것이 조혈모세포입니다. 그래서, 세포독성 항암치료를 하면 백혈구감소증, 빈혈, 혈소판감소증 등 혈구 수치가 떨어지는 부작용이 발생하고, 이것을 혈구 감소증이라고 합니다. 항암치료의 강도에 따라 혈구감소증의 발생 시기와 중증도, 지속 기간이 달라지기는 하지만, 세포독성 항암치료 후 일정 기간이 지나면 혈구 수치는 회복되고, 다음 주기의 항암치료를 시행할 수 있는 상태가 됩니다. 그러나, 세포독성 항암치료의 강도가 조혈모세포가 견딜 수 있는 것보다 너무 세다면, 결국은 조혈모세포가 재생하지 못하고 죽어 버려서, 혈구감소증이 회복되지 않는 골수 부전에 빠져 버리기 때문에, 세포독성 항암치료는 일정 강도 이상으로 시행할 수 없습니다.

자가조혈모세포 이식의 목적은 조혈모세포가 견딜 수 없는 강도 이상의 고용량 항암치료가 필요할 때 이를 가능하게 해 주는 것입니다. 기본 원리는 몸 안에 남아 있는 림프종 세포를 완전히 없애기 위해 고용량 항암치료를 시행하여 항암 효과를 극대화하고, 치명적인 부작용인 골수부전을 자가조혈모세포 이식을 통해 극복하는 것입니다. 암세포를 죽이기 위해 고용량 항암치료를 이용하기 때문에 기본적으로 림프종은 항암제에 반응성이 있어야 한다는 전제 조건이 있습니다. 과정은 고용량 항암치료를 시행하기 전에 미리 환자의 조혈모세포를 채집하여 저장해 놓고, 림프종 치료를 위해 고용량 항암치료를 시행한 뒤, 미리 채집해 놓았던 환자의 조혈모세포를 다시 환자에게 주입하여 골수가 조혈 기능을 회복할 때까지 보존적 치료를 시행하는 것입니다. 이런 이유로 자가조혈모세포 이식을 고용량 항암치료와 함께 시행하는 조혈모세포 구조로 설명하기도 합니다.

통상적인 용량보다 고용량 항암치료가 필요한 경우는 우선 림프종이 재발하였거나, 1차 항암치료에 반응하지 않는 경우입니다. 림프종은 재발하여도 조혈모세포 이식을 통해 여전히 완치를 기대할 수 있는 암입니다. 1차 항암치료 후에 완전히 림프종이 소실되고 이 상태를 유지하다가 재발하게 되면 구제 항암치료를 시행합니다. 둘 혹은 세 주기의 구제항암치료 후에 림프종이 50% 이상 감소하는 부분반응 이상의 좋은 반응을 보이게 되면 재발한 림프종이 여전히 항암제에 대한 반응성이 있다고 할 수 있습니다. 그러나, 이미 한 차례 재발하였으므로, 1차 치료처럼 항암치료만 하고 치료를 종료하게 되면 재발의 위험성이 아주 높기 때문에, 완치를 목적으로 한다면, 아주 고용량의 항암치료를 통해 남아 있는 림프종을 완전히 없앨 필요가 있습니다. 이때, 고용량 항암치료 후 골수 기능의 회복을 위해 자가조혈모세포 이식을 시행하게 됩니다. 1차 항암치료에 적절하게 반응하지 않는 치료 불응성인 경우에도 구제항암치료에 부분반응을 보인다면, 항암제 반응성이 있는 것으로 보고, 고용량 항암치료에 이은 자가조혈모세포 이식을 시행합니다. 다만, 이런 경우 완전반응 후에 재발한 경우보다 완치의 가능성은 떨어집니다. 또한, 조직학적으로 공격적인 형태를 보이거나, 나쁜 예후와 관련된 유전자의 발현이 있거나, 임상적으로 나쁜 예후를 시사하는 요건들을 가지고 있는 등 진단 시에 나쁜 예후가 예상되는 경우에도 1차 항암치료 후에 완전반응을 좀더 공고히 하는 목적으로 자가조혈모세포 이식을 선제적으로 고려하기도 합니다. 그러나, 선제적 목적의 자가조혈모세포 이식의 효과에 대해서는 아직 의견이 통일되지는 않아서, 증례별로 이식 여부를 결정하기도 합니다.

자가조혈모세포 이식은 고용량 항암치료 후 급성기를 지나고 난 뒤에는 대부분의 경우 무리 없이 회복 과정을 밟습니다. 이식 후 면역억제치료가 필요 없기 때문에, 회복 기간이 동종조혈모세포 이식에 비해서 짧으며, 이식 자체와 관련된 합병증 및 사망률이 낮다는 장점이 있습니다. 또한, 환자 자신의 조혈모세포를 이용하기 때문에 인간 백혈구 항원이 같은 기증자를 찾기 위한 노력을 하지 않아도 됩니다. 그러나, 동종조혈모세포 이식에서 기대할 수 있는, 이식편대림프종 효과, 즉 새로 이식된 백혈구가 잔존해 있는 림프종 세포를 죽이는 면역 효과를 기대할 수 없다는 단점이 있습니다.

림프종은 병리조직학적으로 매우 다양하기 때문에, 개별 림프종 종류에 따라 조혈모세포 이식의 역할과 중요도가 다릅니다. 또한, 고용량 항암치료를 기반으로 하는 치료이기 때문에, 환자의 전신 상태, 기저 질환 및 장기 기능도 이식 여부를 결정할 때 중요하게 고려해야 하는 부분입니다.

종합하면, 림프종의 종류, 유전적 특성, 재발 위험도, 항암제 반응성, 기저 질환을 포함한 환자의 전신 상태, 장기 기능 등을 모두 감안하여 조혈모세포 이식의 종류 및 적절성을 평가하고 진행하게 됩니다.

QUESTION

52 자가조혈모세포 이식의 과정이 궁금합니다.
(자가조혈모세포 가동화와 채집은 어떤 순서로 하게 되나요?)

경북의대 경북대학교병원 혈액종양내과
백동원

악성 림프종을 진단받고 힘든 항암을 마쳤지만, 자가조혈모세포이식을 하자는 담당 의사의 의견을 듣게 된다면 또 여러 걱정들이 밀려올 것입니다. 생소한 치료법으로 절차에 대한 막연함, 아프지는 않을지, 이식이 항암처럼 나를 힘들게 할지 그리고 과연 나의 병이 더 좋아질 수 있을 지 등을 당연히 생각하게 될 것입니다. 자가조혈모세포이식은 악성 림프종에서 재발률을 낮추고, 장기적인 치료 효과를 높이기 위해 전통적으로 사용되던 방법입니다.

자가조혈모세포이식은 말 그대로, 고용량의 항암화학요법 치료 후 내 몸의 조혈모세포 즉 내 몸의 씨앗 세포를 이용하여 회복하는 과정을 통해 악성 림프종을 치료 한다는 것입니다. 이식의 절차는 크게 3단계로 이루어지는데, 첫 번째 단계는 충분한 조혈모세포(씨앗 세포를)를 얻는 단계입니다. 과거에는 골수에서 이식에 사용될 조혈모세포를 직접 채취하였지만, 전신마취, 부작용 등으로, 최근에는 골수에 많이 존재하는 조혈모세포를 말초혈액으로 이동시키고(가동화 단계), 말초혈액으로 이동된 조혈모세포를 정맥을 통해 채집합니다. 이식에 사용되는 씨앗 세포는 CD34 양성의 조혈모세포로 표시하는데, 일반적인 상황에서 말초혈액의 수는 매우 적기 때문에, 충분한 조혈모세포 채집을 위해 가동화 과정을 시행합니다. 가동화는 대략적인 채집 일정이 정해지면 시작하게 되는데, 백혈구 조혈성장인자인 과립구집락자극인자(G-CSF)를 단독으로 매일 주사로 투여하거나, 사이클로포스파마이드 등의 항암제와 병용으로 사용되기도 합니다. 자가조혈모세포이식에 충분한 조혈모세포양은 CD34양성 세포의 수가 $2 \sim 5 \times 10^6$/kg 정도입니다. 그 목표량에 도달하지 못한다면 조혈모세포이식 후 내 몸에 생착되는 기간이 늘어날 수 있고 그 시간 동안 감염 등 여러 위험에 노출될 가능성이 있습니다. 따라서 충분한 양의 채집이 필요하여 대개 2~3회의 가동화와 말초혈액 조혈모세포채집술을 시행합니다. 채집량이 충분하지 않다면, 가동화 촉진제(Plarixafor, 모조빌)을 추가해 볼 수 있으며, 최근 가동화 촉진제의 사용으로 채집에 도움이 되는 경우가 많아지고 있습니다. 채집된 나의 소중한 씨앗 세포들은 이식 전까지 항응고제와 냉동보존제가 첨가된 용기에 넣어져 영하 196도의 질소액에서 보관됩니다. 적절하게 냉동 보관된 조혈모세포는 수 년 이상 보관 후에도 해동 후 그 기능을 충분히 발휘하는 것으로 확인되고 있습니다.

두 번째 단계는 힘들게 채집한 자가조혈모세포의 이식을 하기 전에 몸 속에 남아있는 암세포를 모두 파괴하기 위한 고용량 항암화학요법 및 전신 방사선 치료(전처치, conditioning regimen)를 시행하는 것입니다. 자가조혈모세포이식에서 실질적인 치료 효과를 위한 과정으로, 고용량의 화학요법은 주로 알킬화 약물을 대개 포함하여 사용하게 되는데, 이는 알킬화 약물은 골수에 독성이 있고, 분열하지 않는 휴식기의 세포에도 작용하기 때문입니다. 고용량 화학요법에 사용되는 대표적인 알킬화 약제로, 부설판, 멜팔란, 치오테파 등이 있으며, 대개 두 가지 혹은 세 가지 약제와 병합한 요법을 사용합니다. 이러한 고용량의 이식 전 치료는 골수제거 효과가 있으며 반드시 적절한 양의 자가조혈모세포가 이후에 주입이 되어야 합니다. 이식 전 고용량의 항암화학요법은 골수제거로 인한 범혈구저하증을 유발하며, 이 시기에 감염의 위험이 높아지므로, 감염 등으로부터 환자를 보호하기 위하여, 전처치 시작 전부터 무균병동으로 입원하여 검사와 치료를 시작합니다. 전처치로 사용된 약제로 인한 일반적인 부작용은 오심, 구토, 점막염, 그리고 설사가 있을 수 있습니다. 그리고 간독성, 피부반응 및 신경계 증상 등 다양한 부작용이 동반될 수 있습니다.

골수제거를 위한 고용량의 항암화학요법(또는 전신 방사선 치료) 전처치가 끝나면, 세 번째 단계로 채집 후 냉동되어있던 조혈모세포를 환자의 체내에 중심정맥관을 통해 주입하게 됩니다. 환자는 이 때 범혈구저하증이 발생하는 시기입니다. 따라서 조혈모세포 이식 후 생착시까지 혈구수치에 따라 백혈구 조혈성장인자인 과립구집락자극인자(G-CSF) 투여 및 적혈구 또는 혈소판 수혈을 받아야 합니다. 또한, 감염에 대한 예방 약제 등을 복용하거나, 주사로 투약합니다. 점막염, 위장관계 부작용 증상 등으로 식이가 힘들 때는 정맥으로 영양제를 공급합니다. 조혈모세포 이식 후 혈액세포 및 전반적인 환자의 컨디션이 회복되기까지에는 약 2~3주의 시간이 필요하며, 이 때 퇴원을 고려합니다. 퇴원 후 초기에는 1~2주 간격, 그 후 점차 외래 방문 간격을 환자의 컨디션에 따라 조절하게 되며, 자가조혈모세포이식의 경우 이식 후 약 6개월 동안은 면역기능 저하로 감염위험성이 높아 주의가 필요합니다.

악성 림프종의 치료 과정에서 자가조혈모세포이식은 여전히 일부환자군에서 효과를 나타내고 있습니다. 복잡한 채집과정과 이식 시 무균병동 입원 등 불편한 점이 있을 수 있지만, 최근 환자의 불편함을 덜어주는 노력들이 지속되고 있어, 치료성적의 향상을 위해서 자가조혈모세포이식에 적극적으로 임할 필요가 있다고 생각됩니다.

QUESTION

53 동종조혈모세포 이식은 어떤 경우에 하나요?

가톨릭의대 서울성모병원 혈액내과
민기준

동종 조혈모세포이식은 (1) 이식 전처치 용법에 의한 항암치료효과 및 (2) 생착된 공여자의 면역세포에 의한 이식편대림프종효과 두 가지의 주요 기전으로 림프종 환자의 암세포를 사멸시킵니다. 이식 전처치 요법은 공여자 이식편의 거부반응을 예방하기 위한 충분한 면역억제 환경을 제공하고 림프종 세포의 종양 부하를 감소시키는 두 가지 목적이 있으며, 항암 강도에 따라서 조혈모세포 주입 없이 28일 이내에 골수억제로부터 자가조혈기능의 회복이 가능한 강도인 저강도 전처치 요법과 회복이 불가능한 강도인 경우 고강도 전처치 요법으로 나뉩니다. 동종조혈모세포 이식을 위해 이식 전 처치로서 플루다라빈(fludarabine), 싸이클로포스파마이드(cyclophosphamide), 부설판(busulfan), 멜팔란(melphalan), 에토포사이드(etoposide), 싸이타라빈(cytarabine) 등의 항암제 조합 또는 항암제와 전신방사선(total body irradiation)의 조합이 많이 활용되며 이들 방사선 치료와 항암제들은 림프종 세포를 직접 사멸시킵니다. 주치의는 형제자매, 타인, 부모자식, 제대혈의 순서로 인간백혈구 항원 유전자형이 최대한 일치하는 공여자를 선별하고, 공여자의 형태와 질병의 상태, 그리고 환자의 컨디션을 종합적으로 고려하여 이식 전처치 항암/방사선 치료를 선택하며, 이식 전, 후로 취약한 면역상태를 고려하여 예방적 항생제 처방도 진행합니다. 이식편대림프종 효과는 동종조혈모세포이식 환자의 몸에 생착된 공여자의 면역세포가 면역학적인 기전으로 림프종 세포를 공격하여 사멸시키게 되며, 이는 면역치료에 해당됩니다.

그러나 동종조혈모세포이식을 시행한 환자들은 공여자 면역세포의 생착 전 그리고 초기 생착시기의 면역기능 저하로 다양한 형태의 감염에 취약하며, 생착 후 환자의 항원전달세포와 공여자의 성숙된 T세포 사이의 상호작용에 의해 촉발되는 합병증인 이식편대숙주질환이 이식의 형태, 이식전처치, 그리고 면역억제제의 사용 등 여러 요인의 영향으로 발병할 수 있으므로 대상환자의 선별에 신중을 기하고 있습니다. 최근에는 저강도 이식 전 처치요법의 발달, 인간백혈구 항원 유전자형 불일치 이식, 특히 부모자식간의 활발한 이식 시행, 감염 예방요법의 발달 등과 더불어 70세의 고령 환자에게까지 이식 범위가 확대되었고 동종조혈모세포이식은 진보를 거듭하고 있습니다. 특히 NK/T 세포계열의 비호지킨 림프종의 경우, 불응상태에서 마땅한 치료가 없기 때문에 구제요법으로서의 동종조혈모세포이식은 중요한 치료 방법중의 하나로 고려될 수 있습니다.

따라서, 동종조혈모세포이식은 (1) 자가조혈모세포이식 후에 재발한 림프종 환자에서 시행하거나, (2) 표준 항암화학요법에 재발한 후 구제 항암화학요법에 불응하는 경우, 즉 자가조혈모세포 및 항암화학요법으로 완전관해의 획득이나 유지를 기대하기 힘든 경우의 림프종 환자에게 고려하게 됩니다. 대표적으로 진단 이후 한 번도 관해를 획득하지 못한 치료 불응상태(primary refractory), 앞선 항암치료에서 완전관해 획득 후 12개월 이내에 조기 재발한 경우, 종양의 부하가 많고 림프절 이외에 여러 실질장기를 침범하는 경우, 악성도가 높고 재발률이 높은 유형의 림프종 세부아형들, 특히 NK/T세포계열의 비호지킨 림프종 등이 동종조혈모세포이식 치료를 고려하는 경우들 입니다. 하지만, 항암치료에 전혀 듣지 않고 림프종이 몸에 많이 남아있는 상태에서는 동종조혈모세포이식이 적절한 치료효과를 보일 수 없으므로 동종조혈모세포이식을 추천하지 않습니다.

최근에는 의학기술의 발달로 카티세포치료(chimeric antigen receptor-T cell therapy), 이중접합항체(bispecific antibody therapy), 면역관문억제제(immune checkpoint inhibitor) 등 다양한 세포, 면역치료제가 개발되어 임상에 적극 활용되고 있으며 특히 재발/불응성 거대미만성 B세포 림프종의 경우 카티세포치료의 성적이 비교적 양호하여 (40~50% 환자가 완전관해 획득, 1년 생존율 50% 이상) 동종조혈모세포이식보다 우선적으로 고려되기도 합니다. 하지만 카티세포치료의 적응증에는 3차 요법 이상으로 특정 림프종 아형에만 투약할 수 있는 제한이 있고, 국내에는 한 가지 카티세포치료제만 허가가 되어 있으며, 세포치료제 제조가 가능한 컨디션에 있는 환자만이 선별적으로 카티세포치료 제조 및 투약에 의한 치료효과를 기대할 수 있다는 한계가 있습니다. 따라서, 거대 미만성 B세포 림프종 이외의 B세포 계열 비호지킨 림프종, T세포 및 NK/T세포 계열 비호지킨 림프종, 그리고 호지킨 림프종에서는 고식적인 항암치료에 불응하는 경우 여전히 동종조혈모세포이식은 완치를 기대할 수 있는 중요한 치료법으로 고려될 수 있습니다.

QUESTION

54 동종조혈모세포이식의 과정이 궁금합니다.

서울의대 분당서울대학교병원 혈액종양내과
김상아

동종조혈모세포이식은 대략적으로 전처치, 조혈모세포이식, 생착 및 회복기의 과정을 거쳐서 진행됩니다. 전처치 과정은 남아있는 암세포를 파괴하거나 감소시킬 뿐만 아니라 앞으로 주입될 공여자의 조혈모세포가 잘 자리잡을 수 있도록 골수 내의 공간을 만드는 역할을 합니다. 또한 환자의 면역세포가 공여자의 세포를 거부하지 않도록 함으로써, 공여자의 건강한 조혈모세포가 잘 자랄 수 있도록 해 줍니다. 전처치 과정에서는 일반적으로 다량의 항암제가 투여되며 경우에 따라 전신 방사선 치료가 함께 사용될 수 있습니다. 환자에게 주입될 항암제의 종류와 양, 스케줄은 환자에 따라 다를 수 있으므로 정확한 일정에 대해서는 의료진과 상의해야 합니다.

공여받을 조혈모세포는 공여자의 말초 혈액 혹은 골수에서 채집할 수 있으며 태아의 제대혈에서 이미 채집된 조혈모세포를 이식할 수도 있습니다. 공여자의 말초 혈액에서 조혈모세포를 채취하는 경우 채취 전 수일 동안 조혈성장촉진제를 주사하여 말초의 조혈모세포 수를 증가시킨 뒤 세포 분리기로 조혈모세포만을 채집하여 이식하게 됩니다. 상황에 따라 조혈모세포는 이식 당일에 맞추어 채집할 수도 있고 사전에 채집하여 냉동 보관할 수 있습니다. 조혈모세포이식을 위해 공여자로부터 채취한 조혈모세포는 환자의 중심정맥관을 통해 수혈과 유사한 과정으로 주입됩니다. 이식 도중에는 발열, 오한, 맥박수 증가 등과 같은 알레르기 반응이 일어날 수 있으나 대부분의 경우 일시적이며 증상을 조절하는 약제로 조절이 가능합니다.

조혈모세포 주입 이후 일정 시간이 지나면 이식된 공여자의 조혈모세포가 환자의 골수를 찾아가 안착하여 새롭고 건강한 혈액세포를 만들기 시작하는데 이러한 과정을 생착이라고 합니다. 일반적으로 큰 문제가 없다면 생착이 되기까지는 평균 2~4주 가량 소요되며 기간은 주입된 조혈모세포의 종류와 양, 면역억제의 정도, 동반된 의학적 상황에 따라 다를 수 있습니다. 생착이 되기 전까지는 이식 전처치 요법과 관련된 각종 부작용이 발생할 수 있습니다. 특히 혈구 세포 감소로 인한 감염, 출혈 등의 부작용뿐만 아니라 전처치로 인한 구내염, 오심, 구토, 식욕부진, 설사 등이 빈번하게 발생하게 되므로 이러한 각종 증상에 대한 면밀한 관리와 간호가 필요합니다. 이 시기에는 환자가 호소하는 증상과 혈액 검사 결과에 따라 항생제를 비롯한 적절한 약물과 영양제를 경구 혹은 정맥으로 투약받게 됩니다.

공여자의 세포가 생착된 이후에는 공여자의 면역세포가 환자의 신체 각 기관을 공격하여 이식편대숙주반응이 발생할 수 있으며 이식 후 100일 내에 발생하는 급성 이식편대숙주반응의 경우 보통 피부, 위장관, 간에 집중되어 나타나는 경향이 있습니다. 이러한 경우 면역억제제를 조절하여 이식편대숙주반응을 치료하게 됩니다. 생착된 조혈모세포가 적절히 기능하고 이식과 연관된 합병증 없이 안정적인 경우 퇴원하여 외래에서 회복 정도, 합병증 유무, 재발 여부를 규칙적으로 점검합니다. 동종조혈모세포이식 후에는 비록 혈액검사가 정상이라고 하더라도 면역 체계가 모두 정상으로 회복되기까지는 1년까지 소요될 수 있으므로 감염 합병증에 유의하여야 합니다. 이식 전후 다양한 문제를 마주칠 수 있고 신체적으로 완전히 회복되기까지는 수개월 이상 상당한 기간이 필요할 수 있으나, 신체 상태에 대한 의료진과 긴밀한 상담과 꾸준한 관리를 통하여 성공적인 이식을 받을 수 있을 것입니다.

QUESTION

55 동종 조혈모세포이식 자체의 부작용으로 어떤 것이 있나요?

가톨릭의대 여의도성모병원 혈액내과
김동윤

림프종에서 동종조혈모세포 이식 치료를 결정할 때의 가장 크게 걱정하는 것은 조혈모세포 이식 후 합병증일 것입니다. 특히 이식 후에 나타날 수 있는 감염, 출혈, 이식편대 숙주 질환 등의 부작용은 생명을 위협할 수 있고 만성적인 후유증을 남기기도 합니다. 이를 예방하기 위해 지속적인 생활관리가 요구되고 이식 후 수개월 동안 담당 의사와 함께 섬세한 주의가 필요합니다. 특히, 감염성 질환을 조심하여야 하는데 동종조혈모 세포 이식을 한 환자는 정상인과 같은 면역 기능을 회복하는 데 6개월 이상 걸립니다.

자가 이식과 다른 동종조혈모세포의 가장 대표적인 부작용은 이식편대 숙주질환이 있겠습니다. '이식편'은 조혈모세포를 제공한 공여자이고 '숙주'는 조혈모세포를 받은 수혜자를 뜻합니다. 이식 편대 숙주병은 기존에 가지고 있던 면역 체계에 새로운 면역 세포가 들어오기 때문에 생기는 질병입니다. 이식된 면역 세포가 수혜자의 몸을 낯선 환경으로 인식합니다. 이 면역 세포는 숙주의 몸을 돌아다니며 암세포뿐만 아니라 다른 정상 세포들까지 공격할 수 있습니다. 이로 인해 환자의 장기가 손상되어 각종 문제가 나타납니다.

이식편대 숙주 질환이 생길 수 있는 대표적인 장기는 기존에 면역 체계가 많이 발달한 피부, 장, 간 등이 있습니다. 그러므로 이식 편대 숙주 질환이 생기면 피부발진, 설사, 황달 등으로 나타나게 됩니다. 뿐만 아니라 이식편대 숙주 질환이 만성화가 될 경우, 폐, 눈, 관절, 입 등 다양한 장기에 손상을 줄 수 있는데 호흡곤란, 장폐색, 관절 구축, 시력 저하 등의 후유증이 지속되는 경우도 있어 조기 발견 및 치료가 무엇보다 중요합니다.

하지만 이런 이식편대 숙주 질환은 모든 사람들에게 생기는 것이 아니고 공여자가 누군가에 따라서 발병 빈도가 다릅니다. 이식편대 숙주질환은 동종 조혈모 세포 이식을 받은 환자 2명 중 1명꼴로 나타날 수 있습니다. 일반적으로 자주 생기는 요인으로는 고령이거나, 항암을 오래 하였거나, 이식 시 항암의 강도가 강한 경우로 보고되고 있습니다. 이런 이식편대 숙주병을 낮추기 위해 공여자와 수혜자의 조직적합 항원(HLA)이 일치하는지 검사를 합니다. 조직적합 항원이란 우리 몸의 세포 표면에 있는 단백질로 사람마다 유전적으로 서로 다른 모양을 가진 일종의 지문입니다. 우리 몸의 면역 체계는 나와 다른 조직적합 항원 단백질을 가진 세포를 발견하면 외부의 적으로 인식하고 우리 몸을 지키기 위해 공격하게 됩니다.

이식편대 숙주병이 부정적으로 보일 수도 있지만 기존에 내 면역체계가 공격하지 못했던 잔존 암세포를 공여받은 면역 세포가 공격하는 효과도 있기 때문에 이것은 양날의 검과 같습니다. 이식 편대 숙주 질환의 치료 목표는 심각한 증상이 나타나지 않도록 하며 이식의 유익한 효과를 유지하는 것입니다. 최근에 이식의 발달로 인하여 어느 정도 합병증을 예측할 수 있고 조기에 조절할 수 있는 경우가 많아졌습니다. 특히 잘 계획된 동종 조혈모세포 이식의 경우는 병을 완치시킬 수 있는 기회를 가질 수 있습니다.

림프종의 경우 다양한 항암 요법을 받은 이후에 최종적으로 동종조혈모세포 이식을 선택하는 경우가 많아 동종 조혈모세포 이식 합병증이 동반할 가능성이 높지만 완치를 가능하게 하는 선택 사항으로서 전문가와 충분한 상의가 중요합니다.

Q&A

III

림프종에 대한 치료를 받으면서 하게 되는 질문들

QUESTION

56 림프종과 고형암의 림프절 전이는 어떻게 다른가요?

울산의대 강릉아산병원 혈액종양내과
안용철

우리는 '림프종'이라는 단어 자체를 뉴스나 기사로 많이 접하지만, 림프종이라는 병에 대해 정확하게 아시는 분은 생각보다 적은 것 같습니다. 왜냐하면 위암 또는 간암이라고 하면 암이 어디에 어떻게 생겼는지 바로 머릿속에 떠올릴 수 있지만, 림프종이라고 하면 그 위치와 모양을 쉽게 연상하기 어렵기 때문입니다. 또한, 인터넷이나 주변 사람들의 말을 통해 '암이 임파선(=림프절)로 전이되었다'라는 말에 더 익숙하기 때문에 '림프종'과 '림프절 전이'를 쉽게 구분하기 어렵다고 생각합니다.

앞서 여러 교수님들께서 설명 하셨듯이, 우리 몸에는 제 2의 순환계로 혈관이나 신경처럼 전신에 분포하며 외부 물질로부터 몸을 보호하는 면역 작용에 관여하는 림프계가 있습니다. 간단하게 림프종과 고형암 림프절 전이를 구분해서 설명해드리면 다음과 같습니다. 먼저, 림프계를 구성하는 림프 세포가 악성으로 전환되어 과다 증식하는 종양을 '림프종'이라고 합니다. 다음, 체내 여러 조직으로부터 다양한 물질들이 림프관을 거쳐 림프절로 유입되는 과정에서 각종 고형 장기 암세포가 전이된 상태로 발견되는 경우를 '고형암의 림프절 전이'라고 합니다.

실제로 진료실로 찾아오시는 분들 중에 림프절 전이가 되어 있는 분들이 '림프절에 암이 있다고 하니까 림프종이다' 라고 생각하는 분들이 더러 계십니다. 거꾸로 소장에 덩어리가 있어서 수술을 통해 절제를 받고 암을 진단받으신 분 중에 '나는 소장암으로 진단이 됐구나' 라고 생각했지만 담당 의사가 림프종이라 하니 헷갈린다 하는 경우도 종종 있으십니다. 우리가 흔히 접하는 위암, 폐암, 대장암 등과 같은 고형암은 몸의 표면을 구성하는 상피세포가 암으로 변한 것입니다. 그런데 림프종은 앞서 말씀 드린대로 온 몸을 순환하는 림프계를 구성하는 림프구가 암이 된 것입니다. 예를 들어, 림프구가 온 몸을 순환하면서 떠돌다가 소장에 자리를 잡고 거기에서 악성 종양으로 변하게 되면 그것은 이제 소장에 발견되었지만 소장에 혹을 만든 유래가 림프구라는 혈액세포이기 때문에 림프종이라고 진단하게 되는 것입니다. 반대로, 쇄골 위쪽에 부어 있는 림프절에서 조직검사를 시행하고 이를 현미경으로 봤더니 이 세포의 기원이 폐의 상피 세포였다고 합시다. 이 경우에는 암이 림프절에서 발견되었다고 림프종이라 하지는 않고, 폐암이 림프절로 전이가 되었다고 진단할 수 있겠습니다. 그렇기 때문에 정확한 조직 검사가 매우 중요하겠으며, 그 결과(림프종이냐 아니면 고형암의 전이냐)에 따라 치료 방침과 예후가 달라지게 됩니다.

QUESTION

57 항암 치료 후 입안이 헐고, 배 아프고, 설사가 심하면 어떻게 하나요?

고려의대 고려대학교구로병원 혈액내과
김대식

항암 치료 과정에서 많은 수의 악성림프종 환자들이 입안이 헐고 설사가 심하게 발생하는 경우를 경험합니다. 여러 가지 원인이 있을 수 있지만 대부분의 경우, 구강에서부터 식도, 장까지 연결되는 위장관 점막의 내벽이 항암치료로 인해 손상을 받아 발생하게 됩니다. 손상받은 부위나 정도에 따라 단순 구내염, 구강 궤양, 입마름, 미각의 변화, 잇몸 출혈, 속쓰림, 소화불량, 복통, 설사 흡수장애 그리고 혈변 등의 다양한 증상을 보일 수 있습니다. 이런 점막염이 발생하는 위험도는 여러 가지 복합적인 원인들에 의해 결정됩니다. 사용한 항암제의 종류나 용량 등이 영향을 미칠 수 있는데 림프종 환자들에서 사용되는 약제들 중에서는 독소루비신, 에토포사이드, 메토트렉세이트, 사이타라빈 등의 약제가 대표적입니다. 그 외에도 치료 전 구강 질환의 유무, 영양 상태, 구강 위생 관리의 정도, 호중구 수치 등이 영향을 미칠 수 있습니다.

점막염이 발생한 경우 해당 부위의 통증 및 불편감도 문제가 되지만, 가장 심각한 합병증은 점막 손상으로 인해 감염의 발생 위험성이 높아진다는 점입니다. 항암 치료로 인한 정상적인 점막 장벽의 파괴는 세균, 진균 및 바이러스 감염의 위험도를 상승시키게 되며, 대표적인 감염으로 칸디다 감염과 단순포진 바이러스 감염 등이 있습니다. 이런 감염 합병증은 호중구 수치가 감소되는 시기에 가장 빈번하게 발생합니다. 따라서, 항암치료 후 이런 합병증이 발생하지 않도록 관리하고 예방하는 것이 중요합니다.

예방을 위해 가장 중요한 점은 구강 내 위생관리를 잘 하는 것입니다. 치료 전 구강 상태가 좋지 않은 분은 치료 시작 전 치과 검진을 통해 치료가 가능한 부분을 미리 해결하고 항암치료를 시작하는 것이 좋습니다. 점막염의 치료는 대규모 임상시험을 통해 명백한 효과가 입증된 치료법이 많지 않기 때문에 대부분의 경우 증상조절을 위한 보조적인 치료법들을 사용합니다. 구강 내 청결을 위해 가글을 자주 사용하고, 진통 효과가 있는 연고나 가글을 사용할 수 있습니다. 감염이 의심되는 경우 감염을 치료하거나 예방하기 위해 항생제 사용이 도움이 될 수 있습니다. 통증이 조절되지 않거나 자주 재발하는 경우에는 경구 혹은 주사 진통제를 사용할 수도 있고, 단기간의 스테로이드 치료를 고려할 수도 있습니다. 최근에는 호중구 감소를 최소화하기 위해 예방적으로 페그필그라스팀과 같은 백혈구 촉진제를 사용함으로써 점막염 등의 발생 위험을 낮추기도 합니다. 간혹, 효과가 입증되지 않는 대체요법이나 민간요법을 사용하는 경우가 있는데, 이런 경우 중증 감염을 유발할 가능성이 있으므로 반드시 담당 의사와 상의하시는 것이 좋습니다.

복통과 설사의 경우는 점막염 외에도 다양한 원인으로 인해 유발될 수 있습니다. 악성림프종 환자에서 사용되는 약제 중 빈크리스틴, 레날리도마이드 등의 약제는 변비, 장마비 등을 유발하여 복통을 유발할 수 있으며 반대로 이브루티닙, 리툭시맙, 보르테조밉 등의 약제는 설사를 유발할 수 있습니다. 최근 개발되고 있는 다양한 기전의 표적치료제들도 설사 및 복통을 유발하는 경우가 많습니다. 또한, 예방적 항생제 사용 등의 빈도가 증가함에 따라 클로스트리디움 디피실 감염 등의 빈도가 늘어나고 있으며, 호중구 감소 시기에 세균성 혹은 바이러스성 장염이 발생하기도 합니다.

항암 치료 후 발생한 복통, 설사 등의 치료는 원인과 증상의 중증도에 따라 달라질 수 있습니다. 경증의 경우 수분 섭취 혹은 수액치료, 식이 조절, 그리고 증상 조절을 위한 위장관 조절제, 지사제 등의 사용을 고려하게 됩니다. 그러나, 초기 치료에도 증상이 악화되거나, 심한 복통이 동반된 경우, 발열이 지속되거나 혈압감소, 출혈 등의 동반된 경우는 중증 상태로 판단합니다. 이런 경우 입원하여 원인 감별을 위한 혈액, 영상 검사 등이 필요하고 원인에 따른 적극적인 치료가 필요할 수 있으므로 담당 의사와 반드시 상의하시기 바랍니다. 또한, 원인이 해결되지 않으면 반복될 수 있으므로 증상의 정도에 따라 약제의 감량 혹은 변경이 필요할 수 있습니다.

점막염, 설사 등의 위장관계 합병증들은 중증으로 진행하여 생명을 위험하는 빈도가 높지는 않지만, 항암 치료 과정에서 빈번하게 발생하고 발생하는 경우 환자의 삶을 질을 매우 떨어뜨릴 수 있는 중요한 합병증입니다. 합병증의 치료도 중요하지만 치료 못지 않게 예방이 중요하므로 발생 위험 요소를 이해하고 예방하기 위한 생활 습관을 유지하는 것이 필요합니다. 그리고 합병증이 발생한 경우 담당 의사와 상의하여 증상을 조절하고 추가적인 감염 합병증이 발생하지 않도록 조절하는 것이 필요하다는 점을 명심해야 합니다.

QUESTION

58 항암 치료에 부작용이 없다면 약이 효과가 없는 건가요?

한양의대 한양대학교병원 혈액종양내과
박병배

미만성거대B림프종 4기 이고 항암 2차 하고 곧 3차가 다가오는데요. 남들이 다 겪는다는 부작용이 크게 없어서 정말 다행이지만 한편으로는 항암이 몸에 잘 받고 있는건지가 궁금하네요..탈모는 1차 끝나고 와서 머리 밀었구요. 손발이 아주 조금 저린 정도? 입맛도 없는게 아니라 밥도 잘 먹고 있습니다. 너무나도 평범하게 건강합니다.

환자분이 부작용이라 표현하시는 것이 항암화학요법으로 치료받는 분들의 말씀을 전해 듣고 스스로 비교하시거나 선입관이 작용하여 생기는 주관적인 강약의 차이일 수 있다는 점을 먼저 인지하셔야 합니다. 암질환의 종류에 따라, 같은 질환이라도 질병의 상태에 따라 사용되는 약제가 다르기 때문에 그 독성이 다르게 나타날 수 있고, 환자의 신체적 또는 정신적 상태에 따라 독성을 느끼는 부작용 또한 그 정도를 다르게 느낄 수 있습니다. 따라서 다른 환자분들과 비교하여 판단할 경우에는 본인의 경우가 다른 암환자분들과 비슷한 상황인가를 먼저 확인하셔야 합니다.

모든 항암제는 약제를 투여했을 경우 신체에 해가 될 수 있는 독성이라는 것이 있고 그 독성에 의해 나타나는 신체의 변화를 부작용이라고 합니다. 그리고 부작용은 환자가 어떤 증상을 느낄 수 있는 부작용만 있는 것은 아니고 증상 없이 혈액 검사로만 파악될 수 있는 부작용도 있기 때문에, 항암화학요법 후 본인이 느끼는 불편감이나 증상이 없다고 해서 부작용이 없다고 말할 수는 없습니다. 따라서 이해의 혼선을 피하기 위해 질문에 대한 이후의 답변 설명은 같은 종류의 항암제를 같은 기준 용량으로 치료하였을 때 환자가 중상이나 증후를 경험할 수 있는 부작용인 경우를 전제로 말씀드리도록 하겠습니다.

다른 환자와 비교하였을 때 상대적으로 부작용이 없거나 적은 경우에 치료 효과가 별로 없으면 어떡하지라는 걱정과 불안감은 환자분이 충분히 가지실 수 있는 느낌이며 때때로 림프종을 치료하는 의사들도 그렇게 생각하는 경우가 있습니다. 그렇지만 그것은 그저 느낌일 뿐 의학적 근거가 명확한 것은 아닙니다. 림프종 치료에 사용되는 몇몇 표적치료제와 면역치료제에서는 약제가 가지고 있는 특성 때문에 특정 부작용과 치료 효과의 상관관계가 있다고 알려져 있지만, 대부분의 흔한 림프종에서 초기 치료로 사용되는 일반적인 항암제의 경우에는 피부 부작용과 백혈구 수 감소 같은 골수억제를 제외하고는 그러한 상관관계가 없다고 알려져 있습니다. 피부 부작용과 골수억제 부작용이 치료 효과와 상관이 있다는 것도 치료 과정에서 암조직의 크기와 양이 줄어 드는 정도와 상관이 있다는 것이지 완치율, 재발률, 생존율 같은 치료의 전체적인 성적과는 무관하다고 알려져 있습니다. 오히려 정도가 심한 부작용이 발생한 경우 부작용 자체에 의해 치료가 중단될 수도 있고, 이후의 치료 과정에서 항암제의 용량을 감량하거나 특정 항암제를 제외할 가능성이 있기 때문에 충분한 치료가 되지 않아 치료효과가 떨어질 수도 있습니다.

그래서 다른 환자들과 비교하여 부작용이 적거나 없다고 느끼신다면 '나는 항암제를 잘 견디는 체질이다'라고 먼저 생각하시고 충분하고 효과적인 치료를 잘 받을 수 있다는 긍정적인 생각을 하시기 바랍니다. 실제로 항암화학요법을 받는 환자들이 치료 전에 치료 효과에 대한 긍정적인 마음을 가지고 시작하는 환자가 그렇지 못한 환자들보다 치료성적이 좋다는 근거는 매우 많습니다. 효과적이고 성공적인 치료를 위해서는 치료 과정에서 생기는 부작용을 잘 극복해야하는 문제가 더 중요하지 부작용이 없다고 걱정하는 것은 성공적인 치료에 별로 도움되지 않습니다.

QUESTION

59 항암 치료 이후 혈액수치 감소 시 발생할 수 있는 위험은 무엇이 있나요?

가톨릭의대 여의도성모병원 혈액내과
전영우

항암치료는 림프종을 포함한 악성종양에 널리 사용되는 치료법입니다. 질병 치료에 효과적인 것으로 입증되었지만 여러 가지 부작용을 일으킬 수 있으며 그 중 하나는 혈구수 감소입니다. 항암치료 도중에 영향을 받는 가장 일반적인 혈액세포는 백혈구, 적혈구 및 혈소판입니다. 항암제 투여 후 혈액수치 감소 및 이와 연관된 위험을 이해하면, 진행하고 있는 항암제 유지와 자세한 치료전략에 대한 결정을 내리는데 도움이 될 수 있습니다.

첫째, 백혈구 감소증으로 항암제 투여 후 백혈구 숫자가 감소한 상태입니다. 백혈구는 면역 체계의 중요한 구성 요소이며 감염과 싸우는 데 중요한 역할을 합니다. 백혈구 수가 감소하면 환자가 감염에 더 취약해지고, 감염에 걸렸을 때 치유가 지연될 수 있습니다. 백혈구 감소증의 일반적인 증상으로는 피로감, 무기력감, 미열 등이 있습니다. 심한 경우 백혈구 감소증은 입원 및 심지어 패혈증/감염성 쇼크로 중환자실 치료가 필요할 정도로 나쁜 결과를 초래하도 합니다.

둘째, 빈혈로 이는 적혈구(헤모글로빈) 수가 감소한 상태입니다. 적혈구에는 신체 조직에 산소를 운반하는 역할을 하는 헤모글로빈이 세포 내부에 있습니다. 적혈구 수가 감소하면, 이로 인해 헤모글로빈 수가 감소하게 되어서 빈혈이 생길 수 있으며, 이로 인해 피로, 쇠약, 빠른 맥박, 식은땀 및 숨가쁨이 발생할 수 있습니다. 빈혈은 또한 창백한 피부, 어지러움증 및 두통과 같은 다른 증상을 유발할 수 있습니다. 심한 경우 빈혈은 심근경색, 심부전과 같이 심장질환을 기저질환으로 가진 환자에서는 심장 문제가 급격히 악화되어 입원 위험성의 증가로 이어질 수 있습니다.

셋째, 혈소판 감소증은 혈소판 수가 감소하는 상태입니다. 혈소판은 출혈을 막는데 중요한 역할을 하는 혈액 응고 과정 도중에서 핵심적인 역할을 하는 세포입니다. 따라서, 혈소판 수가 감소하면 경미한 자상이나 부상으로도 출혈과 가벼운 타박상에서도 멍듦이 쉽게 발생하고, 한번 멍든 부위가 오랫동안 해소가 안되고 유지되는 위험이 증가할 수 있습니다. 혈소판감소증의 증상에는 점상 출혈(피부의 작은 빨간색 또는 보라색 반점), 쉽게 멍들기, 베인 상처나 부상 후에 쉽게 지혈이 안되고 오랜 기간 동안의 출혈이 지속되는 증상이 포함될 수 있습니다. 심한 경우에는 혈소판 감소증으로 인해 장기 내부출혈이 발생하고, 이로 인해 입원 위험이 높아질 수 있습니다.

이러한 위험성이 있지만, 모든 환자가 항암제 투여 후 혈구감소 발생하는 것은 아니라는 점에 유의하는 것이 중요합니다. 일부 사람들은 약간만 감소할 수 있는 반면 다른 사람들은 더 큰 감소를 보일 수 있습니다. 항암제 투여 후 혈구 수 변화의 중증도에 영향을 미칠 수 있는 요인에는 연령, 전반적인 건강, 치료 중인 림프종의 유형 및 단계 등이 포함됩니다. 예를 들어, 고령 환자 또는 당뇨, 심장질환 등의 기존 질환이 있는 환자는 항암치료 후 감소된 혈구감소 발생률이 더 많이 발생할 수 있습니다.

따라서, 항암제를 투여받는 환자들은, 혈구 수 감소의 위험을 최소화하기 위해 환자는 균형잡힌 식사, 수분 유지, 충분한 휴식 등 건강을 지원하기 위한 조치를 취하는 것이 도움이 됩니다. 또한 아픈 사람과의 긴밀한 접촉을 피하고 손을 자주 씻고, 외출 시 마스크 착용하거나, 많은 군중을 피하는 등의 감염에 대한 노출을 피해야 합니다. 또한, 항암제 투여하고 발열, 피로, 쉽게 멍이 드는 등의 혈구수 감소과 연관된 증상이 발생 시 주치의에게 알리고, 항암제 투여하고 다음 항암제 투여하기 전 사이에 혈액검사를 해서 감소증 유무를 미리 확인하고 적절한 조치를 받는 것이 중요합니다. 주치의는 항암제 투여 후 혈구감소증이 발생한 경우는 건강을 유지하고 추가 합병증을 예방하는 데 도움이 되는 수혈과 같은 추가 치료를 권장할 수 있습니다. 경우에 따라 항암제 용량을 조정하거나 다른 유형의 보조치료법을 사용하도록 권장할 수도 있습니다. 예를 들어, 백혈구 생성을 촉진하기 위해 백혈구 촉진제나 같은 성장인자 촉진제의 사용을 권장할 수 있습니다.

정리를 해보면,

1) **증상 보고**: 환자는 쉽게 멍이 들거나 점상 출혈 또는 자상이나 부상으로 인한 장기간 출혈과 같은 혈구 수 감소 증상을 즉시 주치의에게 보고해야 합니다.

2) **모니터링**: 항암 투여받는 환자들은 치료 중 및 치료 후에 더 자주 혈구 수를 모니터링하고, 이를 통해 변경 사항을 조기에 감지하고 필요한 경우 신속한 치료가 가능합니다.

3) **감염 예방활동**: 손을 자주 씻고 아픈 사람과의 긴밀한 접촉을 피하고 많은 군중을 피하는 등 감염을 피하기 위해 예방 조치를 취해야 합니다.

4) **특정 약물 피하기**: 비스테로이드성 항염증제(NSAID)와 같은 특정 약물은 출혈 위험을 증가시킬 수 있습니다. 혈구 수가 감소한 적이 있는 경우에는 담당 의사의 지도 감독없이 이러한 약물을 복용하는 것을 피해야 합니다.

5) **건강한 라이프스타일 따르기**: 균형 잡힌 식사를 하고, 수분을 유지하고, 전반적인 건강을 유지하기 위해 충분한 휴식을 취해야 합니다.

6) **고위험 활동 피하기**: 항암투여 후 혈구감소증을 경험한 경우, 부상 및 출혈의 위험을 증가시킬 수 있는 접촉 스포츠와 같은 고위험 활동을 피해야 합니다.

종합해 보면, 항암제 투여 후 혈구감소증은 일반적인 부작용이며 주치의가 증상을 관리하고 합병증의 위험을 최소화하기 위해 자주 외래진료를 통해서 확인하는 과정이 중요하고, 적절한 치료와 모니터링을 통해 대부분의 혈구감소증은 치료가 되고 완전히 회복할 수 있습니다.

QUESTION

60 구토는 예방 가능한지, 멀미와 구토가 계속되는 경우 추가 조절이 가능한지요?

연세의대 원주세브란스병원 혈액종양내과
공지현

항암 치료를 시작할 때 가장 걱정하는 부작용 중 하나가 오심(메스꺼움)과 구토입니다. 다행히, 오심과 구토에 대한 치료법 역시 악성림프종 치료법과 함께 많은 발전이 있었습니다. 10여 년 전 치료할 때와 비교한다면, 오심과 구토로 인한 부작용은 거의 사라졌지요.

오심과 구토는 대부분 약물로 예방이 가능합니다. 항암제 투약 후 얼마나 많은 환자들이 오심과 구토를 경험하는가에 따라, 항암제를 4가지 군으로 나눌 수 있습니다. 오심 구토의 고위험군, 중간 위험군, 낮은 위험군, 매우 낮은 위험군으로 나뉘어지며, 이에 따라 예방하는 약제도 달라집니다. 예를 들어, 림프종에서 가장 흔하게 사용되는 항암 요법인 R-CHOP 혹은 CHOP의 경우, 오심 구토의 고위험군 요법입니다. 예방 약제 없이는 90% 이상의 환자가 구토를 경험하게 됩니다. 따라서 가장 강력한 약물 조합으로 오심 구토를 예방합니다. 항암 전 세로토닌 길항제, 뉴로키닌 길항제 및 스테로이드를 사용하게 됩니다. 이에 대한 약물로는 아킨지오(Akynzeo®–세로토닌 길항제 +뉴로키닌 길항제), 이멘드(Emend®–뉴로키닌 길항제), 알록시(Aloxi®–세로토닌 길항제) 등등 많은 제품이 있습니다. 이러한 약제 조합으로도 오심과 구토를 느낀다면 아직 우리나라에서 허가는 되지 않았지만, 항정신병약제로 사용되었던 올란자핀(Olanzapine), 상품명으로는 자이프렉사(Zyprexa®), 자이레핀(zyrepin®), 뉴로자핀(neurozapine®) 등등을 추가로 사용해 볼 수 있습니다.

예방하는 약제를 사용했음에도 불구하고 항암 이후 오심이 지속되거나 구토가 발생하였을 경우에는 다른 약제를 추가로 사용해 볼 수 있습니다. 흔히 쓰이는 약물은 맥페란®으로 위장관 운동을 촉진하여 항구토효과를 나타냅니다. 위에 음식물이 많이 고여 있을 때 오심과 구토가 유발 될 수 있으므로 위장관 운동을 촉진시키는 다른 약물들도 오심과 구토에 효과가 있을 수 있습니다. 또 다른 약물로는 벤조디아제핀계 계열의 약물이 있습니다. 자낙스®, 아티반®, 바리움® 등등의 신경안정제에 속하는 약물들로, 이 약물을 복용하고 한숨 자고 나면 호전되는 경우가 있습니다.

벤조디아제핀계 약물의 경우 예기 구토를 예방하는 데에도 사용됩니다. 예를 들어 항암제를 맞으러 병원에 오기 전, 병원 건물만 봐도 미식거리기 시작하는 분이 있습니다. 항암제를 맞지 않았음에도 불구하고 심리적인 원인으로 발생하는 오심 구토를 '예기 구토'라고 합니다. 이 경우에는 예민한 신경을 안정시키는 벤조디아제핀계 약물이 도움이 될 수 있습니다.

드문 경우이긴 하지만, 항구토제를 사용했음에도 불구하고 약물에 반응이 없거나 오심 구토가 지속된다면, 항암제가 아닌 다른 원인을 찾아 봐야 합니다. 전해질의 불균형, 뇌병변, 전정기관의 이상, 혹은 장 폐색 등이 원인이 될 수 있습니다. 오심과 구토가 지속되고, 음식을 섭취하지 못할 경우, 이것 만으로 몸의 전해질에 불균형이 올 수 있고, 전해질의 불균형이 생기면, 다시 오심과 구토를 유발하는 악순환이 생길 수 있습니다. 이 경우 혈액검사를 통해 진단을 할 수 있으며, 수액 치료가 도움이 될 수 있습니다. 뇌병변의 경우에는, 한정된 두개골 안에서 암세포가 자라 뇌의 압력이 높아지면 구토를 유발할 수 있습니다. 이러한 경우 뇌압을 낮추는 치료가 필요합니다. 전정 기관은 우리 몸의 평형을 담당하는 기관인데, 전정 기관에 이상이 있으면 멀미하는 것과 같은 증상이 지속됩니다. 이 경우에는 이비인후과 선생님의 도움이 필요할 수 있습니다. 장 마비 혹은 장 폐색이 원인이라면 배가 부풀어 오르면서 식사를 전혀 하지 못하거나, 구토할 때 초록색(노란색)으로 나올 수 있습니다. 이 경우에는 금식하면서 수액 치료를 하거나 위의 압력을 줄여주기 위해 콧줄(L-튜브) 삽입이 필요할 수 있습니다.

항암제로 인한 구토는 대부분 예방이 가능합니다. 항암제 이후 오심과 구토가 발생하였더라도 증상을 낮게 하는 약물을 추가적으로 사용할 수 있으므로 오심과 구토 때문에 항암치료를 두려워할 필요는 없습니다. 그러나 약물에 반응이 없는 오심과 구토가 지속된다면 반드시 주치의와 상의를 하시기 바랍니다. 특히 오심과 구토로 인하여 전혀 음식을 섭취하지 못하는 경우이거나, 구토할 때 녹색물까지 올라온다면 바로 병원에 내원하는 것이 좋겠습니다.

QUESTION

61 림프종은 치료 없이 추적 관찰을 하는 것이 가능한가요?

한국원자력의학원 원자력병원 혈액종양내과
강혜진

일부 림프종 아형에서는 진단 직후 바로 치료를 시작하지 않고 추적 관찰을 하는 것이 가능합니다. 이를 '능동 감시'(active monitoring or active surveillance) 또는 '추적 관찰'(watch and wait; watchful waiting)이라고 합니다. '관찰'(watch)은 규칙적인 진료를 말하며, '추적'(wait)은 환자의 림프종이 증상을 일으키지 않는 한 치료를 시작하지 않는다는 의미입니다. 이와 같은 전략이 가능한 림프종은 진행 속도가 느리고 생존 기간이 길며 완치가 불가능해서 반복적인 재발을 특징으로 하는 저등급(indolent or low-grade) 림프종입니다. 이에 해당되는 아형으로 만성림프구성백혈병/소림프구림프종(chronic lymphocytic leukemia/small lymphocytic lymphoma; CLL/SLL), 소포성림프종(follicular lymphoma)(grade 3B 제외), 변연부 림프종(marginal zone lymphoma), 림프형질세포성림프종(lymphoplasmacytic lymphoma; Waldenstrom's macroglobulinemia)가 있습니다. 이런 아형에 해당되며 진단 시 증상이 없고 림프절의 증식 속도가 느리며 림프종으로 인한 장기 손상(골수, 심장, 폐, 신장 등)이 없다면 추적 관찰을 권유받게 됩니다. 관찰(3~6개월 간격) 도중 증상(체중 감소, 발열, 야간 발한, 식욕 저하, 무력감, 복부 불편감 등)이 생기거나 림프절의 증식 속도가 빨라지거나 주요 장기 손상이 발견되면 치료를 시작하게 됩니다. 일부 경우 치료를 시작하기 전에 조직검사를 다시 시행하기도 합니다.

림프종이 진단됐음에도 불구하고 추적 관찰을 권유받게 되는 경우 여러 가지 이유로 오히려 불안감을 갖게 되는데, '내가 치료를 받기에는 나이가 너무 많아서인지, 내 림프종에 치료법이 없어서인지, 경제적인 이유로 권유하지 않는 것인지' 등의 오해를 하기도 합니다. 앞서 설명드린 것처럼 저등급 림프종은 오랜 기간(수 개월에서 수 년) 림프종으로 인한 증상을 경험하지 않고 일상생활이 가능하기 때문에 치료가 필요하지 않음에도 너무 일찍 치료로 인한 부작용에 노출되지 않도록 추적 관찰을 하는 것입니다. 한편, 관찰 후 나중에 치료를 받는 것이 생존기간에 영향을 주는 것은 아닌지 걱정을 할 수 있습니다. 저등급 림프종은 병리학적 특성상 완치가 불가능하며 반복적인 재발을 일으키는 임상경과를 갖기 때문에 치료가 필요하지 않은 시기에 항암제를 노출시키는 것은 항암제의 내성 및 보험급여 등의 문제를 초래하고 생존기간의 향상에 도움이 되지 않습니다. 즉, 치료가 필요한 시기에 항암치료를 받는 것이 생존기간에 나쁜 영향을 주지 않습니다. 그러므로 담당의사로부터 추적 관찰을 권유받았을 때 그 의미를 이해하고 불안감을 내려 두고 좋은 생활 습관(건강한 식단, 규칙적인 운동, 명상, 금연, 제한된 음주 등)을 만들어가며 일상 생활을 하시기를 추천드립니다.

QUESTION

62 모든 항암 치료에서 머리카락이 다 빠지나요? 그리고 탈모가 되면 어떻게 해야 하는지요?

인제의대 상계백병원 혈액종양내과
손병석

항암치료를 받는 모든 환자분들이 탈모를 경험하지는 않습니다. 탈모는 사용하는 항암제의 종류나 용량에 따라 생기기도 하고 생기지 않기도 합니다. 탈모가 생기더라도 사람마다 탈모의 정도는 달라 어떤 사람은 머리가 가늘어지거나 일부 부분적인 탈모 정도만 경험하기도 하지만, 어떤 사람은 머리카락이 모두 빠지게 되는 완전 탈모를 경험하기도 합니다. 항암치료의 종류에 따라 탈모의 빈도와 심한 정도는 다르겠지만 세포독성 항암화학치료를 받는 분들의 경우에는 대개 60~70% 정도가 탈모를 경험하게 됩니다.

항암치료를 시작하자마자 탈모가 바로 생기는 것은 아닙니다. 대부분의 경우 치료 시작 후 2~3주 사이에 탈모가 시작되어 점차 탈모의 정도가 심해지는 과정을 밟게 됩니다. 드물지만 어떤 분들은 항암치료 이후 수 일만에 탈모가 시작되는 경우도 있고, 어떤 분들은 탈모가 생기기 전에 두피에 가려움증이 생기거나 통증이 선행하기도 합니다. 많은 환자분들이 머리를 감거나 머리를 빗을 때 탈모가 시작하는 것을 알기 시작하고, 때로는 아침에 일어나 베게 주변에 빠져 있는 머리카락을 발견하고는 외모의 변화를 실감하기도 합니다. 항암치료에 의해 머리카락이 가늘어지거나 빠지는 현상은 비단 머리카락에만 국한되는 것은 아닙니다. 신체 다른 부위에 있는 체모에도 동일한 현상이 생길 수 있습니다. 따라서, 탈모가 시작하게 되면 눈썹이나 수염, 그리고 겨드랑이 등에 있는 체모도 함께 빠지기 시작할 수 있습니다.

하지만, 항암치료에 의한 탈모는 영구적인 변화를 가져오지는 않습니다. 드물게 고용량의 항암치료를 받은 경우에 탈모의 회복이 더디거나 어려운 경우도 있기는 하지만, 대부분의 환자분들은 항암치료가 종료하게 되면 다시 머리카락이 자라기 시작합니다. 항암치료 종료 후 6~8주 사이에 머리카락은 다시 자라기 시작하고, 16~24주 사이가 되면 거의 대부분의 환자분들이 탈모에서 회복하곤 합니다. 이전과 동일하게 완전히 회복하는 데는 1년 가까이 시간이 필요한 경우도 있습니다. 새로 나는 머리카락은 때로는 모발의 굵기나 색상이 이전과는 다소 다르기도 합니다. 머리카락 이외 다른 부위에 있는 체모의 경우에도 비슷한 회복 과정을 밟게 됩니다.

모든 항암제가 탈모를 유발하는 것은 분명 아닙니다. 때문에 탈모가 생기지 않는 항암제로 항암치료를 받는 것을 희망하시기도 합니다. 그렇지만, 항암치료를 받는 이유를 생각한다면 치료의 효과를 중시하지 않을 수 없고, 치료 효과를 극대화를 위해서는 어쩔 수 없이 탈모가 생기는 항암제를 포함해야 할 수 있습니다. 세포독성 항암제는 약제의 종류에 따라 탈모를 유발하는 정도가 다른데, 독소루비신, 사이클로포스파마이드, 이포스파마이드, 빈크리스틴, 빈블라스틴, 에토포사이드 등과 같은 약제가 탈모를 흔하게 유발하는 것으로 알려져 있고, 이 약제들 모두 림프종 치료에 흔하게 사용되는 아주 중요한 약제이기도 합니다.

사실 탈모라는 것 자체는 심대한 건강상의 변화는 아니어서, 환자분이 아닌 일반인들에게는 크게 중요하지 않게 생각될 수도 있습니다. 그렇지만, 항암치료 중 발생하는 외모의 변화, 신체적인 변화는 꽤 많은 환자분들에게 심리적인 위축을 가져오기도 하고, 이러한 변화에 대한 걱정으로 항암치료를 포기 또는 거부하고자 하는 마음을 가지게 되는 경우도 있습니다. 또한, 달라진 외모에 대해 우울해 하거나, 부끄러워 다른 사람에게 보여 주기 싫어 인간관계에 변화가 오는 등 환자분의 삶의 질에 심대한 영향을 미치기도 합니다. 따라서, 환자분에게는 항암 치료하는 동안 발생하게 되는 일시적인 탈모에 대해 잘 받아들이고 극복하는 마음가짐을 가질 수 있도록 가족 또는 주변 사람들의 격려와 지지가 필요하기도 합니다.

탈모를 줄이기 위한 몇몇 노력들이 있기는 했지만, 실제 탈모를 완전히 예방할 수 있는 특별한 방법이 있는 것은 아닙니다. 오히려 탈모는 일시적으로 발생하고 지나가는 현상으로 받아들이는 것이 좋습니다. 그렇지만, 탈모가 발생하는 동안 탈모에 대한 관리 방법을 몇 가지 소개하여 볼 수는 있어 항암치료 받는 동안 기억하고 따라하여 보는 것이 좋겠습니다. 탈모를 최소한으로 줄이기 위해 머리카락을 조심스럽게 다루는 것이 좋습니다. 가능하면 자극이 적은 샴푸를 사용하고 너무 자주 머리를 감는 것은 좋지 않습니다. 그리고 머리카락과 두피가 건조하여 지지 않도록 관리하고 헤어 드라이기와 같이 머리카락이 건조해지거나 두피에 열을 가하는 기기는 피하는 것이 좋습니다. 빗질은 부드럽게 하고, 두피에 자극을 줄 수 있는 파마나 염색은 피하는 것이 좋습니다. 머리카락이 긴 것보다는 짧게 유지하는 것이 관리나 심리적인 안정감에 더 도움이 될 수 있고, 탈모가 된 두피가 햇볕에 장시간 노출되지 않도록 적절한 모자나 스카프 등으로 외출 시 햇볕으로부터 보호하는 것이 도움이 될 수 있습니다.

항암치료 중 발생하는 탈모는 일시적인 현상이며 탈모에 의한 심리적인 불안감과 불편감으로 위축되지 않는 것이 중요합니다. 탈모에 의한 심리적인 변화나 불안감이 치료에 방해가 되지 않도록 주변 사람들에게 이를 적절히 표현하고 공감하며 항암치료에 집중할 수 있도록 하는 것이 중요합니다.

QUESTION

63 방사선 요법은 어떤 경우에 받게 되나요?

국립암센터 혈액암센터 혈액종양내과
이은영

혈액암의 한 종류인 림프종은 다른 혈액암과 비슷하게 기본적으로 전신 항암치료를 원칙으로 하지만, 방사선 치료가 단독으로 쓰이거나 혹은 전신항암치료에 추가로 적용되는 경우가 있습니다. 림프종에서 방사선 치료가 적용되는 경우는 크게 5가지로 나누어 볼 수 있습니다.

첫째, 병변의 크기가 작고 몸의 한 곳에만 국한되어 있거나 부작용과 치료 효과의 이득과 손해를 따져볼 때 전신항암치료보다는 국소방사선 치료가 적절한 경우입니다.

병변의 크기가 손톱 크기 정도로 작아서 아직 전신으로 퍼지지는 않았다고 판단되는 경우, 고령이나 지병으로 인해 구토, 탈수, 기력 저하, 장기 기능 저하 등의 전신항암치료를 견디기 어려운 경우에 고려할 수 있습니다. 경우에 따라 병변의 크기가 조금 더 크더라도 한 곳에 국한되어 있고 방사선 치료 효과가 좋을 것으로 예상되는 타입의 림프종에도 적용해 볼 수 있습니다.

둘째, 방사선 치료와 전신항암치료를 함께 사용하는 경우입니다.

병기가 1, 2기, 즉 코와 턱 림프절 한두 개 정도로 병변이 많지 않고 가까이 붙어 있는 초기 NK-T세포 림프종에서는 방사선 치료를 먼저 시행하여 항암제 감수성을 높여서 전신항암치료의 효과를 더 크게 하는 동시항암화학방사선요법을 고려해 볼 수 있습니다. 방사선 치료를 처음부터 하기에는 병변이 크고 여러 곳인 경우에는 항암치료를 먼저 2주기 정도 시행해서 병변을 줄이고 방사선 치료를 해서 병변을 더 줄인 후 항암치료를 추가로 2주기에서 4주기 정도 더 시행하여 확실한 치료 효과를 유도하기도 합니다.

셋째, 병변이 10 cm 이상으로 크거나 진행도가 높아 전신항암치료만으로는

치료 효과가 충분하지 않을 수 있어 방사선 치료를 추가하여 치료 효과를 공고하게 다지는 경우입니다.

병기가 높지 않더라도 초기에 병변 크기가 주먹 크기 이상 큰 상태에서 진단되는 경우 전신항암치료 완료 후 CT나 PET과 같은 영상 검사에서 병변이 보이지 않더라도 초기 병변이 작았던 경우보다 재발 위험성이 높습니다. 혹은 영상 검사에서 병변이 충분히 작아지고 다른 곳으로 퍼지지는 않았지만 아직 작게 남아 있는 경우가 있습니다. 이 경우 치료 효과를 공고하게 유지하기 위해 추가 방사선 치료를 시행해 볼 수 있습니다.

넷째, 병변이 급격히 커지며 통증이나 마비 등의 심각한 증상을 일으켜 이 증상들을 빠르게 완화시키고자 하는 경우입니다.

천천히 자라면서 심각한 불편 증상을 야기하지 않는 림프종들도 있지만 림프종 중 가장 많은 타입인 미만성 거대 B세포 림프종을 비롯하여 여러 타입의 림프종들이 빠르게 크기를 키우면서 진행하는 경우가 많습니다. 이 경우 심한 통증을 야기하기도 하고 척수 신경을 눌러 하지 마비 증상을 일으킬 수도 있고, 두개골 안 뇌에서 생길 경우 이로 인한 신경마비 증상을 일으킬 수도 있습니다. 빠르게 자라는 림프종들은 대개 전신항암치료나 고용량 스테로이드 치료에 잘 반응하기 때문에 증상이 금방 완화되는 경우가 많습니다. 그러나 드물게 치료에 반응하지 않거나, 환자의 현 상태가 전신항암치료를 바로 시작하기 어려운 경우 방사선 치료로 문제가 되는 병변을 줄여 급한 불을 끄고 후속 치료를 이어갈 수 있습니다.

다섯째, 조혈모세포이식에서 이식전처치요법으로 몸 안의 남아 있을 수 있는 암세포를 확실하게 사멸시키고자 하는 경우입니다.

전신항암치료 이후 재발한 림프종이거나, 아직 재발하지 않았지만 재발 확률이 높은 경우 자가조혈모세포이식 혹은 동종조혈모세포이식으로 치료하기도 합니다. 조혈모세포이식 시에는 이식전처치 요법이라고 하여 몸 안의 암세포를 최대한 없애기 위해 전신항암치료나 전신방사선 치료를 시행합니다. 모든 이식 환자가 전신방사선 치료의 대상이 되는 것은 아니며, 질병 타입이나 환자의 지병, 전신 건강 상태 등 여러 변수들을 고려하여 이식전처치요법이 결정됩니다.

전신항암치료의 결정이 환자들마다 여러 요소들을 고려하여 개인별로 세밀하게 조금씩 달라지듯 방사선 치료의 적용 결정도 일률적으로 이루어지기 어렵습니다. 방사선 치료는 장점도 있지만 항암화학치료와 마찬가지로 구역, 구토, 기력 저하, 방사선을 받은 부위의 피부 변화, 심폐기능이나 뇌기능 등의 장기 기능 저하 같은 부작용이 따를 수 있습니다. 따라서 혈액종양내과 전문의, 방사선종양학과 전문의와 함께 신중하게 논의하여 시행 여부, 시행 시점, 방사선량이나 횟수를 결정해야 합니다.

QUESTION

64 방사선 치료의 부작용으로는 어떤 것들이 있나요?

성균관의대 삼성서울병원 방사선종양학과
오동렬

두 군데에 간격을 두고 퍼져 있는 암세포 때문에 방사선 치료를 할 경우, 암세포 사이의 정상세포에도 방사선이 영향을 끼칠 수 있어 부작용이 우려된다는 이야기를 들었습니다. 방사선 치료로 인해 정상세포에 생기는 부작용과 암세포가 감소/소멸하는 효과 중 어느 것이 더 클까요?

방사선 치료는 방사선에너지를 암세포에 조사해서 암세포를 제거하는 치료법입니다. 이 때 사용하는 방사선에너지는 흔히 엑스선이지만, 최근에는 양성자 혹은 중입자와 같은 입자선을 이용하기도 합니다. 방사선 치료기기는 이러한 방사선에너지, 즉 엑스선 혹은 입자선을 만들어서 정확하게 환자의 암 부위에 전달하는 의료 장비이고, 환자는 이러한 방사선 치료기기를 통해 외부에서 몸 안의 암세포를 향해 방사선을 조사받게 됩니다. 암세포 덩어리에 방사선을 조사하면 필연적으로 그 주위를 둘러싸는 정상 장기들은 투과되는 방사선의 영향을 받고, 특히 암세포 덩어리와 매우 가깝게 위치한 정상 장기는 암세포에 조사되는 방사선량과 거의 같은 선량이 조사되어 방사선에 가장 많은 영향을 받을 수밖에 없습니다. 이렇게 정상 장기에 조사되는 방사선이 일으키는 여러 영향들로 인해 방사선 치료의 부작용이 발생합니다.

림프종 방사선 치료 후 어떤 부작용이 나타나는지 얼마나 심하게 나타나는지는 결국 방사선조사범위에 포함되는 정상 장기가 어떤 것인지, 그리고 그 장기들이 방사선량을 얼마나 받는 지에 따라 달라집니다. 방사선조사범위와 방사선량은 림프종이 어디에 위치하고 있고, 림프종 세포가 어떤 종류인지, 치료의 목적이 어떤 것인지에 따라 달라집니다. 또한 정상 장기 마다 부작용이 나타나는 견딤 선량이 모두 다릅니다. 예를 들어 근육이나 뼈는 구강 점막이나 위장관 점막에 비해 방사선 견딤 선량이 높은 편입니다. 정상 장기에 조사되는 방사선량이 많고, 조사 범위가 넓고, 정상 장기의 견딤 선량이 낮은 경우는 부작용이 심하게 나타나고, 그 반대의 경우에는 경미한 부작용을 겪게 됩니다. 또 이러한 부작용은 시기가 다르게 나타납니다. 방사선 치료 중 혹은 치료 종료 후 얼마 지나지 않은 시간에 발생하는 급성 부작용과 방사선 치료 중에는 괜찮다가 치료 종료 후 적어도 수개월 혹은 수년 후에 나타나는 만성 부작용이 있습니다.

흔히 방사선 단독 요법 치료를 받는 눈의 결막에 생긴 저등급 림프종의 경우를 예로 들어보겠습니다. 이 경우 림프종이 있는 눈의 결막 부위에 방사선을 조사합니다. 주위에는 수정체, 망막, 눈물샘, 눈 주위 피부, 눈썹, 속눈썹 등이 있습니다. 치료 범위 안에 이러한 정상 장기의 일부 혹은 전체가 포함됩니다. 저등급 림프종을 치료할 때 필요한 방사선량은 고등급 림프종에 비해 적고, 림프종이 아닌 다른 암에 비하면 절반 이하의 정도의 선량밖에 되지 않습니다. 먼저 치료 중 급성 부작용은 결막염으로 인한 눈의 불편감, 충혈, 건조감, 눈 주위 피부의 붉어짐 등이 생길 수 있습니다. 다만 조사되는 방사선량이 적기 때문에 이러한 증상은 경미하게 나타납니다. 눈썹 및 속눈썹이 빠질 수도 있지만 영구적으로 빠질 정도의 고선량을 받지는 않습니다. 만성부작용으로 눈물샘이 일부 영향을 받을 수 있어 치료 종료 후 안구 건조증이 생길 수 있으나, 역시 선량이 높지 않아 심한 건조증이 발생하는 경우는 드뭅니다. 조사되는 선량이 망막의 견딤 선량보다는 충분히 낮아서 만성 부작용으로 시력 저하가 나타나는 경우는 매우 드뭅니다. 하지만 수정체는 방사선에 제일 예민한 부위이기 때문에 매우 적은 선량으로도 수년의 시간이 지나면 백내장이 나타날 수 있습니다. 그래서 필요한 경우에는 이러한 수정체에 조사되는 선량을 줄이기 위해 수정체 차폐물을 사용하기도 합니다. 이처럼 조사 범위와 선량에 따라 방사선의 부작용이 나타납니다. 눈의 결막 림프종을 치료하고 있는데, 입안이 헐거나 속이 쓰리는 증상 등은 나타나지는 않습니다. 방사선 치료의 부작용은 매우 솔직한 편입니다. 어디가 조사되었는지 얼만큼이나 조사되었는지에 따라 이를 예측할 수가 있습니다. 물론 모세혈관 확장성 운동실조 증후군이라는 유전병을 가진 사람처럼 방사선에 매우 민감해서 치료를 진행할 수 없는 경우도 있지만 매우 드뭅니다.

또 한 가지 예를 들어 보겠습니다. 종격동에 발생하는 호지킨 림프종 혹은 비호지킨 림프종의 경우 대개 항암치료 종료 이후에 공고 요법으로 방사선 치료를 시행하는 경우가 있습니다. 이 경우엔 방사선 치료 범위에 폐, 식도, 심장 그리고 여자의 경우 유방 부위가 포함될 수 있습니다. 많은 경우 치료 중에는 피로감, 앞가슴 부위의 피부 붉어짐 외에 급성 부작용이 심하게 나타나지는 않습니다. 식도 부위가 방사선 치료범위에 포함될 경우 음식을 삼킬 때 불편감 혹은 통증으로 나타나는 식도염이 발생할 수도 있습니다. 또한 방사선 치료 종료 후 조사된 범위 안에 포함된 폐에 방사선폐렴이 나타날 수 있으나, 방사선량이 적고 대개는 포함되는 부위도 매우 제한되어 있어 증상이 전혀 없고 단지 전산화단층촬영(CT)에서만 관찰되는 경우가 많습니다. 이처럼 급성 부작용으로 환자들이 고생하는 경우는 별로 없습니다. 하지만 종격동 부위 치료 시 중요한 것이 만성 부작용입니다. 대표적으로 심장에 조사되는 방사선으로 인한 심장질환 및 여성의 경우 유방암과 같은 이차암의 발생이 있습니다. 심장질환은 수년 혹은 수십년 후에 다양한 형태의 심장질환으로 나타날 수 있는데 방사선이 심장부위에 넓게 조사되고, 많은 선량이 조사될 때 발생 위험이 높아집니다. 다행히 최근에는 세기조절방사선 치료 혹은 양성자치료 등을 통해 심장에 조사되는 방사선을 많이 낮출 수 있어 이러한 위험이 이전에 비해 많이 감소하고 있습니다. 이차암도 마찬가지로 방사선 범위가 넓을수록 조사되는 선량이 높을수록 위험이 증가합니다. 여성의 경우 수년 혹은 수십년 후에 방사선을 조사받지 않는 일반인에 비해 유방암의 발생 위험이 증가합니다. 때문에 정기적으로 검진을 통해 조기 발견할 수 있도록 하는 것이 중요합니다. 최근 방사선 치료기술의 발전으로 다양한 방법을 통해 조사 범위와 조사량을 낮추고 있어 위험도는 감소하고 있습니다.

이처럼 방사선 치료 부작용은 조사 범위와 선량에 따라 다양하게 나타날 수가 있고 시기별로 다르게 나타날 수 있습니다. 하지만 이러한 부작용의 위험도에 비해 방사선 치료를 통해 림프종을 완치시킬 수 있고, 항암치료와의 병합을 통해 생존율을 증가시키고 재발률을 감소시키는 등 치료 효과가 부작용의 위험도에 비해서 더 크기 때문에 림프종을 치료 방침을 결정할 때 방사선 치료가 필요한 경우 적절하게 사용하는 것이 중요합니다. 세기조절방사선 치료, 양성자치료와 같은 더 발전된 기술을 통해 정상장기에 조사되는 방사선 범위와 선량을 점점 더 낮출 수 있어 치료효과를 더욱 높이고 부작용을 줄일 수 있습니다. 방사선 치료는 조사되는 범위와 방사선량에 따라 부작용이 많이 달라지므로 자세한 내용은 반드시 담당의사에게 자세히 설명 듣는 것이 중요합니다.

QUESTION

65 손가락 끝이 저리고, 손톱 색깔이 변하는데 어떻게 하죠?

가톨릭의대 은평성모병원 혈액내과
김병수

림프종에 대해 항암치료 중인 많은 환자분들이 손발가락 저림, 부은 듯한 느낌, 단추 채우기와 같은 미세한 손가락 움직임에 어려움을 호소합니다. 이러한 변화의 의학적 이름은 말초 신경병증입니다. 이름에서 알 수 있듯이 환자의 말초 신경, 즉 척수에서 손발의 끝까지를 연결하는 신경에 손상이 발생한 것으로 몇 가지 항암제, 비타민 부족, 오래 조절되지 않은 당뇨 등이 원인이 될 수 있습니다. 말초 신경병증은 일반적으로 원인이 되는 항암제를 반복하여 투여받으면 손가락 또는 발가락 끝부분부터 감각이 무디어지고 저린 느낌으로 시작하여 따갑고 찌르는 듯한 통증으로 진행할 수 있으며 단추 채우기, 젓가락질, 버튼 누르기 등 미세한 움직임에 어려움을 느끼기도 합니다. 대부분 이런 증상이 한두 달에 걸쳐 서서히 진행하지만 드물게는 항암제 투여 직후에 갑작스럽게 심한 증상을 보이기도 합니다. 일반적으로 감각 신경이 영향을 가장 많이 받고 다음이 운동 신경이지만 드물게 자율 신경도 손상을 받아 변비 또는 복통, 배뇨 곤란, 기립성 저혈압 등의 증상을 보이기도 합니다. 말초 신경병증이 있는 환자분들은 발의 감각이 무디어져 발을 헛디디거나 일어날 때 어지러워 넘어질(낙상) 위험이 높습니다. 낙상은 골절 등의 중대한 합병증으로 이어질 수 있으므로 이에 대해 주의는 아무리 강조해도 지나치지 않습니다.

비슷한 증상을 보이지만 구별해야 할 다른 원인들도 있습니다. 말초 혈관에 혈액 순환이 좋지 않거나, 척추 디스크가 원래 위치에서 빠져 나와 말초 신경을 누르는 경우에도 말초 신경병증과 비슷한 증상을 보일 수 있으나 이 경우에는 침범된 한쪽 손 또는 발에만 증상이 나타나는 반면 항암제에 의한 말초

신경병증에서는 양손 또는 발의 끝부분부터 대칭적으로 증상이 나타나는 것이 다릅니다. 오랫동안 과도한 음주를 계속하거나 당뇨가 조절되지 않은 채 지낸 분들도 항암제에 의한 말초 신경병증과 동일한 증상을 경험할 수 있습니다. 환자 여러분께서 손발 저림을 호소하신다면 담당 의사 선생님께서는 우선 혈관 질환이나 척추 디스크 등의 다른 질환이 원인인지를 판단하여 만약 그렇다면 혈관외과나 신경외과 등에 진료를 의뢰하실 겁니다. 과도한 음주 또는 당뇨 합병증 등이 원인일 것으로 의심된다면 이에 대한 교정이 우선 필요할 수도 있습니다. 담당 의사 선생님께서는 환자 여러분에게 최근 투여된 항암제 중에서 말초 신병병증을 초래할 수 있는 약제가 있는지를 파악하고 해당 약제가 림프종의 치료에 어느 정도로 중요한지를 평가하여 투여 양을 줄이거나 중단할 수 있는지를 판단하실 겁니다.

일반 항암제 중에서 말초 신경병증을 일으킬 위험성이 높은 약물은 다음과 같습니다.

- 시스플라틴, 카보플라틴 및 옥살리플라틴을 포함한 백금 기반 약물
- 빈블라스틴, 빈크리스틴 및 빈데신을 포함한 빈카 알칼로이드
- 파클리탁셀 및 도세탁셀을 포함한 탁산 약물
- 메토트렉세이트와 같은 항대사제

표적 항암제 중 말초 신경병증 위험이 높은 약물은 다음과 같습니다.

- 보르테조밉(벨케이드)
- 탈리도마이드

많은 연구에도 불구하고 항암제에 의한 말초 신경병증을 예방할 수 있는 효과적인 방법은 발견되지 않았습니다. 일부에서 비타민 B, 비타민 E, 오메가 3 등의 건강보조제, 침술 등의 전통 의학이 항암제 말초 신경병증의 예방과 치료에 도움이 된다는 주장이 있지만 이를 뒷받침할 만한 객관적인 증거가 부족하여 권고되지 않습니다. 만약 환자 여러분께서 이러한 방법에 관심이 있다면 잠재적인 위험성과 림프종 치료에 대한 영향에 대해 반드시 담당 의료진과 상의하시기를 바랍니다. 항암제 말초 신경병증에 대한 치료제로는 듈록세틴이

라는 약제가 어느 정도 효과가 있음이 인정되고 있으며 가바펜틴 또는 프레가발린이라는 약제도 근거는 다소 약하지만 과거부터 많이 처방되고 있습니다. 이 3가지 약제가 현재 가장 주된 치료제라고 할 수 있으며 삼환계 항우울제 등의 약제도 부분적으로 사용되고 있습니다. 이러한 약제의 효과는 환자마다 말초 신경병증을 초래한 원인 항암제에 따라 다르게 나타날 수 있어서 일반화하기 어려운 면이 있습니다. 일반적으로 원인 약제를 중단하고 한두 달이 지나면 저린 통증이 서서히 완화되지만 원인 항암제에 따라서는 오래 가는 경우도 있기 때문에 궁금하신 점은 담당 의료진에게 문의하십시오.

환자 여러분께서 일상 생활에서 불편함을 완화하고 부상을 예방하는 데 도움이 되는 몇 가지 방법이 있습니다.

- 손과 발을 따뜻하게 유지하십시오.
- 가능하면 부드러운 운동을 하십시오.
- 발에 잘 맞는 보호용 신발을 착용하고 피부에 베이거나 부러진 부분이 있는지 정기적으로 발을 검사하십시오.
- 뜨거운 물을 사용할 때 주의하십시오. 물이 얼마나 뜨거운지 느끼지 못하고 화상을 입을 수 있습니다.
- 요리할 때나 손으로 도구를 잡고 작업할 때에는 보호할 수 있는 장갑을 사용하십시오.
- 손톱 깎을 때 다치지 않도록 조심하세요.
- 낙상을 방지하기 위해 바닥을 어수선하지 않게 치우시고 현기증이 날 때는 천천히 일어납니다.
- 섬유질을 충분히 섭취하고 수분을 충분히 섭취하여 변비를 예방하십시오.

QUESTION

66 술, 담배, 커피는 중단해야 하나요?

원광의대 원광대학교병원 혈액종양내과
심혁

술, 담배, 커피는 많은 분들이 가장 즐겨 찾는 기호품들이면서 건강과 관련해 많은 관심을 갖는 것들입니다. 저도 개인적으로 커피향을 즐깁니다. 평소 건강에 무관심하던 분들도 림프종처럼 큰 병을 진단받으면, 자신의 생활습관 등을 돌아보면서 병의 발병과의 연관성에 관심을 가지게 되며 치료와 관련해서 이들의 사용에 대한 의문을 갖는 경우가 많습니다. 그 중 흔하게 갖는 질문 역시 술, 담배, 커피 등의 기호품의 사용에 대한 것입니다.

국제암연구소 분류에 따르면 술과 담배는 사람에게 암을 유발하는 것으로 알려져 있으나, 커피는 사람에게 암을 유발하는 것에 대한 명확한 분류가 이루어지지 않은 범주에 포함돼 있습니다. 이 연구소에 의하면 림프종의 원인으로 밝혀진 것들 중에는 술, 담배, 커피는 포함돼 있지 않습니다. 여기까지 읽으신 애연가 혹은 애주가 분들은 안심을 하셨을지 모르겠습니다만 림프종과 관련된 더 많은 이야기들이 있습니다.

우선 담배에 대해 알아보겠습니다. 국제암연구소에서는 흡연은 림프종을 유발하는 원인으로 밝히고 있지 않습니다만 이는 연관이 없다는 이야기는 아닙니다. 많은 연구에서 흡연이 림프종의 발병 원인이 된다는 보고가 있습니다. 특히 소포 림프종, T세포림프종과 호지킨 림프종에서 좀 더 연관이 높은 것으로 알려져 있습니다. 물론 흡연이 림프종의 발병과 연관이 없다는 보고도 있습니다. 그렇지만 한 가지 확실한 사실은 흡연이 림프종의 발병을 막아준다는 보고는 없습니다. 또한 요즘 많이 사용되는 전자담배도 림프종의 발병을 증가시킨다는 보고가 있으며, 간접흡연 역시 림프종의 발병을 증가시킬 수 있습니다. 림프종으로 진단을 받으신 분들은 주로 항암치료와 방사선 치료를 받습니다. 흡연은 암의 발병 외에도 폐와 심혈관계 등 신체의 대부분에 좋지 않은 영향을 끼칩니다. 항암제나 방사선 역시 신체 여러 기관에 다양한 영향을 끼치게 됩니다. 따라서 흡연은 항암치료나 방사선 치료를 어렵게 만들거나 합병증의 발생을 증가시킬 수 있으며, 치료의 효과를 감소시킨다는 보고도 있습니다. 또한 흡연은 면역계에도 나쁜 영향을 끼친다는 보고도 있습니다. 이런 여러 가지 이유로 인해 흡연은 림프종 환자의 생존율에 나쁜 영향을 끼친다고 할 수 있습니다. 암을 진단받은 후 금연을 하신 분들은 치료와 연관된 부작용의 발생이 줄어 들 수 있고 치료 효과도 좋아질 수 있어서 결과적으로 생존율에도 좋은 영향을 끼칠 수 있습니다. 여기까지 읽으신 분들 지금 가지고 계신 담배를 휴지통에 버리셨죠? 여러분 가족들의 걱정이 아닌 여러분의 결심이 필요한 순간입니다.

술에 대해서 말씀드리겠습니다. 음주 역시 사람에게서 암을 유발하는 물질입니다. 와인 한두 잔이 심장병에 도움이 된다는 프랑스 역설(French Paradox)처럼 맥주 한두 잔이 림프종 발병에 도움이 된다는 보고가 있는가 하면, 음주가 소포 림프종 등의 림프종의 발병을 증가시킨다는 보고도 있습니다. 저는 진료 중에 음주에 대해서 물어 보시는 분들께 "술을 딱 한 잔만 마시고 잔을 엎어 놓고 더 드시지 않을 자신이 있으신 분만 드세요." 라고 말씀드립니다. 여러분은 이렇게 하실 자신이 있으신가요? 호지킨 림프종 환자의 일부에서 소량의 음주만으로도 임파선 부위에서 통증이 발생되는 분들이 계십니다. 이런 분들은 술 한 잔으로도 통증이 생길 수 있습니다. 술은 소변량을 증가시켜서 탈수를 유발하며, 술을 마시면 일부 영양성분의 흡수가 저하되기도 하고 애주가들은 고른 영양섭취를 하지 않는 경향이 있습니다. 여러 가지 항암제의 대사가 간에서 이루어지며 술은 간기능에 나쁜 영향을 미치기 때문에 술은 항암제의 부작용을 증가시킬 수 있습니다. 이런 여러 이유로 음주는 림프종 환자의 생존율에 나쁜 영향을 줍니다.

이제 커피에 대해 살펴보겠습니다. 커피와 림프종의 연관성에 대한 많은 연구에서는 직접적인 연관이 없다는 보고가 있습니다만 에스프레소의 나라인 이태리에서의 한 연구에서는 하루 네 잔 이상의 커피 섭취가 림프종 특히 소포 림프종의 발병과 연관이 있다는 보고도 있습니다. 커피와 림프종과의 연관성에 대해서는 확실히 말씀드리기는 어려울 것 같습니다. 과유불급(過猶不及)이란 말을 떠올려 보길 권유드립니다.

이 글을 읽으실 분들 모두 힘든 치료를 잘 이겨내시고 꼭 완치되시길 기원드립니다. 림프종을 이겨내고 완치가 되신 분들은 두 번째 암의 발병의 위험성에 노출돼 있습니다. 앞에서 설명 드린것처럼 술과 담배는 발암물질입니다. 이 점 꼭 기억하시고 완치 이후에도 술과 담배를 멀리 하셔서 건강하고 행복한 삶을 즐기시길 바랍니다.

QUESTION

67 영양제, 한약 등을 먹는 것이 도움이 될까요?

이화의대 이대목동병원 혈액종양내과
문영철

림프종을 진단받고 치료를 시작하게 되어서 어떻게 먹어야 할지 고민이 되어서 의료진에게 질문하면, 보통은 식사에 특별한 제한은 없고, 적절한 양의 균형적인 식사를 권장하며, 충분한 단백질 섭취를 강조합니다. 하지만, 림프종을 진단받고 항암 치료를 시작해야 한다고 하면, 본인도 이 상황을 잘 견뎌내기 위해 건강을 더 챙겨야 할 것 같은 생각이 들고, 주변에서도 잘 챙겨주고 싶고, 염려되는 마음으로 이런 저런 영양제와 건강보조식품 및 한약을 권해주는 것이 현실입니다. 그렇다면, 영양제, 한약 등을 먹는 것이 림프종 치료에 도움이 되는지 알아봅시다.

제일 중요한 것은 성분과 부작용을 정확히 알 수 없는 건강보조식품 및 한약은 피해야 한다는 사실입니다. 이러한 식품 중 일부는 장기간 복용할 경우, 간과 신장에 부작용을 유발할 수 있습니다. 항암제는 아무리 순하다고 하여도 독성을 유발할 수 있는 약물이기 때문에, 간기능, 신장기능에 문제가 발생하면 그 투약이 지연되거나 중단될 수 있습니다. 그 결과, 적절한 항암제 투여 시기를 놓치게 되거나, 정확히 알 수 없는 항암제와의 상호작용으로 부작용이 발생하거나 항암제의 효과를 감소시킬 수 있습니다. 그러므로 성분을 잘 알 수 없는 민간요법 혹은 간에 영향을 주는 인삼, 홍삼, 약초, 엑기스 제형, 가물치, 흑염소 등을 달인 물 등은 항암치료가 진행되는 동안에는 복용하지 않는 것이 좋습니다. 암치료에 효능이 있다고 알려진 일부 버섯류 및 약초들, 열대지역 혹은 야생에서 나는 과일이나 식물 등은 그 부작용이 더 크게 나타날 수 있습니다.

영양제는 암을 낫게 하지는 않지만, 일부 비타민제 및 영양제는 치료 및 회복에 도움이 되기도 합니다. 비타민 D는 항암 비타민으로 알려져 있습니다. 최근 연구들은 여러 암에서 비타민 D가 생존 향상에 도움이 된다는 것을 증명하고 있으며, 림프종과 비타민 D와의 연관성에 대한 연구들도 지속적으로 이루어지고 있습니다. 아직은 제한적이지만 최근까지 진행된 몇몇 연구에서는 비타민 D의 증가가 림프종을 예방 및 치료에 긍정적인 방향으로 작용할 수 있음을 시사하기도 하였습니다. 비타민 D는 피부가 태양에 노출될 때 합성되기도 하고, 연어, 고등어, 청어 같은 기름진 생선, 달걀 노른자, 유제품에 풍부하게 들어 있습니다. 영양제로 복용할 때에는 성인의 경우 우리나라의 식품의약품안전청의 권장량은 하루 200~400 IU, 상한은 2400 IU입니다. 그러나 신장 기능이 저하되어 있는 경우는 주의하여야 하므로, 주치의 선생님과의 상의 후 복용량을 정해야 하겠습니다. 비타민 C는 항산화 효과를 가져, 몸의 면역세포의 역할이 상승하게 하는 역할을 하는 것으로 알려집니다. 비타민 C가 림프종의 치료에 긍정적인 영향을 주는지에 대한 연구들도 이루어졌으나, 그 결과는 상반된 결과들이 도출되어, 아직은 그 효과에 대해 결론을 내기는 어렵습니다. 따라서 비타민 C가 암환자의 수명을 늘리는지에 대해서는 더 구체적인 연구결과가 있어야 하지만, 항암치료가 진행되는 동안 좋은 컨디션을 유지하기 위해 보충하는 것은 좋을 것 같습니다. 성인의 경우 우리나라 하루 권장량은 70 mg이며, 고용량(1일 1,000~3,000 mg)을 복용하는 경우에는 비타민 C의 대사로 생성되는 다량의 수산염으로 신장결석이 생길 수 있어 주의해야 합니다.

최근 체내의 장내 유익한 세균인 프로바이오틱스, 특히 유산균에 대한 관심이 높습니다. 유산균의 효능은 면역력을 증진시키고 장 건강을 개선하는 것으로 알려져 있어, 유산균 복용에 부작용이 없으면, 복용하는 것에는 문제가 없을 것으로 여겨집니다. 하지만, 항암 치료 중이거나 조혈모세포 이식 등의 치료를 하는 기간이라면 골수 억제가 생길 수 있고 면역력이 감소할 수 있으므로, 이 시기에는 날로 먹는 음식과 유산균 음식은 피하는 것이 좋습니다. 날음식과 유산균을 피해야 하는 이유는 치료로 면역력이 떨어져 있기 때문에, 생고기, 생선, 야채, 과일 등에 있는 세균이 체내에 침투하기 쉬우며, 유산균도 부작용을 유도할 수 있기 때문입니다. 특히 생굴, 회와 같은 날 해산물은 치명적인 감염증을 유도할 수 있습니다.

암을 치료하는 특별한 식품이나 영양소는 없으며 균형 잡힌 식사로 좋은 영양상태를 유지하는 것이 중요합니다. 그러기 위해서는 충분한 에너지와 단백질, 비타민 및 무기질을 공급할 수 있는 식사를 섭취해야 하며, 이는 여러 가지 음식을 골고루 먹음으로써 가능합니다. 그러나 항암치료를 하는 동안 구역, 구토 등으로 식사량이 부족할 경우, 간식과 영양보충음료(그린비아, 뉴케어, 엔커버 등) 보충으로 부족한 단백질과 열량을 보충할 수 있으며, 필요시 종합비타민과 같은 영양제의 도움을 받을 수 있습니다. 그러나 간단한 비타민 혹은 건강보조식품도 병원에서 투여가 진행되는 약제의 부작용을 유발하거나 그 효과를 감소시킬 수 있으므로 건강기능 식품을 복용하고자 할때에는 반드시 담당 의료진과 상의한 후에 복용하는 것이 좋겠습니다.

QUESTION

68 완전반응 이후 추적을 하자고 하시는데 어떻게 하게 되나요?

국립암센터 혈액암센터 혈액종양내과
엄현석

림프종 항암치료가 끝나고나면 반응평가를 하게됩니다. 치료가 성공적으로 이루어져 영상검사에서 종양이 사라지면 완전반응이라고 합니다. 완전반응이 오게 되면 추가 치료없이 외래에서 추적관찰을 하게 되는데 주로 중점적으로 확인하는 사항이 질환의 재발, 치료 후 남아 있는 치료 관련 부작용, 전체적인 건강 상태 등입니다.

추적관찰 기간에는 정기적인 검사를 하게 되는데, 검사의 종류는 신체 검진, 혈액검사, 컴퓨터단층촬영(CT), 양전자방출촬영술(PET), PET CT, 자기공명영상(MRI) 등의 영상검사 중에서 필요한 검사를 선택하여 정기적으로 외래에서 검사를 시행하게 됩니다.

림프종의 종류에 따라서 추적간격이나 검사 종류가 달라질 수 있습니다. 재발 위험이 높은 공격형 림프종(광범위큰B세포림프종, 버킷 림프종, 말초T세포림프종, NK/T림프종 등)으로 치료받은 경우 재발은 주로 3년 이내에 일어날 수 있으므로 치료 종료 초기에는 1년에 3~4회 정도 자주 방문하다가 기간이 경과할수록 방문 횟수가 적어지게 됩니다. 5년 이후에는 재발이 매우 적게 되어 완치되었다고 보고 추적관찰이 종료되는 경우도 있으나 일반적인 건강검진을 위해 이후에도 내원하게 되는 경우도 있습니다. 천천히 진행하는 소포림프종과 같은 저등급의 림프종으로 치료 받고 완전반응이 된 경우는 5년 이후에도 재발할 수 있어 평생 추적관찰이 필요합니다. 외래 방문 사이의 간격도 공격형 림프종보다는 길고 검사 내용에서 영상 검사를 더 적게 할 수 있고 5년이 지난 이후에도 지속적으로 병원을 방문하게 됩니다.

컴퓨터단층촬영(CT), 양전자방출촬영술(PET CT) 등 영상 검사의 경우 재발여부 확인을 위해 필요한 검사이지만, 검사 시에 약간의 방사선 노출 위험이 있어 적절한 간격으로 시행하는 것이 좋으며, 무조건 자주 검사를 자주 받는 것이 좋은 것은 아니어서 검사의 득실을 따져 검사를 받는 것이 중요하겠습니다.

또한 추적관찰 동안에 질환 및 치료 과정에서 발생할 수 있는 신체증상(무기력, 피로, 통증 등)과 정신신경학적 문제, 장기 기능 이상, 그리고 드물게 이차성 암종 등에 대한 평가 및 치료가 이루어지게 됩니다.

QUESTION

69 우울한 기분이 많이 듭니다. 도움을 받을 수 있는 방법이 있을까요?

국민건강보험 일산병원 종양혈액내과
장명희

림프종과 이에 대한 치료는 우울감을 증가시킵니다. 많은 인자들이 림프종 치료 전, 치료 중, 치료 후에 환자들의 우울감에 영향을 미칩니다. 림프종 종류, 병기, 증상의 중등도, 정신과적 과거력, 동반질환 및 주변 환경들이 이에 해당합니다.

최근 연구(Dana-Faber Cancer Institute, ASH Annual Meeting and Exhibition, 2022)에 의하면 림프종으로 진단된 환자의 56%에서 불안, 27%에서 우울감이 관찰되었다고 합니다. 이러한 증상을 가진 환자는 그러한 증상이 없는 환자들에 비해 삶의 질이 저하되는 결과를 초래할 수 있습니다.

림프종 치료 자체도 아래의 감정을 유발할 수 있지만 처음 2가지 혹은 나머지 중 3개 이상일 때는 우울증을 의심해 볼 수 있습니다. 이러한 증상이 2주 이상 지속되고 일상생활의 심각한 저해가 발생할 때는 주치의와 상의가 반드시 필요합니다.

1. 스트레스를 받거나
2. 거의 하루 종일 슬프거나 절망적이거나, 죄책감, 무가치함을 느낄 때
3. 이전에 즐겼던 활동에 관심이 떨어질 때
4. 식사 패턴의 변화
5. 몸무게 증가 혹은 감소
6. 수면 패턴의 변화(잠을 못 자거나 쉽게 깨거나 너무 많이 잘 때)
7. 거의 매일 피로감을 느낄 때
8. 집중력, 기억력, 판단력 저하
9. 죽음, 자살에 대한 생각

10. 우울감과 조증의 감정기복

우울증은 심각한 병이기도 하지만 또한 치료 가능한 병입니다. 대부분의 우울감을 느끼는 환자들은 병 치료 과정 및 병 경과를 이해하면서 우울감이 해소될 수 있습니다. 일단 환자 스스로 우울감은 나약함의 표현이 아님을 인지하고 외부에 도움을 요청하는 것이 훨씬 상황을 극복하기 쉽습니다. 환자 개개인의 우울감은 다양하게 표현될 수 있으며, 이로 인해 치료는 다양한 접근이 필요합니다.

이러한 경우 주치의와 정신과 진료에 대한 상의가 필요하며 일반적으로 암병원 소속 정신과 의사에게 진료를 받을 수 있습니다. 우리나라 대부분의 암병원에는 정신과 의사가 상주하며 주치의와 상의하여 진료를 받는 것이 도움이 됩니다.

우울감이 있는 경우 환자들이 자신의 감정을 이야기하도록 격려해야 하며, 환자의 저하된 기분에 당황하지 말고 모든 상황에 대한 이해와 지지를 통해 환자가 희망을 잃지 않도록 노력해야 합니다. 환자 본인뿐만 아니라 보호자도 긴 간병생활로 인해 우울감을 호소할 수 있으므로 가족치료나 그룹치료를 실시하는 것도 도움이 될 수 있습니다.

상담, 우울증 약제 또는 둘 모두가 필요할 수 있으며, 가족, 친구, 같이 치료받은 동료 그룹의 지지도 도움이 됩니다. 이와 함께 심리적 안정을 위해 치료일기를 쓰거나 종교 활동을 하는 것도 도움이 될 수 있으며 가벼운 스트레칭이나 운동을 통해 자신감을 얻고, 긴장감을 풀어주는 것도 좋은 방법입니다.

QUESTION

70 운동은 꼭 해야 하나요? 어떤 운동이 도움이 될까요?

순천향의대 서울병원 종양혈액내과
김경하

걷기 운동 중 족저근막염 증상으로 걷는 양을 줄이고 웨이트 위주의 운동을 해도 될까요? 아직 손발도 힘이 안들어가고 다리도 힘이 없으신데 항암 끝나신 분들은 어떤 운동으로 관리 하셨나요?

림프종 환자라고 해서 운동을 피하고 쉬기만 해야 한다고 생각할 필요는 없습니다. 항암치료를 할 때 또는, 치료가 다 끝나고 나서도 마찬가지입니다. 기본적으로 몸 상태가 가능한 한도 내에서 규칙적인 운동을 하고 이상적인 체중을 유지하는 것은 림프종 치료에 도움이 됩니다.

항암치료를 시작하면 많은 환자들이 입맛이 없고, 기운도 없고 우울한 기분이 드는 시기를 겪게됩니다. 이럴 때 몸을 움직이는 운동이 도움이 될 수 있다는 것은 언뜻 생각해 봐도 이해가 갑니다. 좀 더 자세히 의학적인 관점에서 이야기를 해 보자면, 적당한 운동은 신체 능력을 유지하고 혈액 순환을 증가시켜 치료 합병증을 낮추는데 도움을 줄 수 있습니다.

예전부터 권장해 온 운동은 유산소 운동이며, 걷기, 자전거 타기, 에어로빅, 맨손체조 등을 무리하지 않는 선에서 "약간 힘들다" 고 느끼는 정도로 하는 것을 추천합니다.

하지만 최근에는 예전보다 운동 강도를 조금씩 더 높이는 것에 대한 긍정적인 연구 결과들이 나오고 있어 암환자의 운동에 대한 인식이 조금씩 바뀌고 있습니다. 외국의 일부 연구를 예로 들어보면, 1주일에 3~7회, 한 번에 30~60분, 중간 강도 이상의 운동을 하는 것이 항암치료를 하는 환자에게서 좋은 영향을 끼쳤다는 연구 보고가 있습니다. 또 다른 연구에서는 항암치료를 하면서 이런 운동요법을 병행하였을 경우 항암치료를 끝까지 완료하는데 도움이 되고 재발을 막는데도 도움이 되었다고 보고하였습니다.

이와 같이 림프종 환자가 항암이 끝난 이후 또는 항암치료 도중에 운동을 열심히 하는 것은 여러모로 도움이 많이 된다고 할 수 있겠습니다. 그러나 항암치료 중 운동을 하는데 있어서 주의할 점도 있고 어떤 경우에는 운동을 하는 것이 오히려 위험할 수 있으니 아래와 같은 경우 운동을 주의하고 담당의사와 상의를 할 필요가 있습니다.

– 열이 있거나 감염이 있는 경우
– 목, 허리, 다리 통증이 발생하는 경우
– 가슴 통증, 호흡곤란 등이 발생하는 경우
– 어지럼증이 있거나 기력이 없어서 균형을 잡기가 어려운 경우
– 팔, 다리 부종이 심한 경우
– 항암치료 후 구역/구토로 탈수증상이 있을 경우

그 외에도 백혈구 수치가 낮은 경우는 체육관, 헬스장 등 사람들이 많은 장소에서 운동하는 것을 피하는 것이 좋습니다. 또한 뼈에 암이 있는 경우 무리한 근력 운동은 골절 위험을 증가시킬 수 있음을 고려해야 합니다.

환우들의 개별 질문

1. 걷기 운동 중 족저근막염 증상이 생겨 걷는 양을 줄이고 웨이트 위주의 운동을 해도 될까요?
   – 항암치료하는 환자에 대한 자료로 유산소 운동에 대한 소개가 많고 유산소 운동의 대표적인 예로 걷기운동을 많이 소개하는 것은 사실이지만 최근에는 근력 운동 또한 중요하다는 연구가 보고되고 있습니다. 그러니 족저근막염으로 힘든 상황에서 무리하게 걷기 운동을 하기보다는 몸에 무리가 안 가는 선에서 웨이트 운동을 하는 것은 좋은 선택인 것 같습니다.

2. 아직 손발도 힘이 안들어가고 다리도 힘이 없으신데 항암 끝나신 분들은 어떤 운동으로 관리 하셨나요?

  – 림프종 항암치료를 마치고 나면 항암치료 부작용 중 하나인 말초신경병증으로 손, 발이 저리고 힘이 없는 증상이 흔히들 나타납니다. 그리고 이런 증상을 꽤 오래가는 경우도 많지요. 이런 경우 무리하지 않는 선에서 조금씩 시간을 늘려가면서 걷기 운동 등의 유산소 운동부터 먼저 시도해 보시기 바랍니다. 말초신경병증으로 손이 심하게 저린 경우 미세운동기능 향상을 위해 바둑알 집기, 콩 집기 등의 훈련을 하는 것도 도움이 될 수 있습니다.

QUESTION

71 임상시험이란 무엇인가요?

계명의대 동산병원 혈액종양내과
도영록

요즘 진료를 하다 보면 젊은 환자나 보호자들의 경우 현재 이 병원에서 진행되고 있는 임상시험이 어떤 것이 있나 하고 묻는 경우를 가끔 경험하게 됩니다. 그만큼 임상시험이 치료를 받는 환자들에게 익숙한 단어가 되었음을 의미하는 것이라 생각이 듭니다.

임상시험이란 임상시험용 의약품의 안전성과 유효성을 증명할 목적으로 해당 약물의 약동학, 약력학, 약리학 및 임상적 효과를 확인하고 이상반응을 조사하기 위하여 사람을 대상으로 실시하는 시험 또는 연구를 말합니다.

임상시험은 1상부터 4상의 형태가 있습니다.

1상 임상시험은 안전성을 집중 검사하는 시험으로 약물을 안전하게 투여할 수 있는 용량과 인체 내 약물 흡수 정도 등을 평가하는 단계로 시험약을 최초로 사람에게 적용하는 단계입니다. 건강한 지원자 또는 약물에 따른 적응증 환자를 대상으로 부작용 및 약물의 체내 동태 등 안전성 확인에 중점을 두고 시험을 실시합니다.

2상 임상시험은 시험 약물의 적응증을 탐색하고 최적 용량을 결정하는데 초점을 맞추고 있습니다. 약물의 효과와 부작용을 평가하고 유효성을 검증하는 단계이며 대상 질환 중 조건에 부합되는 환자를 대상으로 3상 임상 시험에 돌입하기 위한 최적 용법, 용량을 결정하는 단계의 임상 시험입니다.

3상 임상시험은 다수의 환자를 대상으로 약물의 유효성을 확인하고 신약의 유효성이 어느 정도 확립된 후에 대규모(최소 수백 명에서 수천 명) 환자를 대상으로 장기 투여시의 안정성 등을 검토하고 확고한 증거를 수집하기 위한 임상 시험입니다. 시판허가를 얻기 위한 마지막 단계의 임상 시험으로 비교대조군과 시험처치군을 동시에 설정하여 효능, 효과, 용법, 용량, 사용상의 주의사항 등을 결정하게 됩니다. 통상적으로 현재 표준요법으로 알려진 치료 방법과 새로운 신약의 효과를 비교해 보는 임상시험을 3상 시험으로 생각해 볼 수 있습니다. 그래서 3상 시험이 성공적으로 마치게 되면 판매가 가능하게 됩니다.

4상 임상시험은 시판 후 안전성 및 유효성을 검사하는 시험입니다. 신약이 시판 사용된 후 장기간의 효능과 안전성에 관한 사항을 평가하기 위한 시험으로 시판 전 제한적인 임상시험에서 파악할 수 없었던 부작용이나 예상하지 못했던 새로운 적응증을 발견하기 위한 연구가 실시되며 이를 시판 후 조사(Post Market Surveillance)라고 합니다.

진료실에서 만나는 주치의가 치료방법을 선택하기 위해 참고로 하는 지침 자료(NCCN guideline 등)을 보면 임상시험에 적합한 환자에게는 임상시험이 가장 먼저 권고되는 치료법으로 기록이 되어 있습니다. 임상시험의 치료법을 적용하기 위해서는 선정 및 제외 기준을 만족해야 하는 까다로움이 있지만 그 기준을 만족할 수 있다면 환자에게 좋은 치료 방법을 제시할 수 있고 이를 통해 새로운 좋은 치료법을 다른 환자에게도 적용시킬 수 있는 근거 자료를 만들 수 있다는 임상시험의 장점이 있습니다. 임상시험은 윤리적 기준을 만족해야 하며, 환자에게 적용을 할 수 있도록 각 기관별 평가위원회를 통과해서 진행되는 시험 방법이어서 환자들이 우려할 수 있는 부분은 해결이 되어 있는 치료 방법임을 인지하시고 진단이 되고 나서 치료방법을 결정하기 위해 주치의와 상담을 할 때 대상이 될 수 있는 임상시험이 있는지 한 번 문의해 보는 것도 환자 및 보호자에게 도움이 될 수 있을 것으로 생각합니다.

QUESTION

72 임상시험 참여를 추천받았습니다. 어떻게 하는 것이 좋을까요?

고신의대 복음병원 혈액종양내과
이호섭

임상실험은 시작하기 전 환자에게 제공하는 정보량이 너무 적어 확신이 서지 않는데, 임상실험을 추천하시는지요?

임상연구 참여를 추천받으셨다면 그 연구가 어떤 연구이고 환자분에게 필요 적절한지를 먼저 확인해 보시는 것이 좋겠습니다. 모든 임상연구는 환자와 보호자들이 어떤 연구인지를 알 수 있도록 동의서 설명문이 있습니다. 해당 연구의 연구 책임자와 연구간호사에게 요청하시면 자료와 함께 설명도 들으실 수 있습니다. 만약 환자의 치료가 국가에서 정한 급여기준에 해당하는 표준치료를 받을 수 있는 상황이고, 그 임상연구가 그런 표준치료를 포함하면서 임상약을 제공하는 연구라면 환자분은 해당 질환의 표준 치료를 받으시면서 효과가 입증된 새로운 약제를 제공받을 수 있는 기회가 되기 때문에 임상 연구에 참여하는 것은 환자분에게 도움이 되는 좋은 기회가 될 수 있을 것입니다. 한편 환자분이 표준치료에 준하는 여러 가지 치료를 받은 상황이고 현재 더 이상의 국가에서 제공하는 급여 기준에 해당하는 적절한 치료가 부재한 상황에서 임상연구를 통해 어느 정도 효과가 입증된 새로운 약제(임상약)를 제공받을 수 있다면 이 또한 더 이상 효과적인 치료 방법이 없는 상황에서 환자분에게는 새로운 치료의 기회가 주어지는 것이므로 좋은 대안이 되리라 생각됩니다.

일반적으로 환자분들이 임상연구 참여를 고민하시는 이유는 임상약이 환자를 대상으로 실험하는 것이 아니냐라는 선입견 때문에 고민이 많으실 거라 생각됩니다. 하지만, 환자분들이 접하게 되는 임상연구들은 대부분 2상 또는 3

상연구를 진행하는 임상연구들이 대부분이며 이런 임상연구에 사용되는 임상약들은 먼저 그 약제의 부작용과 효과를 평가하고 어느 정도 안정성을 입증한 약들을 대상으로 하기 때문에 실험의 대상이 된다는 생각은 안 하셔도 될 것 같습니다. 다만, 임상약들마다 가지는 독성 및 부작용이 다양하기 때문에 연구에 참여하기 전에 이부분에 대해 충분한 설명을 들으시고 연구 참여를 결정하시면 되겠습니다.

최근 림프종 환자들을 위한 새로운 치료제들이 많이 나오고 있고 그에 따라 임상연구들이 많아서 환자분들이 임상연구에 참여할 수 있는 기회도 많아지고 있는 추세입니다. 연구들마다 시험되는 임상약제들이 다르고 목적들도 다양하기 때문에 임상연구를 추천받으셨다면 그 연구가 어떤 연구인지 자세히 알아보시고 환자에게 도움이 되는 부분이 있다면 연구 참여는 환자분에게 좋은 기회가 될 수도 있을 것입니다.

QUESTION

73 내게 가능한 임상시험을 알아보는 방법이 있을까요?

순천향의대 부천병원 종양혈액내과
박성규

최근 암환자에 대한 임상시험(연구)은 다른 어느 분야보다 활발하게 이루어지고 있습니다. 일부 암환자에서 기존 항암치료법의 임상 성적이 기대에 미치지 못하는 사실을 반영하기도 하지만, 한편으로는 많은 새로운 치료제들이 연구되고 있고 앞으로 더 좋은 치료법들이 빠르게 개발되고 있다는 희망을 갖게 합니다.

혈액종양학 분야는 다른 분야에 비하여 임상시험을 통해 얻어진 결과를 바탕으로 새로운 치료약이나 치료법이 표준치료법으로 인정되는 과정이 매우 빠른 편입니다. 이를 통해 암 치료가 한 걸음 한 걸음 앞으로 가다 보면, 언젠가는 모든 암환자가 암을 극복할 수 있는 시대가 다가올 것이라고 기대합니다.

식품의약품안전처 및 국가 임상시험 지원재단의 정기 보고를 통해 지난 몇 년 사이에 임상시험 승인건수가 지속적으로 증가하고 있음을 알 수 있습니다. 승인 현황을 효능 군별로 분석해 보면 암 치료제 개발을 위한 항암제 임상시험이 가장 많았습니다. 이는 전체 임상시험의 38.1%를 차지하며, 5년 연속 가장 높은 비율을 나타냈습니다. 임상시험의 진행 형태를 기준으로 보면 여러 국가가 참여하는 다국가 형태(72.6%)가 가장 많았으며, 다음으로 국내에서만 진행되는 경우(27.4%)가 많았는데, 다국가 형태가 거의 3배나 많아서 항암제 개발을 위한 다국가 임상시험의 조기 진입이 증가하고 있고, 이로 인하여 국내 환자의 치료기회가 확대되고 있다고 할 수 있습니다. 작용 기전별로는 특정 표적인자만을 선택적으로 공격하는 항암제인 표적항암제를 이용한 임상시험이 가장 많았으며, 증가폭이 높았습니다. 다음으로 면역체계를 이용해 암세포를 선택적으로 공격하는 면역항암제를 이용한 임상시험이 뒤를 이었습니다. 이런 작용 기전을 고려할 때 일부 특성을 가지고 있는 환자에게만 항암효과를 기대하고 있기 때문에 관련 임상시험은 계획서를 작성하는 단계부터 시험 대상자를 구체적인 기준을 바탕으로 정하고 있습니다. 따라서 동일한 병명에도 불구하고 세부적인 종류 및 암의 특성에 따라 제한된 범위의 환자에게만 임상시험에 참여할 기회를 제공하고 있고, 모든 환자에게 임상시험에 참여할 기회를 제공하지는 않는다는 사실을 알 수 있습니다.

임상시험에 대한 정보는 다양한 통로를 통해 얻을 수 있습니다. 그러나 전문의와 일반인 사이에 접근할 수 있는 권한에 차이가 있으며, 실제 환자나 그 가족이 정보를 얻을 수 기회가 제한적입니다. 국내에서 진행하고 있는 절대 다수의 림프종 관련 임상시험이 대한혈액학회 림프종연구회를 중심으로 수행되고 있습니다. 이 연구회에 대다수의 혈액종양 전문의가 참여하고 있어 관련 분야의 전문의로 회원이라면 림프종연구회를 통하여 참여 가능한 임상시험에 대한 정보는 손쉽게 얻을 수 있습니다.

그 외에 임상시험의 정보를 얻을 수 있는 방법으로 1) 의약품 통합 정보 시스템인 '의약품 안전나라(https://nedrug.mfds.go.kr/index)'에서 임상시험정보검색을 통하여, 혹은 2) 환자의 진료가 진행되고 있는 각 의료기관의 IRB(연구심의위원회, 의학연구윤리심의위원회, 임상연구심의위원회, 생명윤리위원회 등의 다양한 명칭을 가지고 있으나 동일한 역할)에 문의를 하거나, 3) 한국혈액암협회 임상정보의 참고 등이 있습니다.

임상시험에 참여할 조건이 잘 갖추어져 있는지 여부를 알기 위해서는 환자 관련 상세한 임상정보가 필요합니다. 또한, 임상시험 참여에 따른 이득 및 위험의 평가에서 환자에게 유리할지 여부를 분석하는 것 역시 전문적인 분야이기 때문에 임상시험 관련 많은 정보를 바탕으로 전문가의 신중한 판단이 필요합니다. 참여 가능한 임상시험을 알아보는 것도 좋지만 임상시험 참여에 따른 위험을 넘는 이득이 예측되는 임상시험을 합리적인 기준으로 판단하는 것이 더 중요합니다. 따라서 환자에 대한 임상정보를 잘 알고 있는 주치의와 상의를 통하여 참여 가능한 임상시험을 추천받는 것이 가장 바람직하겠습니다.

QUESTION

74 입맛이 많이 떨어지는데 어떻게 해요?

이화의대 이대목동병원 혈액종양내과
박영훈

림프종의 치료는 주로 서로 작용기전과 독성이 다른 약제를 조합하는 복합항암화학요법이 표준으로 사용하고 있습니다. 이러한 치료과정을 통해 림프종 환자들에게 골수기능저하로 인한 감염, 출혈 및 빈혈의 위험이 높아지고 탈모, 구내염 및 피로 등의 증상이 발생할 수 있습니다. 또한 오심, 구토, 식욕감소와 같은 위장관계 부작용도 환자들이 흔히 호소하게 됩니다. 식욕부진은 항암화학요법 후 일반적으로 많이 나타나는 부작용으로 항암제로 인한 메스꺼움, 구토, 불쾌감, 미각변화 및 질병으로 인한 불안감 등 많은 요인들에 의해 발생합니다.

입맛이 떨어지는 경우, 식사시간에 구애받지 말고, 먹고 싶을 때 먹도록 합니다. 가능한 식사시간을 서두르지 말고 필요하다면 식사 사이에 간식으로 죽이나 미음을 먹을 수 있습니다. 평소에 좋아하는 음식을 먹거나, 음식 형태에 변화를 주어 메뉴를 다양하게 만들어서 식사를 하는 방법도 있습니다. 평소와 달리 식사 시간이나 장소 및 분위기를 바꾸는 것도 식욕을 올리는 데 도움이 될 수 있습니다. 식사량이 적은 경우 뉴케어, 메디웰, 그린비아 등 고열량 고단백질의 소화되기 쉬운 영양보충음료를 활용하는 것도 좋은 방법입니다. 미각 이상으로 인해 단맛과 짠맛에 둔감하고, 쓴맛에 민감할 수 있습니다. 이러할 경우 불쾌한 맛을 일으키는 음식은 중단하고 보기 좋고 냄새가 좋은 음식을 준비합니다. 고기 맛이 싫다면 생선, 계란, 두부나 유제품으로 변경합니다. 육류 조리 시 향이 좋은 양념류나 새콤달콤한 소스를 사용합니다. 금속 식기류보다는 플라스틱 식기를 사용하는 것이 쓴맛을 적게 느끼게 하는데 도움이 될 수 있습니다.

식사와 더불어 충분한 수면을 유지하는 것이 필요하며, 스트레스를 줄이는 방법이나 운동을 포함여여 전체적인 건강을 관리하는 것도 도움이 될 수 있습니다. 만약 계속해서 식욕부진이 지속되거나 악화되는 경우 통증, 변비 등 다른 유발요인이 있는지 확인하는 것이 필요하며 담당의사와의 상담을 통해 진단 및 치료를 받는 것이 좋겠습니다.

QUESTION

75 동반질환 (간, 신장, 폐질환 등) 이 있는 경우 항암 치료를 받을수 있나요?

성균관의대 삼성서울병원 혈액종양내과
최대호

아버지는 만 62세이시고 폐섬유증이 있으십니다. 3년째 큰 이상없이 관리중이신데 미만성거대 진단을 받으셨습니다. 항암치료를 받으셔도 괜찮으신걸까요?

항암치료의 경우 여러가지를 감안하여 치료를 하게 됩니다. 그 중에서도 주요 장기에 영향을 주는 정도의 동반질환은 항암치료 용량 결정에 있어서 중요한 고려사항이 됩니다. 대부분의 약물은 각종 장기에서 대사가 되어, 간으로 배출되거나, 신장으로 배출되게 됩니다. 때문에 간기능과 신장기능은 모든 약물을 사용하는데 있어서 우선적으로 고려해야 할 사항이라고 할 수 있습니다. 항암제 역시 일반적인 약물과 같이 간기능과 신장기능을 주로 고려하게 되며, 해당 약물이 주로 배설되는 장기의 종류와 환자 본인의 잔여 장기 기능에 따라서 항암제의 용량 결정을 하게 됩니다. 실제로, 항암제의 약물 정보에는 약동학적인 약물 프로필과 환자의 간기능과 신장기능에 따른 용량 감량 지침이 제공되어 있어 주로는 이에 따라서 항암제 용량 조절을 해 투여를 하게 됩니다. 따라서, 일부 장기기능 부전이 있다고 하더라도, 용량을 감량하는 방법으로 장기에 부담을 덜 주어 장기기능을 보존하면서 치료를 도모해 볼 수 있습니다.

기본적인 장기기능에 따른 약물의 용량 조절은 위와 같이 하게 되는데, 그 밖에도 기저질환과 연령, 그리고 일상생활 수행능력 정도를 고려해 치료하게 됩니다. 질문처럼, 아버님의 연세가 만 62세이고, 안정적인 폐섬유화증을 가지고 있는 상황이라면, 기저질환만 보았을 때는 2~5년 정도의 기대여명을 생각해 볼 수 있고, 때에 따라서는 폐이식 역시 고려 가능한 연세이기 때문에 적극적으로 치료를 받는 것이 좋을 것이라 판단됩니다. 또한, 미만성 거대 B세포 림프종 같은 경우 치료하지 않으면 1년 내에 사망할 수 있는 빠르게 진행하는 질환이라서, 폐섬유화증으로 주어진 기대여명보다 치료를 하지 않는 림프종으로 주어지는 기대여명이 더 짧기 때문에, 전반적인 기대여명이 짧아지게 됩니다. 이러한 점들을 충분히 고려해 보았을 때, 질문과 같은 경우라면, 항암치료를 받으시는 것이 좋을 것으로 생각됩니다. 하지만, 예를 들면 이뇨제로 조절되지 않는 복수를 가진 진행한 간경화나, 좌심실 구혈률이 낮은 심부전과 같은 기대여명이 1년 이하인 기저질환과 더불어 좋지 않은 일상생활 수행능력을 가지고 있는 환자분들의 경우에는, 항암제가 오히려 독약이 될 수 있어 이러한 경우 치료를 권해드리지는 않습니다.

또한, 약물 자체의 독성이 주로 영향을 주는 장기 역시 고려사항이 될 수 있습니다. 일례로, 미만성 거대 B세포 림프종의 경우 doxorubicin이 치료에 있어서 아주 중요한 역할을 하게 되는데, doxorubicin의 경우 누적용량에 따른 심장독성이 잘 알려져 있는 약물입니다. 때문에, 심장기능이 부족한 경우 보다 더 면밀하게 관찰을 하면서 치료하는 것이 중요하다고 할 수 있겠습니다. 질문과 같이, 폐와 같은 장기에 기저질환이 있는 경우에는, 폐손상을 일으킬 수 있는 약물에 대한 고려가 중요하겠습니다. 모든 약물이 폐손상을 일으킬 수는 있으나, 대표적으로는 bleomycin이나 mitomycin-C와 같은 항암제 들이 특히 더 폐손상을 일으키게 되는데, 미만성 거대 B세포 림프종에서 사용하는 약물은 위와 같은 약물과는 다르게 폐손상을 일으키는 경우가 많지 않아서 호흡기내과와 협진하에 폐기능을 면밀히 관찰하면서 치료를 진행하는 것이 가능합니다.

종합하면, 동반질환의 심각도와 그에 따른 기대여명, 연세, 일상생활 수행능력 등을 기반으로 항암치료 가능 여부를 판단하게 되며, 치료가 가능하다고 판단되는 경우 약물 용량 조절이나 종류 변경을 통해 기저질환으로 약해진 장기들의 기능을 보존하고 관찰하면서 치료를 이어 나갈 수 있겠습니다.

QUESTION

76 재발 방지를 위해 일상생활에서 주의해야 할 것이 무엇일까요?

(공기청정기, 식기살균기가 필요하나요?)

부산의대 양산부산대학교병원 혈액종양내과
정기선

림프종의 재발 방지를 위해 일상생활에서 주의해야 할 점에 대해서는 따로 임상 연구를 통해 이득을 증명한 생활 습관은 사실 없습니다. 상식적인 문제일 수 있으나 정상인들을 포함하여 모두 건강하게 여기는 습관인 금연 및 금주, 영양적으로 균형적이고 규칙적인 식사, 적절한 수면 시간 유지, 정기적인 운동 및 일상생활 활동 유지, 적정 체중을 유지하는 것이 림프종의 재발을 포함하여 다른 암의 발병 방지에도 긍정적인 영향을 줄 것이라고 되어 있습니다. 균형적인 식사를 하는 환자라면 영양 섭취를 더 하기 위해 비타민, 미네랄, 한약 등 건강 보조를 위해 특별히 더 섭취해서 도움이 되는 것은 없다고 되어 있습니다.

사실 상기의 건강한 생활 습관을 꾸준히 유지하는 것도 일상 생활에서는 어려울 때가 많습니다. 이보다 더 많은 주의할 점을 생각해서 환자나 보호자가 이에 대해 얽매이고 불안한 상태로 살아간다면 이는 오히려 스트레스 관리에는 더 좋지 못합니다. 스트레스는 만병의 근원이고 림프종을 포함한 암의 발생에 영향을 끼칠 수 있으므로 긍정적인 마음가짐을 유지하고 스트레스를 적절히 관리할 수 있도록 하는 것이 필요하겠습니다.

림프종에 대한 치료 후 완전 관해 반응 상태를 유지하면 재발 여부를 확인하기 위해 검사를 주기적으로 시행하게 됩니다. 정기적인 검사 일정 외에 재발을 의미하는 증상 변화 등이 감지되면 빨리 의료진과 상의해 보는 것이 중요하겠습니다. 의외로 일상생활 중에 이미 증상 변화가 있었는데도 정기적인 검진 일정에 찾아오는 환자들도 종종 있습니다. 림프종의 종류 중에 물론 천천히 자라는 아형도 있지만 공격성이 있는 아형의 경우 치료가 미루어지면 안

됩니다. 이러한 증상 변화에는 이유가 설명되지 않는 피로감, 발열 및 식은땀(특히 야간에 발생), 체중 감소, 통증, 피부 발진 등 다양한 증상이 있으며 림프절 비대도 포함되므로 목 림프절이나 겨드랑이, 서혜부 림프절 등에 자가 촉진 또한 수시로 할 필요성이 있습니다.

세부적으로 질문 주신 공기청정기의 필요 여부는 미세먼지가 림프종의 발병에 영향을 주느냐가 중요하겠습니다. 논문 검색을 해보면 미세먼지는 림프종의 발생에 영향을 끼친다는 증례 보고 및 임상연구분석 내용들이 꽤 있는 편입니다. 다만 대부분은 지속적으로 장시간 동안 미세먼지가 많은 환경에 노출되었을 때, 즉 직업적으로 그러할 경우를 제시하고 있어 우리가 보통 일상적으로 가끔 경험하는 미세먼지로 인한 림프종의 발병 가능성은 상대적으로 떨어질 수 있습니다. 따라서 공기청정기는 무조건 필수라고 할 수는 없겠지만 거주지의 주거 환경 및 직업에 따라 노출 가능성이 자주 있다면 공기청정기의 사용이 필요하겠습니다.

식기살균기의 경우는 논문 검색상 따로 언급은 없습니다. 다만 1가지 증례 보고에서 림프종을 포함한 혈액암 환자에서 정상면역기능을 가진 사람에서는 걸리지 않는 희귀한 곰팡이 감염이 발생하였는데 감염의 매개체가 식기살균기의 가열 및 보온 시스템에 의한 것으로 보인다는 보고가 있었습니다. 따라서 식기살균기는 마찬가지로 필수라고 볼 수 없겠으며 오히려 식기살균기가 잘 관리되지 못하면 면역기능이 떨어진 환자에서는 감염의 매개체가 될 수도 있겠습니다. 이는 공기청정기, 에어컨, 정수기, 냉장고 등등 기계 자체의 청결 관리가 더 중요하다고 볼 수 있겠습니다.

QUESTION

77 치료 도중에 검사를 한다던데 치료 결과를 반응 정도에 따라 어떻게 나누나요? 중간 반응 검사 결과에 따라 다음 치료 방법이 달라지나요?

울산의대 울산대학교병원 혈액내과
조재철

악성림프종은 항암치료 매 2~3 주기마다 반응을 평가(항암화학요법별 투여주기 특성과 반응평가가 필요한 환자 상태 등을 고려하여 매 2~3개월마다 반응평가)합니다. 즉, 악성림프종 항암치료는 일반적으로 총 6주기 항암치료가 계획된 경우가 많으므로 첫 항암치료후 2~3주기 후에 중간 평가를 하여 항암치료의 효과에 대한 반응 판정을 하게 됩니다.

예를 들어, 비호지킨 림프종에서 가장 흔한 광범위 큰 B세포 림프종(Diffuse Large B-Cell Lymphoma, DLBCL)의 경우 항암치료(R-CHOP) 6주기를 첫 진단 시점의 치료 계획으로 잡았을 때 3주기를 시행하고 중간 반응 평가 검사를 하게 됩니다. 중간 반응 평가 검사는 일반적으로 첫 진단시 림프종 침범 부위를 포함하는 CT와 PET 촬영을 시행합니다. 검사 결과 첫진단 시점보다 50%이상 림프종 크기 감소가 보이는 경우 부분 반응이며, 병변이 소실되는 경우 완전 반응으로 표현합니다[그림 7].

이 경우 기존 항암치료(R-CHOP)를 지속하여 첫 진단 시점에 수립하였던 항암치료 계획대로 총 6주기를 목표로 항암치료를 지속합니다. 만약, 중간 반응 평가 검사 결과에서 첫 진단 시점과 비교하여 새로운 림프종 병변이 발생하거나 림프종 크기가 줄어들지 않으면 항암치료 약물 변경을 고려하게 됩니다.

호지킨 림프종의 경우는 항암치료 도중 시행하는 중간 반응 평가 검사가 첫 진단 시점에 수립하였던 항암치료 총 투여 주기 수를 결정하는 역할을 하기도 합니다. 예를 들어, 호지킨 림프종 2기 상태에서 항암치료(ABVD) 4주기를 치료 계획을 잡았을 때 2주기를 시행하고 중간 반응 평가 검사를 하게 됩니다. 중간 반응 평가 검사 결과에서 모든 병변이 소실되는 완전 반응을 보이면

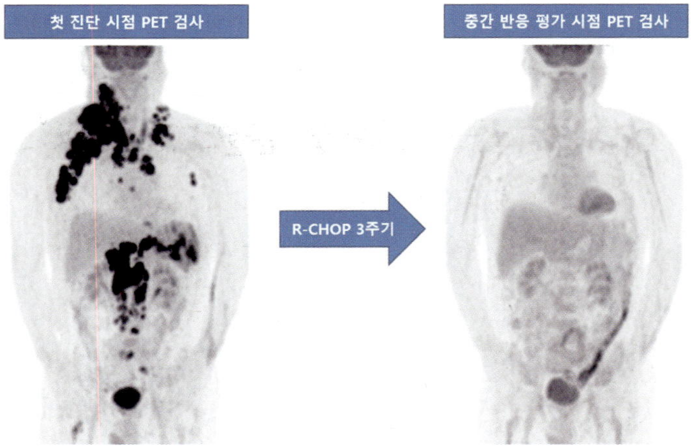

[그림 7] 중간 반응 평가

기존 항암치료(ABVD)를 지속하여 첫 진단 시점 수립하였던 항암치료 계획대로 총 4주기를 목표로 항암치료를 지속합니다. 그러나 부분 반응을 보이면 첫 진단 시점에 수립하였던 항암치료 총 4주기에서 6주기로 항암치료 주기를 추가로 2주기 늘려 항암치료를 지속하는 경우가 있습니다. 즉, 중간 반응 평가 검사 결과에 따라 목표로 하는 항암치료가 변경될 수 있으므로 임상적 의미가 큰 검사단계로 볼 수 있습니다.

이처럼 림프종 치료 중간에 시행하는 중간 반응 평가 검사는 첫 진단 시점의 항암치료 계획에 큰 영향을 줄 수 있는 중요한 평가 단계로 생각됩니다. 하지만 그보다도 더 중요한 검사 단계는 첫 진단 시점의 항암치료 계획이 모두 투여되고 마무리되는 시점인 최종 반응 평가입니다. 예를 들어 공격성 림프종에 대해 계획되었던 항암치료 종료 후 시행한 최종 반응 평가 검사에서 완전 반응인 경우 항암치료를 종결하고 추적관찰 단계로 들어갈 수 있으나, 그 외 적절한 항암치료 반응이 나타나지 않는다면 불응성 림프종으로 판단하여 구제항암치료가 뒤따르게 되고 이 경우 예후가 매우 나쁠 가능성이 높습니다.

따라서, 림프종 진단후 항암치료가 진행되면서 시행하는 중간 반응 평가 검사 및 최종 반응 평가 검사 모두 림프종에 대한 치료의 효과가 적절히 나타나는지 알아볼 수 있는 가늠자 역할을 하며, 또한 첫 진단 시점에 수립하였던 치료 계획을 유지, 변경 또는 종결하는 가이드 역할을 합니다.

QUESTION

78 치료 중 익히지 않은 음식은 먹으면 안 되나요?

원광의대 원광대학교병원 혈액종양내과
이승신

항암 치료를 시작하게 되면 환자와 가족들은 치료 중 어떤 음식이 림프종 치료에 좋은지 혹은 나쁜지에 대해 많은 관심을 가지시게 됩니다. 주로 인터넷이나 유튜브, 지인의 경험 등으로부터 정보를 얻게 되는데 이러한 정보들은 대부분 의학적인 근거가 명확하지 않은 부정확한 정보가 많습니다. 잘못된 정보 때문에 너무 제한된 음식만을 섭취한다면 고른 영양 섭취에 방해를 받고 그 결과 체중, 근육량 저하 및 면역력 저하가 발생할 수 있으니 주의하셔야 합니다. 모든 암환자에게 일률적으로 적용할 수 있는 원칙은 없습니다. 같은 림프종이라 하더라도 환자마다 서로 다른 부위에 암이 생기고 항암 치료의 세기나 그 부작용도 다르므로 먹어도 되는 음식과 먹으면 안 되는 음식이 모든 환자에게 같을 수는 없습니다.

일반적으로 항암 치료 중에는 익히지 않은 음식은 절대 먹으면 안 된다고 생각하는 경우가 많습니다. 이러한 원칙을 지키면서 고른 영양 섭취가 가능하다면 이 원칙을 고수하는 것이 좋겠지만 그러다 보니 먹을게 너무 없다라고 하소연하는 경우도 많이 봅니다. 우리 몸은 다양한 음식을 통해 들어오는 병균들을 막기 위해 소화기관의 점막 세포들과 혈액 속을 돌아다니는 백혈구, 항체 단백질들이 서로 도와 일을 합니다. 이러한 방어 작용이 림프종 자체 또는 항암 치료의 부작용으로 방해를 받으면 배탈이 나고 심하면 패혈증과 같은 위중한 감염증으로 발전할 수도 있기때문에 익히지 않은 음식을 먹지 말라는 얘기가 나오는 것입니다. 하지만 모든 환자의 경우가 그러한 것은 아닙니다. 그렇다면 어떤 경우에 특히 주의해야 할까요?

림프종은 대부분 임파선에서 발생하는 병이지만 일부에서는 소화기관에 발생하기도 하는데 이 경우 설사, 복통을 일으킬 수 있고 점막 세포가 하는 정상적인 방어 기능에 문제가 생길 수 있으니 가급적 익힌 음식 위주로 드시는 것이 좋겠습니다.

같은 림프종 환자라고 하더라도 여러분들의 진단서에는 서로 다른 진단명이 적혀 있을 수 있습니다. 림프종은 반드시 세부 유형을 결정하여 진단하고 그 진단에 맞게 환자마다 서로 다른 항암 요법을 3~4주 간격으로 주기적으로 투여합니다. 일반적으로 저등급 림프종의 경우 상대적으로 저강도 치료를 하게 되고 고등급 림프종이나 재발의 경우 고강도 치료를 하게 됩니다. 고강도 항암 치료를 받게 되면 백혈구, 그 중에서도 특히 방어 작용에 1차적으로 가장 중요한 호중구라는 백혈구가 감소하게 되는데 보통 항암 치료 시작 7~10일 후에 떨어집니다. 호중구수가 1000개 미만까지 떨어지는 경우 음식을 통한 감염의 위험이 높아지므로 반드시 익힌 음식만을 드셔야 합니다. 하지만 매 주기 초기, 즉 호중구수가 떨어지기 전에는 익히지 않은 음식이더라도 섭취 가능합니다. 고강도 항암 치료를 받는 환자들은 호중구 감소를 막기 위해 항암 치료 다음날 또는 이틀 후에 백혈구 촉진제를 맞게 되는데 촉진제 효과로 호중구 수가 항암 치료 중 1000개 미만으로 감소하지 않는다면 익히지 않은 음식이더라도 소량 섭취해 볼 수 있지만 설사나 복통, 열감이 발생한다면 다음부터는 피하는 것이 좋겠습니다.

그리고 항암 치료를 받게 되면 입안의 점막이 헐거나 장점막이 재생되지 않아서 설사를 하게 되는데 이런 경우에도 정상적인 점막세포의 방어 기능이 약해지므로 설령 호중구 수가 낮지 않더라도 음식을 드실 때 익혀서 드셔야 하고 맵거나 짠 음식, 고지방 음식을 피하셔야 합니다.

음식을 익혀 먹는 것만큼 중요한 것이 음식을 준비하는 과정과 보관이므로 이에 대해 간략히 말씀드리겠습니다. 제일 중요한 것은 음식을 준비하고 드실 때 손씻기를 잘 해야 한다는 것입니다. 아무리 음식을 익히더라도 드실 때 손을 통해 함께 들어갈 수 있는 병균은 손씻기가 아니면 막을 수가 없습니다. 또한 음식을 조리할 때 사용하는 도구들을 익히지 않는 재료가 닿는 도구와 익힌 후의 음식을 담는 도구들을 구별해서 사용해야 합니다. 나무 도마는 오염

위험이 높기 때문에 피하셔야 합니다. 통조림이나 캔 음료는 열기 전에 입구를 잘 씻어야 합니다. 외식이나 배달음식의 경우는 이런 원칙들이 담보되지 않으므로 피하시는 것이 좋겠습니다. 이외에도 주변분들이 건강 챙기라고 보내주신 홍삼 제품, 한약, 영양제 또한 항암 치료 중에는 피하셔야 합니다.

음식은 가급적 소량씩 자주 만들어 드시는 것이 좋고 만든 당일 섭취를 원칙으로 하고 균 증식이 쉬운 4~60도를 피하여 조리 후 늦어도 1~2시간 이내 먹을 만큼 나누어 개별포장해서 냉장보관해야 합니다. 냉장 보관을 했더라도 느리지만 균은 증식하기 때문에 위에서 설명한 방어 기능이 약해진 환자에서 문제가 될 수 있으니 하루가 넘으면 가급적 드시지 않아야 합니다.

이러한 원칙을 염두에 두고 식습관을 만들어 가야 하겠지만 구체적으로 특정 음식을 먹어도 되는지는 여전히 헷갈릴 수 있습니다. 여러분들이 항암 치료를 받는 병원에는 이런 고민에 조언을 해줄 수 있는 전담 간호사나 영양사들이 있으니 그 분들에게 도움을 요청하시기를 바랍니다.

QUESTION

79 치료 중 정상적인 성생활은 가능한가요?

인하의대 인하대학교병원 혈액종양내과
조진현

환자분들은 림프종의 치료가 현재 또는 미래의 부부관계 및 성생활에 어떤 영향을 미칠지 걱정하실 수 있습니다. 성생활이란 대개 신체적, 심리적, 사회적, 정서적, 영적 요소를 의미하며 여기에는 자기 이미지, 신체 이미지, 생식 능력, 정서적 친밀감, 감각적 느낌 및 성적 기능이 포함됩니다.

림프종의 진단과 항암치료는 여러 방식으로 성생활에 영향을 미칠 수 있습니다. 혈액암의 진단으로 인한 자존감 및 자신감의 저하를 유발할 수 있으며 이에 수반되는 우울감, 불안감에 의해 성욕이 저하될 수 있습니다. 또한 체중의 변화, 탈모, 부종, 수술 부위 흉터, 중심정맥관 혹은 항암포트 등의 존재와 같은 신체적인 변화로 인해 심리적으로 위축되고 타인의 시선이 걱정될 수 있습니다. 또 말초 신경병증 등의 항암에 수반되는 부작용들로 인해 발기부전, 조루, 질 건조증, 성교 중 불편감과 같은 성기능의 저하가 발생할 수도 있습니다.

하지만 이런 부작용들이 있다고 해서 모두가 성생활을 멀리할 필요가 있는 것은 아닙니다. 림프종은 그 종류가 워낙 다양하고 환자분마다 치료 전략의 차이가 많기 때문에 상황에 따라서 성생활이 가능한 분들도 많이 있습니다. 미만성 거대 B세포 림프종이나 T세포 림프종, NK/T세포 림프종과 같은 공격적인 성향이 강한 림프종에서 주로 투여되는 강한 세포 독성 항암제를 맞아야 하는 환자 분들의 경우에는 성생활에 주의가 필요합니다. 백혈구나 혈소판이 저하되면서, 성생활시에 뜻하지 않은 출혈이나 감염이 발생될 수 있으므로 혈구 저하가 심하게 올 수 있는 항암이 예정인 환자분들은 부부관계를 삼가라는 권유를 받을 수 있습니다. 하지만, 만성 림프종이나 소포성 림프종 같이 진행이 느린 림프종을 가지고 있는 환자분들 중에서 독성이 적은 주사 항암제나 꾸준히 복용하는 경구 항암제로 치료를 받고 있다면 일반적인 부부관계는 충분히 가능한 경우가 많습니다.

항암 치료의 위험성으로 인해 성생활을 자제하도록 권고받은 환자분들도 항암 치료가 순조롭게 종료되고 병이 안정적이라면 예전처럼 성생활을 영유하실 수 있습니다. 항암 종료 직후에는 앞서 말씀드린 것처럼 성생활의 불편함이나 장애가 남아 있을 수 있기 때문에 필요 시 담당 주치의 선생님이나 성기능 관련 파트(대개 비뇨의학과나 산부인과)의 도움을 요청하실 수 있습니다. 다만, 한 가지 확실한 것은, 현재 항암 치료 중인 환자분들의 경우 피임을 꼭 유지하셔야 한다는 것입니다. 항암제의 종류에 따라 정도는 다르지만 대부분의 항암제가 임신 과정에 악영향을 미칠 수 있으므로 남녀 모두 피임을 유지 하셔야 합니다. 만일 항암 중에 임신을 계획 중이거나 임신을 뒤늦게 알게 되셨다면 꼭 담당 주치의 선생님과 이에 대해 상의하셔야 하겠습니다. 물론, 항암치료가 종료되었다면 어느 정도 휴식 기간을 가진 후 임신을 시도할 수 있게 됩니다. 항암 치료의 독성이 강할 경우 불임 확률이 상승할 수 있으므로 향후 2세 계획이 있는 환자분이라면 항암 전후로 담당 주치의 선생님과 2세 출산 계획에 대해서도 미리 상의하시는 것이 좋겠습니다.

림프종 환자분들의 성생활에 대해서 그동안 구체적인 연구가 많지는 않았습니다만, 다행히도 기존의 여러 연구들의 보고에 따르면 항암치료로 인한 성기능 장애의 정도나 빈도가 우려보다는 적었고, 또 항암 종료 후 시간이 지나면서 많은 환자분들의 성생활이 항암 치료 전과 비슷하게 회복되는 양상을 보였습니다. 자신의 삶을 최대한 지킬수록 항암치료를 더 잘 견딜 수 있으며, 또 항암 치료의 의의와 보람도 커질 것입니다. 항암 치료 중의 성생활에 대해 너무 터부시하지 마시고 궁금한 점이나 걱정이 있으시다면 담당 주치의 선생님과 허심탄회하게 대화하며 풀어나가시기 바랍니다.

QUESTION

80 치료 중에 수혈은 어떤 경우에 받게 되나요? 계속 수혈을 받으면 안 좋지 않나요?

경북의대 경북대학교병원 혈액종양내과
김주형

이 글을 보시는 분들 중에는 이미 항암 치료 전에 수혈을 직접 받아보신 분도 계실 것이고, 다른 분들이 수혈을 받는 것만 보셨던 분도 계실 것 같습니다. 수혈을 받는 것이 꺼려지고 수혈을 받고 싶지 않지만, 피할 수 없는 치료 과정의 일부라는 생각에 항암 치료 중에 받게 될 수혈에 관해 미리 알고 대비하고 싶으신 분도 계실 것이고, 이미 수혈을 받은 경험이 많으신 상태에서, 지속되는 수혈에 따른 부작용은 없을지 불안한 마음이 드실 수도 있을 것 같습니다. 이번 글에서는 항암 치료 중에 수혈을 받게 되는 경우는 어떠한 경우인지, 장기간 수혈을 받게 되었을 때 발생할 수 있는 부작용이나 합병증은 없는지에 관해서 최대한 일반인의 입장에서 이해하시기 쉽고, 불필요한 오해나 두려움이 없으실 수 있도록 필요한 정보들을 제공해 드리고자 합니다.

항암 치료를 하시게 되면 많은 경우에 있어서 혈구 수치가 감소하게 됩니다. 같은 항암치료를 받으셔도 혈구 수치가 감소하는 정도나 감소하는 혈구의 종류가 환자분마다 조금씩은 차이가 나실 수 있습니다. 수혈로 보충이 가능한 혈구 수치에는 적혈구, 혈소판, 혈장 성분이 일반적입니다. 백혈구도 있지 않으냐고 여쭤보실 분도 계실텐데요, 네 맞습니다. 항암 치료를 하시게 되면 백혈구가 감소하는 경우도 흔하지만, 일반적으로 백혈구는 수혈을 하기보다는 조혈 촉진제를 주사로 맞으시는 경우가 더 흔합니다. 그렇다면 왜 항암 치료를 하면 혈구 수치가 감소할까요? 항암 치료를 하면 머리카락이 빠지는지를 여쭤보시는 환자분들이 많이 계시는데요, 모근 세포나 혈구 세포와 같이 빠르게 분열하는 세포들은 항암 치료에 쉽게 손상을 받습니다. 암세포가 빠르게 분열하는 특징을 공략해서 항암제를 개발했기 때문에, 암세포처럼 빠르게 분열하는 특징을 가진 우리 몸 속 일반 세포들도 쉽게 손상을 받게 되고, 이러한 세포들 중에 가장 대표적인 종류가 조혈을 담당하는 골수세포들입니다. 이외에도 여러 가지 염증 반응, 골수 환경의 미세변화 등이 축적되면서 조혈 기능이 일시적 혹은 반영구적 손상을 받고 수혈 치료를 받아야만 하는 경우들이 빈번하게 발생하게 됩니다.

요즘은 전혈보다는 성분별로 수혈을 받는 경우가 대부분입니다. 적혈구 성분만 수혈을 받게 되면 빨강색의 혈액, 혈소판이나 혈장 성분만 수혈을 받게 되면 노랑색의 혈액을 받게 됩니다. 이처럼 성분별로 수혈을 받게 되신다는 점을 거꾸로 생각해 보시면, 각 혈액 성분이 특정 기준치를 미치지 못할 때 각 수치에 해당하는 성분 수혈을 하게 된다는 결론에 쉽게 이르게 되실 것입니다. 그렇다면 얼마나 수치가 모자라야 수혈을 받게 되는지 궁금해지실 것 같습니다. 모든 환자의 경우가 일률적이지는 않지만, 적혈구의 구성 성분인 헤모글로빈 수치가 7~8 이하가 된다면 수혈을 하는 경우가 일반적이고, 혈소판은 2~3만개, 혈장 성분은 경우에 따라 다르고 응고시간이 연장되어 있다고 해서 반드시 수혈을 하는 것은 아닙니다. 또한, 의료진들이 수혈 치료를 제공할 때는 혈구 수치만 보는 것은 아니고 증상, 연령, 기저질환 등 많은 조건들을 고려하게 된다는 점을 꼭 기억하셨으면 좋겠습니다. 요즘은 스마트폰 앱을 통해 당일 혈액검사 결과를 실시간으로 알게 되시는 경우가 많은데요, 이 글을 읽은 환자와 보호자라면 금일 본인의 혈구 수치가 ○○이지만, 환자의 여러 가지 상황을 미루어서 수혈 치료를 할 수도 안 할 수도 있겠구나 생각할 수 있을 것이고, 왜 해당일 진료시에 숨이 찬지, 멍이 들거나 붉은 반점이 생기는지 등의 증상을 의료진이 확인했는지 이해할 수 있을 것 같습니다.

그렇다면 수혈 치료를 계속 받아도 별다른 문제는 없는 것일까요? 최근에는 여러 임상 연구들을 통해서 예전보다 수혈의 적응증이 보다 세분화되었고, 예전보다 전체 수혈 요구량은 감소하고 있는 추세입니다. 꼭 필요한 경우라면 당연히 수혈 치료가 중요하겠지만, 그러한 "꼭 필요한 경우"에 대한 정의를 보다 세분해서 불필요한 수혈을 줄이고자 하는 노력이 많이 행해지고 있습니다. 어떤 치료제라도 마찬가지일 것 같습니다만, 작은 소화제 한 알이라도 가능한 부작용을 설명한 약품 설명서 내용은 몇 페이지가 넘어 갑니다. 수혈도 일어날 수 있는 모든 부작용을 기술하려면 일상적으로 먹는 진통제, 소화제보다는 훨씬 더 자세하게 작성할 수 있을 것 같습니다만, 여기서는 대표적인 몇 가지 경우만 살펴보겠습니다.

첫 번째는 감염에 대한 위험입니다. 간염, 후천성면역결핍증 등 수혈 전파성 감염에 대한 위험에 장기간 노출된다는 점은 피할 수 없는 불편한 진실입니다. 이러한 경우가 극히 드물고 혈액내과 의사로서 수시로 수혈 치료를 처방하는 필자도 아직까지 한 번도 직접 경험한 적이 없을 정도로 낮은 빈도이기는 하지만, 수혈의 중요한 부작용 중 하나로 수혈 전파성 감염에 대해서는 반드시 알고 계셔야 할 것이라는 생각이 들고, 안전한 수혈 체계에 관해서는 모두의 관심이 꼭 모아져야 하는 부분인 것 같습니다.

두 번째로는 동종항체로 인한 용혈성, 발열성 및 과민성 수혈 부작용을 들 수 있겠습니다. 조금 어려운 얘기일 수 있지만, 의료 현장에서 종종 경험하는 부작용이어서 쉽게 한 번 설명을 드려보겠습니다. 우리 몸에는 외부 침입 물질에 대한 면역체계가 존재합니다. 수혈을 받는다는 것은 타인의 혈액이 환자분들의 체내로 들어오는 것이기 때문에 아무리 혈액형을 맞춰서 수혈을 진행하더라도 항체가 생길 수 있는 확률이 항상 존재합니다. 대부분은 치료 기간 중 특별한 부작용없이 수혈 치료가 진행되시지만, 발생한 동종항체가 적혈구를 공격해서 용혈이 일어나는 경우도 있고, 체내의 면역 체계를 교란시켜서 발열, 알레르기 반응 등을 일으키는 경우가 있을 수 있습니다. 이 외에도 잦은 적혈구 수혈로 철분이 각 장기에 쌓이는 철분과잉이 발생해서 철분 해독제를 드시는 경우도 있고, 수혈로 인한 체액증가로 숨이 차서 이뇨제를 투여받는 경우도 있을 수 있습니다.

수혈 부작용에 관해서 비교적 상세히 설명을 드리는 이유는 수혈에 따른 막연한 불안감에서 벗어나실 수 있도록 올바른 의료정보를 제공해 드리고자 함입니다. 모든 치료 행위에는 득과 실에 따라 최종 시행 여부를 판단하는 과정이 포함되어 있게 마련입니다. 발생할 수 있는 부작용을 무시하는 것도 바르지 못한 일이지만, 낮은 확률의 가능성에 사로잡혀 수혈 치료의 이득을 제대로 이용하지 못하는 것 또한 피해야 할 일입니다. 모쪼록 이 짧은 글이 항암치료를 전후로 하여 수혈에 대한 궁금증과 막연한 두려움을 해결하시는 데에 작으나마 도움이 되셨기를 바랍니다.

QUESTION

81 치료 중에 여행을 다녀도 되나요?

고려의대 고려대학교안산병원 혈액종양내과
성화정

항암치료 중이라고 해도 일상생활이나 가벼운 운동이 가능한 것처럼 일반적인 여행은 가능하다고 볼 수 있습니다. 하지만 환자의 생활자립도와 항암치료의 방법 그리고 그 합병증에 따라 여행시기와 기간 그리고 여행지를 정하는 것이 중요합니다. 림프종으로 진단된 후 얼마 안되어 이제 막 항암치료를 시작하는 단계라면 여행을 다니는 것보다는 치료에 집중하여 림프종이 치료가 잘 되도록 체력을 키우고 항암치료 부작용을 최소화하는 데 주력하는 것이 바람직합니다. 이후에 어느 정도 림프종 크기도 감소하여 항암치료에 반응도 좋고 체력도 좋아지고 항암치료 부작용이 나타나는 시기나 그 정도가 예상이 되어 조절이 가능하다면 구체적인 여행지와 기간을 계획할 수 있습니다. 몇 가지 예를 들어 계획해 보겠습니다.

1. 주사항암제 투약이 3~4주마다 반복되고 림프종으로 인한 통증이나 증상이 잘 조절되고, 치료반응도 좋아 안정적인 단계에 접어들었다면, 항암제 투약 후 백혈구가 감소하여 면역이 저하되고 점막염 등의 항암치료 부작용이 주로 나타나는 대략 8일에서 15일까지는 집에서 안정하고 여행은 피하는 것이 좋습니다. 따라서 다음 항암치료 시작 일주일 전 즈음에 국내 여행을 길지 않게 다녀오는 것이 이상적일 것입니다. 이 경우에도 물론 주의가 필요합니다. 때에 따라 심한 면역저하로 인해 패혈증이나 기타 응급상황이 나타날 수 있으므로 항암치료를 받는 주병원과 물리적 거리가 아주 멀거나, 의료접근성이 떨어지는 도서산간 지역은 여행지로 피하는 것이 좋겠습니다.
2. 항암제를 경구로 복용하고 있으며 이 치료에 완전관해나 부분관해 이상

으로 반응이 좋아 한 달에 한번 외래에서 투약처방을 받고 있고 부작용이 거의 나타나지 않는 안정적인 상태라면 장거리 국내여행이나 해외여행도 계획해 볼 수 있습니다.

3. 두경부, 흉부 그리고 복부 내부 장기에 방사선 치료를 하는 경우에는 방사선을 평일 주 5일, 보통 4주에서 6주 정도 조사하게 되는데, 방사선 치료 중이나 방사선 치료 종료 후 4주 정도는 방사선 부작용이 나타날 수 있으므로 여행은 가급적 자제하고 그 이후로 계획하는 것이 좋습니다.
4. 자가 또는 동종조혈모세포이식을 한 경우에는 일반적으로 이식 후 90일 정도 소요된 후 건강상태가 양호하다면 국내여행은 가능합니다. 하지만 생착 이후에도 체력보강에 재활이 필요하고, 면역기능이 정상화되는데 상당한 시간이 소요되기에, 이식에 따른 부작용 범위에 따라 여행가능여부는 더 유동적이라 할 수 있습니다.

간략하게 몇 가지 예를 들어 설명하였으나 환자마다 고려하고 주의해야 할 사항이 다르므로 사전에 반드시 담당의과 상의하여 안전한 여행계획을 세우시는 것이 바람직합니다.

QUESTION

82 치료 중에 일상생활이 가능한가요? (학교, 직장 생활 등등)

단국의대 단국대학교병원 혈액종양내과
이순일

림프종으로 진단받고 치료를 시작하는 경우 일상생활, 운동의 범위 및 학교와 직장 생활이 어느 정도까지 가능한 지에 대해 많은 환자분들이 궁금해 하십니다. 치료 기간 중에 모든 활동을 가급적 줄이고 오로지 치료에만 집중하는 것이 좋은 것처럼 생각되지만 어느 정도의 신체 활동과 운동 및 사회 생활을 병행하는 것이 여러 측면에서 도움이 됩니다. 일반적으로 신체적으로 가능하며 몸에 무리가 가지 않고 본인이 수행 가능한 정도의 일상생활은 치료 기간 중에도 유지하는 것이 권장되고 있습니다. 치료 이전부터 해왔던 운동을 지속하거나 치료 이후 새롭게 운동을 시작하는 경우에도 가급적 낮은 강도에서부터 운동을 시작해 서서히 운동의 강도를 높여 신체적으로 감당할 수 있는 정도의 운동을 하는 것이 좋습니다. 학교와 직장 생활에 있어서 아직까지 어떤 강도 이상의 활동은 금지하고 몇 시간 이상의 활동은 피해야 한다는 원칙은 없지만 학교와 직장 생활을 치료 기간 중 무조건 중단해야 한다는 것은 아니기에 환자분의 상황과 치료에 대한 몸 상태의 변화에 맞춰 적절히 조절하는 것이 좋습니다. 학교와 직장 생활을 치료 기간 중에 지속할 지에 대해서는 림프종 치료의 방법과 기간에 따라 고려해야 할 점이 다르기에 각각의 치료법을 구분해서 생각해야 합니다.

림프종의 항암화학요법 치료는 투약 간격이 다소 차이는 있지만 일반적으로 2주 혹은 3주 간격으로 주기적으로 시행합니다. 주기적인 치료 기간 중 나타날 수 있는 항암제와 연관된 부작용은 대부분 투약 중에 발생하지 않고 투약 후 점진적으로 심해졌다가 호전되며, 각각의 부작용이 나타났다가 사라지는 시기가 서로 다르기 때문에(예를 들어 오심, 구토는 보통 투약 첫 번째 주에, 호중구 감소증과 구내염은 두 번째 주부터 흔히 나타납니다.) 부작용으로 고생스러울 기간과 그렇지 않을 기간을 명확하게 예측하긴 어렵습니다. 이러한 부작용 외에도 전신 쇠약감과 피로감이 나타날 수 있습니다. 따라서 학교나 직장 생활을 유지하기 위해서는 주기적인 치료 후 본인에게 나타나는 신체적인 변화를 파악해서 학교나 직장생활이 병행할 수 있는 지 판단해서 결정해야 합니다.

방사선 치료는 대부분 평일에 병원을 방문해서 짧은 시간 동안(방사선 치료의 범위 및 강도에 따라 다르기에 방사선 치료를 담당하는 의료진과 소요 시간에 대해 확인해야 합니다.) 치료받게 됩니다. 일반적으로는 항암화학요법보다는 부작용에 의한 불편함이 덜하지만 방사선 치료를 받는 부위의 불편함이 발생할 수 있고 평일에 매일 병원을 방문해야만 하기에 환자의 직장(학교) 상황에 따라 제한 요인이 될 수 있습니다.

따라서 림프종 치료의 방법과 환자의 상황을 감안해 치료를 시작하는 단계에서는 본인이 감당할 수 있는 학교 혹은 직장 활동의 강도보다 낮은 정도에서 시작해 림프종 치료에 따른 부작용의 발생과 신체적인 적응 및 회복에 맞춰 근무시간이나 강도를 조금씩 늘려가는 방법을 적용하는 것이 좋겠습니다.

QUESTION

83 치료 중에 집의 청결도를 어느 수준으로 유지해야 하나요?

계명의대 동산병원 혈액종양내과
이정민

림프종 진단을 받고 항암치료를 받게 된 가족을 둔 보호자는 집을 청결하게 유지하는데 관심이 많습니다. 병원 입원 중에 항암치료 후 백혈구 수치가 낮아지게 되면 1인실로 전실을 하기도 하고 자가조혈모세포 이식이 필요한 경우에는 무균치료실에 입원하기도 합니다. 병원에서는 면역력이 떨어진 환자분의 감염을 예방하기 위해 관심을 가지고 치료하지만 집으로 퇴원을 하게 되는 경우에는 환자분을 보살피는데 있어서 막막하게 됩니다. 퇴원 시에 주의사항에 대한 설명 중에 집 안의 청결에 대한 유의사항은 듣지 못하는 경우도 많습니다. 깨끗한 집안 환경은 감염을 막는 데 도움이 되어 림프종이 있는 가족분을 돌볼 때 특히 중요합니다. 집을 청소하고 관리하는 것에 대하여 고려해야 할 몇 가지 사항들을 말씀드리겠습니다.

손 위생

집을 청결히 하려고 할 때 손 위생이 바로 떠오르지 않을 수도 있습니다. 하지만 코로나19 판데믹을 지나면서 손을 씻는 것은 좋은 습관으로 정착되고 있습니다. 손은 집에 있는 거의 모든 것을 만지게 되고 공유하는 물건을 만지면서 외부에서 들어온 세균 또는 바이러스가 전파될 수 있습니다. 그리하여 비눗물로 손을 자주 씻는 것이 중요합니다. 휴대전화, 태블릿, 리모컨, 키보드, 문 손잡이, 냉장고 손잡이, 전등 스위치, 수도꼭지와 같은 곳은 정기적으로 닦도록 노력해야 합니다. 알코올과 걸레 또는 소독용 물티슈를 사용할 수 있습니다. 청소를 할 때에는 일회용 장갑 또는 세척이 가능한 재사용 장갑의 사용이 필요하겠습니다. 매번 집 전체를 청소해야 한다고 생각하기보다는 부엌,

욕실, 침실과 같이 가장 많이 사용하는 공간부터 우선순위를 정하여 손이 많이 닿는 부분부터 하면 되겠습니다.

부엌 청소

부엌 청소에서 신경을 쓰는 부분은 음식으로 인한 질병을 예방하는 것입니다. 음식이나 음료에 있는 박테리아, 바이러스 또는 화학물질에 의해 질병이 발생할 수 있습니다. 어떤 재료 또는 음식들은 마트에서 구매할 때 이미 박테리아를 포함하고 있을 수도 있습니다. 예를 들어, 육류, 조개, 계란, 신선한 채소나 과일은 박테리아를 가지고 있습니다. 박테리아나 바이러스가 음식을 준비하는 동안 손에서 음식으로 퍼질 수 있습니다. 그리고 부엌에 손이 닿는 표면으로 옮겨질 수 있습니다. 음식을 준비하기 전과 후에 사용하는 싱크대, 도마 등의 영역에서 표면을 깨끗하게 닦고 시작하는 것이 좋겠습니다. 박테리아는 생각보다 표면에서 오래 생존할 수 있으며 식중독을 일으키는 살모넬라균은 32시간까지 생존합니다.

동식물

신선한 꽃이나 살아있는 식물을 통해 세균이 집안으로 들어올 수 있습니다. 반려동물은 발톱을 다듬어 주고 환자의 얼굴을 핥지 않도록 해야겠습니다. 반려동물의 배설물은 환자가 아닌 가족이 정리하고 일회용 장갑을 끼고 하는게 좋겠습니다. 반려동물이 가능한 실내에 있는 것이 감염을 막는데 도움이 되며 자주 야외에 나갔다가 들어온다면 환자 가까이 오지 않는 것이 좋겠습니다.

부상 방지

부상으로 인한 상처는 감염의 통로가 될 수 있어서 부상의 가능성을 낮추기 위해 다음의 방식을 사용할 수 있습니다. 깨지지 않는 플라스틱 그릇을 사용하고 미끄러지지 않는 양말을 신습니다. 걸려 넘어질 수 있는 깔개 등은 정리하고 욕실에 미끄럼 방지 매트를 놓아 둡니다.

항암 및 방사선 치료 그리고 병원에서 시행되는 치료들은 환자의 면역 체계를 약화시킬 수 있습니다. 감기, 식중독 등의 경우 건강한 상태에서는 가볍게 지나갈 수 있지만 치료를 받은 후에 면역력이 약화된 상태에서는 이겨내는 것이 어려울 수도 있어서 청결한 집을 유지하는 것은 감염을 예방하는데 중요하겠습니다.

참고문헌 ≫≫

1. How to Clean Your Home When Caring for Someone With Cancer (2020, Oct 7). Cancer.net
2. Preparing Your Family and Home for Chemotherapy (2022, Nov 11) Webmd.com
3. Cleaning Tips to Help Keep You and Your Loved Ones Safe Leukemia& lymphoma society, lls.org.

QUESTION

84 케모포트는 언제 필요하나요? 집에서 케모포트를 어떻게 관리하나요?

충남의대 세종충남대학교병원 혈액종양내과
권정혜

암 환자는 다양한 이유로 항암제를 비롯한 여러 주사를 맞게 됩니다. 일반적으로는 말초 혈관 카테터를 통해서 주사를 주입하게 되지만, 잦은 주사로 말초혈관이 잘 안보이는 경우 또는 혈관 외로 주사액이 유출되는 경우 주변 연부조직(피부, 피하지방, 근육 등)의 괴사를 일으키는 항암제 주사가 필요한 경우에 안전한 정맥 주사 경로가 필요하게 됩니다.

이렇게 말초혈관 이외의 정맥주사를 위해 중심정맥도관이 필요한 암환자는 흔히 말초중심정맥카테터(peripherally inserted central catheter, PICC,)[그림 8] 또는 케모포트를 사용하게 됩니다. PICC의 경우에는 상처가 작고 삽입 즉시 사용할 수 있지만, 카테터관이 피부 밖으로 노출되어 있어 장기간 사용하는 경우 집에서 환자가 관리하기에 주의가 필요합니다. 그러나 케모포트의 경우는 포트의 삽입 부위가 피부로 덮여 있어 삽입을 위한 절개 상처가 회복된 이후에는 목욕도 가능할 정도로 삽입부위의 관리는 편합니다.

케모포트는 100원 동전보다 약간 큰 두꺼운 단추처럼 생긴 장치[그림 9]와 그에 연결된 관을 심장에 가까운 큰 혈관에 연결하는 도관으로 국소 마취 후 작은 절개선을 이용하여 피부 아래에 삽입하게 됩니다.

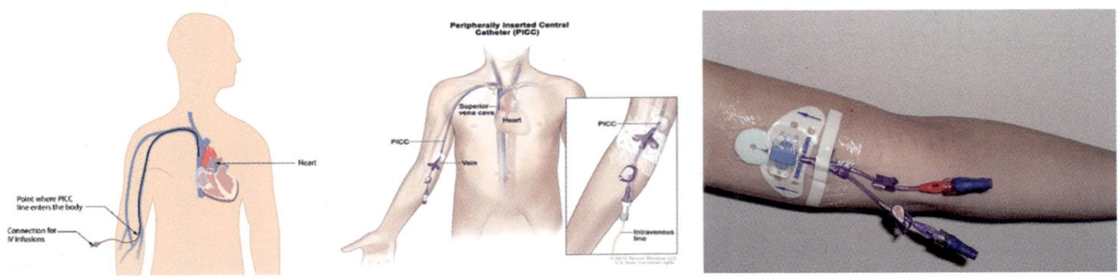

[그림 8] 말초삽입중심정맥카테터

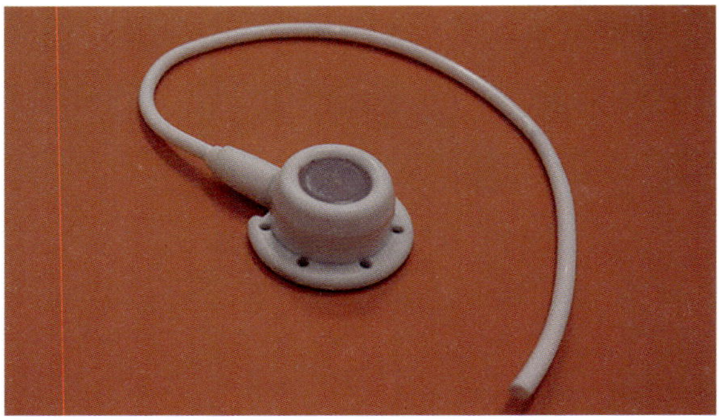

[그림 9] **케모포트**

가장 많이 사용하는 케모포트의 삽입 위치는 쇄골 아래 흉부 또는 상완의 안쪽에 삽입하여 사용하게 됩니다.

이렇게 케모포트는 피부로 덮여 있어 환자가 직접적으로 관리에 주의를 할 부분은 크지 않습니다[그림 10].그러나 케모포트의 부작용을 고려하여 몇 가지 살펴볼 점은 있습니다. 예를 들면 마른 체형으로 인해 상체에 피하지방이 적은 환자의 경우에는 케모포트를 덮고 있는 피부가 당겨져서 헤지면서 케모포트가 노출되는 경우가 있습니다. 이 경우는 피부 결손 부위의 범위에 따라서 단순히 다시 꼬매거나 또는 위치를 옮겨야 할 수도 있습니다. 따라서 케모포트 삽입 부위의 피부가 얇아지면서 변색이 되는 경우에는 의료진의 진료를 봐야 합니다. 또한 케모포트의 삽입 부위에 감염이 발생하기도 하는데 이 경우 삽입 부위의 피부가 붉게 변하며 열감 및 통증이 있기도 합니다. 케모포트 삽입 부위에 혈전이 발생하는 경우에는 통증과 함께 등이나 어깨, 팔의 부종이 발생할 수도 있습니다. 위와 같은 문제가 발생하면 바로 진료를 보는 것을 권해 드립니다. 드물게 케모

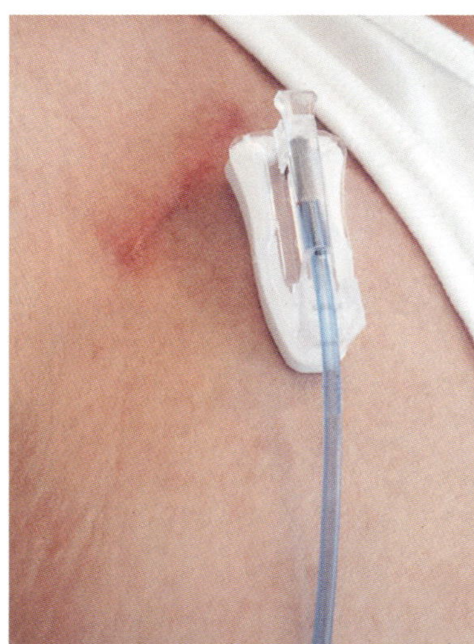

[그림 10] **케모포트가 삽입된 환자의 사진**

포트가 돌아가는 경우도 있으니 피부 아래 포트의 위치가 바뀌는 경우에도 진료를 보는 것을 추천드립니다.

케모포트는 다른 주사와 달리 90도의 각도를 가지고 있는 바늘이 필요합니다. 일반 바늘을 케모포트에 사용하는 경우에는 케모포트가 손상될 수 있으므로 전용 바늘을 사용해야 합니다[그림 11]. 만약, 원래 진료를 보던 병원이 아닌 다른 병원에서 진료를 보게 되면 케모포트를 가지고 있는 것을 알리고 그 병원에서 기역자 주사 바늘이 있는 경우에는 케모포트를 이용해 주사를 맞을 수 있지만, 케모포트용 바늘이 없는 경우에는 케모포트의 사용은 어렵습니다.

케모포트는 종류에 따라 주사가 끝난 뒤 헤파린을 이용해 포트안의 혈액이 굳지 않도록 해야 하는 경우도 있고, 이미 항응고성분이 있어서 특별한 처치가 필요 없는 경우도 있습니다. 이는 처음 삽입한 뒤에 담당선생님께서 설명해 주십니다. 또한 포트가 금속성 재질인 경우에는 MRI를 찍을 수 없는 경우도 있으니, 본인에게 삽입된 포트가 검사에 문제가 없는지 알고 있는 것도 진료에 도움이 됩니다.

치료가 종료되고, 더 이상 케모포트를 사용하지 않게 되는 경우, 케모포트가 혈전으로 인해 사용하기 어려운 경우, 케모포트에 감염이 있는 경우, 케모포트 또는 케모포트에 연결된 도관의 위치가 바뀌어서 사용이 어려운 경우에는 포트를 제거하게 됩니다. 이 경우 국소 마취를 하고, 피부를 절개하고 제거하게 됩니다.

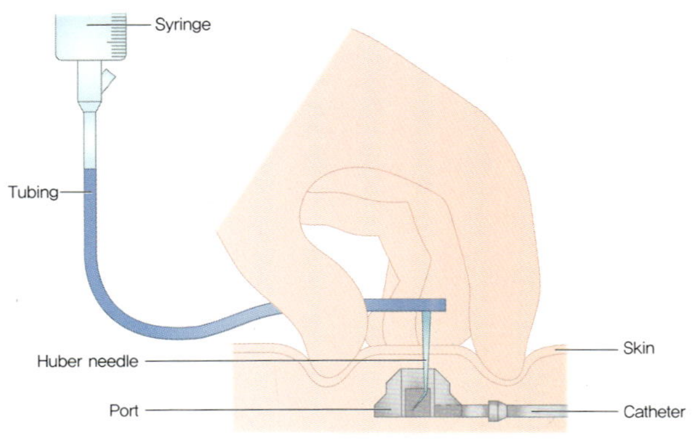

[그림 11] **케모포트**

케모포트는 본래 혈액 검사를 위한 채혈, 수혈, 항암제 및 수액의 투약 등이 모두 가능합니다. 그러나, 오랜 기간 동안 사용하게 되면 혈전 등의 여러 가지 문제가 발생하여 케모포트의 교체를 하는 경우가 발생할 수 있어 대부분의 병원에서는 케모포트로는 항암제 또는 일반 수액 정도만을 투약하는데 사용하는 경우가 많습니다.

QUESTION

85 코로나 백신 및 독감백신을 맞아도 될까요?

인제의대 부산백병원 혈액종양내과
이원식

림프종은 인체의 중요한 면역체계인 림프계에서 발생하는 암이므로, 면역저하가 동반되며, 치료과정에서 항암화학요법 등의 치료가 일시적인 면역저하를 유발할 수 있으므로, 세균, 곰팡이균과 함께 독감, SARS-CoV-2(COVID-19)과 같은 바이러스에 대한 저항력도 떨어지므로, 그에 대한 예방이 필요하게 됩니다.

독감 백신은 사백신이므로, 면역저하 상태에서도 안전하게 접종할 수 있습니다. 보통 백신 접종 후 항체가 생성되기까지 1달 정도 소요되기에, 독감이 유행하기 전인 10월에서 11월 사이에 접종하는 것이 좋습니다. 치료를 받기 전이라면 2주 정도 전에 미리 접종을 받는 것이 좋고, 만약 주기적인 항암화학요법치료를 받고 있다면 다음 항암치료 시작 2주 전에 접종하는 것이 적절하지만 항암치료마다 치료 간격이 다양하기 때문에 의료진과 상의 후 결정하는 것이 안전합니다. 만약 항암화학요법 치료가 곧 종료 예정이라면 종료 후 3개월 정도 지난 뒤 접종하는 것이 더 좋을 수 있습니다.

림프종 환자는 SARS-CoV-2 바이러스에 걸릴 위험도 높으며, 바이러스에 감염된 경우 심각한 합병증을 일으킬 위험 또한 높습니다. 코로나(COVID-19) 백신 역시 사백신으로 안전하게 접종할 수 있으나, 고강도 세포독성 항암제를 투여받고 있는 경우에는 호중구가 충분히 회복될 때까지 코로나19 백신을 미루는 것이 권고됩니다. 또한 조혈모세포이식 및 CAR-T 등의 세포 치료를 받는 환자는 마지막 투약 후 최소 2~3개월 이후 코로나 백신을 접종할 것을 고려해야 하며, 동종 조혈모세포이식의 경우에는 치료가 모두 끝난 뒤 3~6개월은 지나야 백신 접종할 수 있습니다.

단, 면역기능이 저하되는 치료 중인 림프종 환자는 코로나(COVID-19) 백신 접종 후 항체 생성이 저조하여 접종에 대한 반응이 빈약할 수 있습니다. 이에 또 다른 보호 방법으로 단클론 항체인 틱사게비맙(tixagevimab)과 실가비맙(cilgavimab) 근육 주사 [이부실드(Evusheld)로 포장]를 투여할 수 있습니다. 이부실드는 스파이크 단백질 수용체 결합 도메인의 겹치지 않는 영역과 결합하며 반감기는 3개월 미만입니다. 여기서 중요한 것은 이부실드를 예방접종에 대한 대안으로 볼 것이 아니라 예방접종에 대한 불충분한 반응을 보일 것으로 예견되는 사람들을 위한 추가적 선택으로 보아야 한다는 것입니다. 림프종 환자에서 치료 전 이미 COVID-19 예방접종을 받았다면 추가적으로 이부실드를 투여했을 때 이득은 알려져 있지 않습니다. 또한 오미크론(Omicron) 변이형에 효과가 있는 지도 불확실합니다. 그러므로 현재와 같이 대부분의 환자가 진단 전 이미 예방접종을 받았고, 새로운 COVID-19 변이가 출현하는 상황이라면 이부실드의 효능은 제한적일 수 있음을 감안하여야 하기에 이부실드 투여는 담당 의료진과 상의 후 결정하는 것이 좋겠습니다.

QUESTION

86 항암 치료 시 도움이 되는 음식이 있을까요? (림프종에 좋은 음식 추천 부탁드립니다.)

순천향의대 부천병원 종양혈액내과
김세형

항암 치료를 받고 있는 환자나 그 가족들에게 제일 많이 듣는 질문 중의 하나가 음식 관련 내용입니다. 주변 사람들이 돼지고기를 먹으면 암이 나빠져 절대 먹으면 안된다고 하고, 퇴원할 때 영양상담사가 김치나 회 등 날 음식은 안되고 꼭 익혀 먹으라고 하는데, 다른 건 다 먹기 싫고 회만 먹고 싶은데 정말 먹으면 안되는지 애절한 눈빛으로 이와 같은 질문을 많이 합니다.

우리 주변에서 많이 먹고 있는 음식 중에서 항암 치료를 받고 있는 환자가 먹으면 안되는 음식은 없습니다. 항암 치료 기간동안 여러 가지 이유로 식사를 잘 못하는 상황에서 환자가 좋아하고 또 먹고 싶고, 지금 먹을 수 있는 음식이 그 환자에게는 가장 좋은 음식이라고 할 수 있습니다.

많은 암환자나 그 가족들이 암환자를 위한 식단이나 식이요법이 암을 치료해 줄 수 있고, 암에 안 좋다고 알려진 음식을 먹으면 암이 더 나빠진다고 생각합니다. 그러나 암을 치료하거나 악화시키는 음식은 없으며, 항암 치료 기간동안 가능한 적절하고 충분한 음식을 섭취함으로써 영양 불량 상태가 되지 않게 하여 계획된 치료를 무사히 마치는 게 중요합니다. 항암 치료가 언제 끝날지도 모르는데, 잠도 편하게 못 자고, 몸도 피곤하고, 먹고 싶은 건 별로 없고, 그나마 먹고 싶은 게 있는데 속도 안 좋아서 먹기도 힘든 이런 상황에서 음식을 선택함에 있어 스트레스를 받지 않았으면 좋겠습니다.

림프종 환자 개개인마다 치료 항암제가 다르고, 경험하는 부작용의 종류나 정도의 차이가 있을 수 있기 때문에 환자의 상태에 따라 음식의 종류, 음식 냄새 정도, 음식 온도, 조리 방법 및 식기류 선택이 달라질 수 있습니다.

대부분 림프종 항암치료에 스테로이드가 포함되어 있습니다. 스테로이드 복용으로 배고픔이 많아지고, 많이 붓고 체중이 늘게 됩니다. 일반적으로 스테로이드 치료를 중단하면 체중이 정상으로 돌아오기 때문에 그 사이에도 영양가 있는 음식을 섭취하는 게 중요합니다. 스테로이드 복용하는 동안 체중 증가가 걱정되는 분은 주치의 선생님과 상의하여 추가 조언을 받으시면 좋겠습니다.

항암치료나 방사선 치료를 받으면 메스꺼움이 생길 수 있습니다. 메스꺼움을 완화하기 위한 방법으로는 소화가 잘 되는 토스트나 크래커를 먹어 보거나, 강한 음식 냄새는 메스꺼움을 유발할 수 있으니 샌드위치나 샐러드와 같은 차가운 음식을 섭취하고, 가열된 음식이 식을 때까지 기다렸다가 먹거나, 전자레인지로 음식을 조리하여 가능한 냄새를 줄이는게 도움을 줄 수 있습니다.

또한 항암제는 구강 질환 및 미각 변화로 인한 입맛이나 식욕이 감소할 수 있습니다. 이런 경우에는 허브, 향신료나 소스 등을 음식에 추가하거나, 금속성 맛을 줄이기 위해 플라스틱 식기류로 바꿔보는 방법도 있습니다. 또한 치료 중 체중 감소를 줄이기 위해 계란, 견과류나 땅콩버터와 같은 칼로리가 높은 음식에 집중하면 도움이 될 수 있습니다. 전에는 싫어했던 음식이 지금은 맛있다는 것을 알게 될 수도 있으니 새로운 음식을 먹어보는 시도도 해보시기 바랍니다.

같은 음식도 환자의 기호와 취향에 맞춰 다양하게 먹어볼 수도 있습니다. 예를 들면 샌드위치나 햄버거는 빵의 종류나 내용물을 다르게 먹어보거나, 국수와 같은 면 요리도 국물을 다양하게 조리해서 먹어보는 것도 좋은 방법이 될 수 있습니다. 때론 누군가 도움 없이 혼자서 음식을 조리해야 하는 분도 있을 것입니다. 간편하게 조리할 수 있는 식품도 시중에 많이 나와 있으니 미리 준비해서 필요할 때 조리해서 드시기 바랍니다.

계획된 항암치료가 끝나기까지 5~6개월 이상 걸리지만 각 항암 주기별로 고생하는 기간은 3~5일 정도입니다. 이 기간 동안 환자의 상태 변화에 맞는 음식을 선택해서 적절하게 조리하고 섭취하여 영양 불량상태를 최소화하다 보면 계획된 항암치료를 문제없이 완료하게 될 것입니다.

QUESTION

87 항암치료 이후 임신과 출산 가능여부 궁금합니다.

부산의대 부산대학교병원 혈액종양내과
김도영

20대 여자입니다. 거대미만성B세포림프종을 진단받고 이제 항암치료를 시작합니다. 나중에 완전관해까지 되면 임신과 출산이 가능할까요?

림프종의 많은 경우는 고령의 환자들이지만 젊은 환자들이 진료실을 방문하는 경우가 종종 있습니다. 암이라는 불청객이 내 인생에서 언젠가 한번은 찾아올 수 있겠다는 생각을 해본 적은 있지만 그 일이 이렇게 일찍 발생할 줄은 몰랐다던 한 환자분의 말씀이 기억납니다.

당장 내 몸에 찾아온 불청객을 치료하는 일만 해도 벅찬 일이지만 암치료와 동시에 치료 이후의 삶에 대해서도 같이 준비가 필요합니다. 특히나 젊은 환자의 경우 치료 이후의 삶이 더 길기에 이러한 부분에 대한 세심한 배려가 필요하며 임신과 출산에 대한 부분도 포함됩니다. 암생존자의 삶의 질에서 임신과 출산이 기여하는 부분은 매우 큽니다. 임신과 출산 자체로도 큰 도전이며 기쁨이기도 하지만 건강의 회복에 대한 증명과 정상적인 생활로의 복귀라는 면에서도 큰 의미를 가진다고 할 수 있습니다.

결론부터 말씀드리면 완전 관해 이후에 임신과 출산은 가능하지만 쉽지는 않은 과정입니다. 건강한 임신과 출산을 위해서는 무엇보다도 환자분의 건강이 최우선이 되어야 하며 아기가 자라날 수 있는 자궁 환경과 아기를 만들어 낼 수 있는 정자/난자가 준비되어야 합니다. 이러한 조건들이 항암치료 과정에서 손상을 받을 수 있으며 치료의 방법이나 기간, 치료받을 당시의 나이 등에 따라서 회복이 될 수도 있고 되지 않을 수도 있습니다. 그래서 치료 시작 전부터 미리 준비하는 과정이 필요합니다.

항암치료에 이용되는 항암제나 방사선 치료에 의해 불임이 유발될 수 있다는 사실은 많이 알려진 사실입니다.

림프종 치료에 많이 사용되는 cyclophosphamide나 조혈모세포이식에 사용되는 busulfan, melphalan 같은 약제는 생식기능 관련 독성이 높은 고위험군 약제입니다. 최근 들어 이러한 약제들의 사용을 줄이거나 새로운 약제들로 대체하는 치료법들이 개발되고 있지만 아직까지 림프종 치료에서 배제하기는 어려운 약제들입니다.

항암치료에 의한 난소 기능의 저하로 생리의 중단과 같은 조기 폐경 증상이 나타날 수 있습니다. 항암치료를 받은 40세 이하의 20~90%에서 조기난소부전이나 무월경을 보고하고 있습니다. 20~90%라는 넓은 범위는 치료의 약제나 질환의 종류에 따라 다양하게 나타나기 때문에 사실상 예측이 어렵다는 의미로 해석해 볼 수도 있습니다. 치료 종결 후 생리가 다시 재개될 수도 있지만 수개월에서 1년 이상의 기간이 걸릴 수 있습니다. 생리를 한다고 하더라도 난소가 건강한 난자를 만들어 낼 수 있는 예비력의 감소로 인해 임신 능력이 있다고 할 수는 없으며 정확한 평가를 위해서는 산부인과 진료가 필요합니다.

항암치료로 인해 난소 기능의 손상이 예상되는 경우 가임력 보존을 위한 방법들이 있습니다.

현재 가장 쉽게 사용되는 방법은 흔히들 난소보호주사라고 하는 생식샘자극호르몬방출호르몬(GnRH agonist)를 사용하는 방법입니다. 이 주사는 쉽게 말하면 가짜로 폐경 상태를 만들어 주는 방법으로 치료 시작 1~2주전부터 투여를 시작하여 항암 치료 기간동안 일시적으로 난소 기능을 억제해 줍니다. 항암제는 암세포와 같이 세포분열이 활발한 부위에 더 강하게 작용하는데 난소 활동을 억제하여 항암제에 노출을 줄여주면 치료 후 폐경 발생 위험이 감소한다는 보고들을 근거로 사용하고 있는 방법입니다. 그러나 폐경 위험을 줄인다는 것이 향후 임신 가능성을 보장해주는 것은 아니어서 대부분의 산부인과 선생님들이 단독으로 사용하기에는 제한이 있다고 이야기 하고 있습니다.

좀 더 적극적이고 확실한 방법으로 난자동결이나 배아동결을 하는 방법이 있습니다. 쉽게 생각하면 난임 시술 때 하는 방법과 유사하다고 생각하시면 됩니다. 생리때까지 기다리거나 주사를 맞아 난자를 키워 채취하게 됩니다. 미혼 여성의 경우 난자 자체를 동결해두고 기혼 여성의 경우 배우자의 정자와 수정 후 배아 상태로 동결해 둡니다. 배아동결이 난자동결에 비해 해동 후 임신 시도시 성공률이 더 높고 안정적인 방법이나 최근에는 기술이 발전해서 난자 동결도 성공률이 많이 좋아졌다고 합니다. 채취까지 평균적으로 2주 정도의 시간이 필요하고 채취 이후 회복 기간이 필요해 그만큼 항암치료의 시작이 늦어질 수 있어 질환의 상황을 고려하여 시행 여부 결정이 필요합니다. 또 다른 방법으로는 시술을 통해 난소조직을 직접 채취하여 동결하는 방법이 소개되고 있으며 우리나라에서도 이제 막 관련 시술들을 시작하는 단계입니다.

남성 환자의 경우에도 항암치료 이후에 무정자증이나 정자의 활성도가 떨어지는 경우들이 있어 가능하다면 항암 치료 전 준비를 해두는 것이 좋습니다. 여성에 비해서는 시기나 준비과정에서 수월한 편이며 치료 전 정자를 채취하여 얼려두는 방법이 많이 사용되고 있습니다.

항암치료 기간 중에는 항암약물에 의해 태아의 선천적 결함이 유발될 수 있어 피임을 하는 것이 좋으며 치료 종결 후 임신의 경우에도 최소 6개월 이상은 기다리는 것이 필요합니다.

임신 시기를 포함하여 치료의 전 과정에서 가장 중요한 것은 환자분의 치료입니다. 가임력 보존을 위한 준비도 중요한 부분이긴 하지만 그로 인한 치료의 지연이 환자분의 치료에 영향을 줄 수도 있어 담당 선생님과의 상의가 필요합니다. 환자분의 회복을 기원하며 저희 의료진은 환자분을 적극 지원하며 응원합니다.

QUESTION

88 항암 치료 후 피곤하고 잠도 잘 안 오는데 어떤 도움을 받을 수 있나요?

한림의대 성심병원 혈액종양내과
김효정

불면증은 잠을 잘 수 있는 적절한 환경에도 불구하고 잠이 오지 않거나 유지되지 않아서 일상 생활에 어려움이 오는 상황으로 정의합니다. 쾌적한 수면을 방해받으면 삶의 질이 저하되고, 정상적인 기능 수행에 부정적인 영향이 발생하여, 항암치료와 같은 육체적으로 타격이 큰 치료를 유지하는데 어려움을 겪게 됩니다. 암의 진단과 항암치료로 인해 많은 환자분들께서 불안과 우울, 분노의 감정 및 병 또는 항암 부작용으로 인한 증상으로 불면의 밤을 호소하기 쉽습니다.

기존의 불면증으로 진단을 받으셨던 분들이 아니시라면, 일시적인 불면 증상은 매우 인간적인 자연스러운 현상이라고 받아들이셔도 되겠습니다. 그러나 수면 장애에 기여할 수 있는 요인을 평가하여 불면 증상이 고착화되지 않도록 하는 것은 중요합니다. 우선 통증, 구역감 등의 신체적인 증상이 있다면 이런 증상을 개선하기 위한 약물치료를 담당의와 상의하시는 것이 좋습니다. 림프종에서는 스테로이드 약제 복용을 하는 경우도 많이 있는데, 각성효과가 있으므로 스테로이드 약제 복용은 가능한 오전 중에 하는 것이 좋습니다. 또한 정서적인 고통을 완화하기 위하여 명상, 이완 요법이나, 대화, 일기 쓰기, 심리 상담 등의 행동 요법도 도움이 됩니다. 우울감이 심각하게 있다면 정신건강의학과 진료가 필요합니다.

수면 환경의 점검 및 수정이 도움이 됩니다. 실내 온도를 적절히 시원하고 통풍이 잘 되게 유지하며, 가능한 소등하거나(핸드폰이나 충전등도 보이지 않게 가려서) 불가능할 때는 안대를 사용하고, 소음의 원인을 제거합니다(백색소음은 도움이 될 수도 있습니다). 침구가 적절하게 편안한지도 확인할 필요가 있습니다.

생활습관 수정도 도움이 됩니다. 가능한 취침 전까지는 침대에서 벗어나 있는 시간을 보내려고 애쓰고, 낮잠은 짧게 휴식으로 잘 수 있지만 오후에 오래 낮잠을 자지 않도록 합니다. 취침 전 많은 양의 식사나 과도한 수분 섭취를 하지 않고, 카페인이 들어 있는 음료는 특히 늦은 시간에는 피하도록 합니다. 또한 시청각을 자극하는 영화, 게임 등을 밤에는 피하고, 샤워는 밤에는 너무 뜨겁지 않게 하는 것이 좋습니다. 유산소 운동과 스트레칭 등의 운동 및 낮시간 동안 몸과 마음을 움직이게 하는 적절한 사회 생활을 하는 것도 도움이 되고, 가능하다면 매일 오전에 1시간 정도 햇빛을 쬐는 것도 좋습니다.

그러나 잠이 오지 않는데, 너무 이른 시간에 잠자리에 들어서 '잠을 자야만 해' 라고 강박적으로 잠을 청하는 것은 좋지 않습니다. 오히려 이런 경우에는 매우 단조롭고 익숙한 일상적 반복 행위(사람에 따라서 지루한 책, 기도, 명상 등등)를 하면서 심신을 이완시키면서 잠이 오게 되면 침대에 누워서 가능한 바로 잠이 들 수 있도록 수면패턴을 고착화하는 것이 도움이 됩니다.

위의 비약물적인 수면 개선 시도를 시행하였음에도 불구하고, 삶의 질에 영향을 미칠 정도의 불면증이 지속된다면 약물치료가 필요할 수 있겠습니다. 수면보조제의 선택은 환자 개개인의 전신 상태와 병력 및 현재 사용하고 있는 약물과의 상호 작용을 고려하여 최저 유효 용량으로 선택하여야 합니다. 따라서 담당의와 상의하여 결정하시는 것이 좋겠습니다.

QUESTION

89 항암치료 이후 기억력 저하를 동반한 인지 기능 장애가 걱정됩니다.

한양의대 한양대학교구리병원 혈액종양내과
원영웅

암에 대한 치료방법 중의 한가지인 항암제를 투약하는 항암화학요법(이하 항암치료)이 악성림프종을 포함한 여러 가지 다양한 암의 치료로써 많은 암환자들에게 시행되고 있습니다.

의학발전에 따른 신약 항암제의 개발로 암환자의 생존기간이 연장되고 있으며, 항암치료 중이거나 항암치료 후 완치 상태로 살아가는 암환자들이 늘어가고 있습니다. 이런 배경으로 항암치료의 부작용이 현재 있거나 과거에 경험하였던 암환자들은 계속 증가하고 있습니다. 그 중에서 항암치료와 관련한 인지기능장애는 항암치료의 만성 부작용으로, 일부 암환자들은 항암치료를 중단한 이후에도 장기간 인지기능장애로부터 회복하지 못하는 경우도 있습니다. 또한 조혈모세포이식 후 발생하는 인지기능장애도 있습니다.

조혈모세포이식과 관련한 연구결과들을 요약하면, 조혈모세포이식을 진행하는 동안의 항암치료의 강도와 관련이 있으며, 자가조혈모세포이식보다는 동종조혈모세포이식을 받은 환자에서 더 많이 나타나는 경향을 보입니다. 조혈모세포이식 전에 받았던 항암치료나 방사선 치료 등으로 조혈모세포이식 전에 이미 인지기능장애가 있는 암환자들이 다수 있다는 연구결과는 조혈모세포이식으로 인한 인지기능장애보다는 항암치료와 관련하여 발생한 인지기능장애가 더 중요하다는 것을 시사합니다. 여기에서는 '항암치료관련 인지기능장애 또는 항암치료유발 인지기능장애'에 대해서만 살펴보도록 하겠으며, 암의 뇌전이 또는 뇌방사선 치료와 관련한 인지기능장애에 대한 내용은 제외하도록 하겠습니다.

일부 연구자들은 항암치료를 받은 환자들의 뇌에 구조적인 변화가 발생하며, 이로 인하여 뇌의 노화를 가속하고 인지기능의 감소를 유발한다는 연구결과를 보고하였습니다. 또 다른 연구자들은 항암치료로 인한 인지기능장애는 항암치료가 뇌신경들 간에 상호 유기적인 연결성에 변화를 유발하는 것과 관련이 있다는 것을 밝히기도 하였습니다. 하지만, 항암치료 중이거나 항암치료를 받았던 암환자들에게서 발생하는 인지기능장애는 항암치료라는 단일한 원인만으로 설명하는 것에는 한계가 있습니다. 암환자에게서 발생하는 인지기능장애는 항암치료 외에도 정상적인 노화에 따른 신경계증상, 불안이나 우울 등의 정신건강학적 문제, 여러 가지 만성질환 등이 복합적으로 작용하여 발생한다고 봐야 합니다.

항암치료관련 인지기능장애는 기억력 감소, 사고의 속도감소, 집중력 저하 등 다양한 증상으로 나타나게 됩니다. 또한 이런 인지기능장애 증상들은 일정하지 않고 호전과 악화를 반복하기도 하며, 여러 가지 다른 증상들이 다양한 양상으로 발생합니다. 따라서 항암치료관련 인지기능장애를 의심할 수 있는 어떤 증상을 특정하여 지목할 수는 없습니다. 항암치료관련 인지기능장애의 진단은 의사의 문진과 인지기능평가 방법들을 이용합니다. 항암치료 중이거나 종료한 모든 암환자들이 인지기능평가를 받아야하는 것은 아닙니다. 인지기능장애가 의심되고 이런 증상으로 인해 일상적인 삶에 불편함이 발생하는 경우에 항암치료관련 인지기능장애에 대한 진료를 받는 것이 적절합니다.

항암치료관련 인지기능장애의 치료는 인지행동치료와 약물치료를 함께 시행하여 인지기능과 삶의 질의 개선할 수 있습니다. 이에 더하여 규칙적인 수면, 적절한 운동, 균형 잡힌 식단 등 일상생활의 변화를 위한 암환자의 노력이 예후에 긍정적인 효과를 줄 수 있습니다. 이러한 항암치료관련 인지기능장애의 진단과 치료는 일차적으로 암에 대해 항암치료를 시행하였던 담당의사가 담당하게 되지만, 인지기증장애의 정도와 상태에 따라 신경과나 정신건강의학과 등과의 협의진료를 통해 적절한 치료를 받아서 호전될 수 있습니다.

QUESTION

90 항암치료 종료 후 부작용이 회복되나요?

(항암치료 이후 머리카락이 다시 자라는지, 탈모증상이 완벽히 없어지는 것인지 궁금합니다. 소화불량 지속 등등)

동아의대 동아대학교병원 혈액종양내과
이지현

림프종을 진단받고 표적치료제를 포함한 여러 다양한 항암 요법으로 치료를 받는 도중 큰 어려움 없이 치료를 받으시는 분도 있지만 많은 경우 혈액수치가 떨어지는 부작용을 경험하게 됩니다. 앞서 열거되었던 골수기능이 억제되어 발생하는 혈액수치의 감소(백혈구, 적혈구, 혈소판 감소), 구역과 구토, 점막염(입 안이 헐고, 배가 아프며 설사하는 증상) 등의 부작용은 대개는 마지막 항암치료 후 2주 이상이 지나는 시점에서 서서히 회복하게 됩니다. 일부 환자에서 항암치료 도중 떨어진 혈액수치가 잘 회복되지 못하고 혈소판 또는 적혈구의 수혈이 자주 필요한 상태로 혈액 수치의 감소가 수개월에서 수년간 지속되는 경우도 있습니다. 그러나 대부분의 경우 암이 완치되었고 방사선 치료를 포함한 추가적인 치료를 받지 않았다면 서서히 수혈이 필요 없는 상태로 혈액수치가 회복하게 됩니다.

항암치료 도중 또는 이후 항암제에 의하여 말초의 신경이 손상되어 발생하는 항암제 유도성 말초신경병증이라 불리는 부작용은 손과 발의 통증, 저리거나 시린 증상, 또는 감각이 떨어지는 증상으로 나타나는 데 항암 치료가 종료된 이후에도 2~3개월간 악화가 되는 환자도 있습니다. 항암치료가 끝나고 3개월 정도 지나면 손부터 회복이 되기 시작하며, 많은 경우 시간이 지나면서 서서히 회복되지만 일부 수년간 증상이 지속될 수 있어 이러한 경우 증상의 경감을 위해 약제를 복용하며 조절할 수 있습니다.

항암치료를 하면서 집중력 저하, 기억력 감퇴를 호소하시는 분들도 있는데, 전체 뇌의 방사선 치료를 받은 경우가 아니라면 대부분의 경우에는 항암치료가 끝나면 회복이 됩니다. 그러나 만약 증상이 지속된다면 담당 선생님과 상의하여 인지 재활 또는 약제의 도움을 받을 수도 있습니다.

탈모의 경우 약제마다 빠지는 정도는 다를 수 있고, 대부분의 경우 치료 종료 이후 수 주가 지나면 다시 자라게 되며 3~6개월이 지나면 예전 상태로 돌아가게 됩니다. 그러나 조혈모세포이식을 받은 경우에는 영구 탈모로 일부 남아 있는 분도 있습니다. 모발이 자랄 때는 예전과는 다르게 곱슬하거나 흰 머리로 자랄 수도 있고 다시 예전으로 돌아 갈 수 있습니다.

소화불량은 항암제가 종료되고 나면 대부분의 경우 회복이 됩니다만 때로 위장관의 수술 또는 방사선 치료를 받은 경우 장기적으로 소화불량이나 만성 설사를 경험하는 경우도 있습니다.

림프종의 항암치료는 많은 경우 스테로이드를 포함하게 됩니다. 고용량 스테로이드의 치료는 항암치료 이후 골다공증의 악화 또는 골감소증, 이로 인한 골절을 유발할 수 있습니다. 따라서 항암치료 이후 적절한 칼슘 및 비타민 D 제재의 복용이 필요하며 특히 폐경 여성 환자의 경우 골밀도에 대한 주기적인 추적관찰이 필요합니다.

항암제의 특성상 각 장기의 부작용을 유발하는 경우가 있는데, 많은 경우 저절로 회복되지만 특히 심장, 폐, 간, 콩팥에 생기는 부작용의 경우 일부의 환자에서 치료가 필요없는 정도의 경증으로 남아있거나 또는 장기간의 치료가 필요한 경우가 드물게 있을 수 있습니다. 항암치료가 끝난 이후에도 호흡곤란, 두근거림, 가슴의 통증 등의 증상이 발생한다면 담당 의료진을 방문하여 적극적인 검사를 해 보실 것을 권장드립니다.

QUESTION

91 항암치료 중에 나타나는 가려움증은 일반적인 증상인가요?

인제의대 해운대백병원 혈액종양내과
임성남

저희 엄마가 6월에 악성 림프종(미만성 거대 B세포 림프종)이라는 진단을 받았고 항암치료가 시작 되면 일주일 후부터 약 5일간의 면역력 저하기간이 찾아오는데 요즘에 가려움증이 생겨서 밤에 잠도 제대로 못 자고 가려워서 긁느라 몸도 벌겋게 달아 올랐다고 하더라구요. 열도 38도까지 올라갔다고 하구요. 엄마의 면역력이 30% 정도밖에 안 돼서 조금만 잘못돼도 심각한 상황에 이를 수 있다고 하네요. 이런 증상들이 항암 치료 시작하면 나타나는 일반적인 증상인 건가요?

항암제 투여 시 피부가 약해지는 원인은, 항암제가 암세포뿐 아니라 피부세포에도 손상을 주기 때문입니다. 암세포가 정상 세포와 차이를 보이는 가장 큰 특징은 빠르게 분열과 증식을 한다는 것입니다. 전통적인 세포독성 항암제들은 이와 같은 암세포의 특징에 착안하여 빠르게 분열/증식하는 세포들을 선택적으로 파괴시킵니다.

그러나, 암세포뿐 아니라 정상 세포 중 피부세포, 장점막세포, 골수세포 등도 빠르게 분열하기 때문에 이들 정상 세포 역시 항암제에 의해 손상을 받는 부작용이 발생할 수 있습니다. 또한, 항암치료 중 발생하는 피부 건조증으로 인해 심한 가려움증이 발생할 수 있습니다.

최근 개발되는 표적치료 항암제 중에서도 표피성장인자수용체 억제제의 경우에는 암세포에 많이 발현되는 특정 단백질을 매우 선택적으로 공격하여 항암 치료효과를 보입니다. 하지만 이들 단백질이 피부세포에도 많이 발현되는 특징이 있어 피부 문제가 많이 발생하고 있습니다.

림프종 치료에 사용되는 항암제도 피부건조증, 통증, 가려움증과 같은 피부 증상을 유발할 수 있습니다. 이러한 증상들은 치료 중 자연히 소실되는 경우도 있으나 치료 중 또는 치료 종료 후에도 지속될 수 있습니다. 치료 전 피부 상태(습진, 건선 등)에 따라 증상이 더 심하게 발생할 수 있습니다.

이러한 영향으로 인해 항암제의 종류에 따라, 개개인의 피부 특징에 따라 다양한 형태의 피부 문제가 다양하게 발생할 수 있으며, 피부 건조증과 색소 침착과 같은 비교적 경미한 피부 증상은 항암화학요법치료를 받는 많은 환자들에서 발생 가능합니다.

이와 같이 항암치료를 받는 중 가려움증을 호소하는 경우 다음과 같은 피부 관리가 도움이 될 수 있습니다.

1. 보습제를 충분히 바르세요.

보습제를 충분히 사용하시는 것이 좋습니다. 보습제는 피부를 덮어주는 보호막으로 작용하여 외부의 자극으로부터 약해진 피부를 보호할 수 있습니다. 손발, 팔의 바깥면, 다리의 앞쪽면과 같이 쉽게 건조해지는 부분 또는 벨트 등에 의해 피부가 자극을 받기 쉬운 부위에는 더 세심하게 발라주는 것이 필요합니다.

2. 장시간의 뜨거운 목욕은 피하세요.

목욕은 미지근한 물에 짧게 하는 것이 좋고 뜨거운 물에 오래 들어가 있거나 찜질방은 피하는 것이 좋습니다. 비누는 약산성 또는 중성제품을 사용하고 목욕시 때를 미는 것도 가려움증을 악화 시킬 수 있습니다. 땀을 흘린 경우 땀이 피부 자극을 유발할 수 있으므로 가벼운 샤워 후 보습제를 바르는 것이 좋습니다.

3. 피부에 직접 닿는 옷은 부드러운 면소재가 좋습니다.

꽉 조이는 옷은 피부에 자극을 줄 수 있으므로 피하고 피부에 직접 닿는 옷은 면소재를 고르는 것이 좋습니다.

4. 자외선 노출은 피하세요.

외출할 때에는 태양광선을 가릴 수 있는 모자 또는 소매가 긴 옷을 입고 얼굴을 비롯한 노출부에는 자외선 차단제를 바르는 것이 가려움증 예방에 도움이 됩니다.

5. 충분한 수분과 영양섭취가 필요합니다.

피부세포가 빠르게 회복하기 위해서는 충분한 영양공급이 필요합니다. 충분한 수분과 영양섭취는 피부뿐 아니라 전신 건강 회복에도 중요합니다.

6. 적정 실내 습도를 유지해 주시고 급격한 온도 변화는 줄여주세요.

실내가 너무 건조하지 않도록 가습기, 물수건 등을 이용하여 적정 실내 습도(40~60%)를 유지하는 것이 피부 건조증 예방에 도움이 됩니다. 또한 온도 변화가 큰 경우(특히, 추운 날씨 및 찬 바람) 피부 가려움증을 악화시킬 수 있습니다.

7. 뚜렷한 피부이상 발생 시 긁지 말고 담당의와 상의해 주세요.

피부에 뚜렷한 발진이 생기고 가려움증, 통증 등으로 불편감이 발생할 때에는 담당 의료진과 상의하여 피부과 또는 알레르기 내과 전문의 진료를 받는 것이 좋습니다. 가렵다고 긁는 경우 이차적으로 습진 또는 세균감염이 발생할 수 있습니다. 이를 예방하기 위해서 가려움증에 대한 치료를 받는 것이 좋습니다. 발생 원인이 항암제로 인한 경우 증상 조절을 위한 국소도포제(국소스테로이드제, 국소항생제 등)의 사용 및 약물치료(항히스타민제, 경구항생제, 경구스테로이드제 등)를 통해 불편감을 조절할 수 있습니다.

QUESTION

92 호중구집락촉진인자(Granulocyte-Colony Stimulating Factor, G-CSF)는 무엇이고, 언제 투여하나요?

아주의대 아주대학교병원 혈액내과
정성현

호중구집락촉진인자(Granulocyte-Colony Stimulating Factor, G-CSF)는 조혈성장인자로 우리 몸의 일차 면역기능을 담당하는 세포들 중에서 주로 호중구의 증식, 분화, 성숙 및 활성화에 관여합니다. 림프종환자에서 치료 과정 중 발생하는 호중구감소증의 예방 및 치료를 위해 사용됩니다.

림프종의 치료에 사용되는 항암화학요법들은(R-CHOP, CHOP, ICE, ESHAP, DHAP 등) 림프종을 치료함과 동시에 조혈기능을 담당하는 골수를 억제하는 부작용을 가지고 있습니다. 항암요법이 투여된 후 일주일에서 열흘 정도의 기간이 경과하면 혈구세포가 감소하는 현상이 생기고 그 중 호중구감소증이 발생하면서 그로 인한 발열이 생길 수 있는데 이를 호중구감소성 발열이라고 합니다. 이는 즉각적인 광범위항생제 치료와 호중구 집락 촉진 인자의 투약이 필요한 위중한 합병증입니다. 호중구감소증 및 호중구감소성 발열이 치료를 받는 모든 환자에서 발생하는 것은 아니지만 대개는 첫 번째 항암요법 후, 고령의 환자, 전신상태가 불량한 환자, 동반질환이 있는 경우 등에서 더 흔하게 발생하는 것으로 알려져 있습니다. 따라서 호중구감소성 발열이 발생할 확률이 20%가 넘을 것으로 예상되는 경우 호중구집락촉진인자(Granulocyte-Colony Stimulating Factor, G-CSF)를 예방적으로 사용할 수 있습니다. 최근에는 약물 작용시간이 획기적으로 늘어나(약 2주) 항암주기별로 일 회만 투여하면 되는 지속성약물(pegylated G-CSF)이 개발되어 호중구감소성 발열의 예방을 위해 사용되고 있습니다. 예방요법으로 사용되는 호중구집락촉진인자는 항암화학요법이 종료된 시점으로부터 최소 24시간이 경과한 이후에 피하주사로 투여하는 것이 바람직하며 3~4일 이후까지 투약이 가능합니다. 이는 혈액 내에 남아 있는 항암제로 인한 조혈모세포의 손상을 피하기 위해서입니다.

호중구집락촉진인자는 호중구감소증의 치료 및 예방요법 이외에도 자가조혈모세포 이식을 시행받는 환자에서 조혈모세포를 말초로 가동(mobilization)하여 채집할 목적으로도 사용됩니다.

호중구집락촉진인자는 급격한 골수팽창을 유발하여 전신통증, 발열, 두통, 호흡곤란 등의 부작용이 발생할 수 있으며 주사부위 통증, 부종 등도 생길 수 있습니다. 극히 드물게는 비장이 커지면서 좌측 상복부 통증을 유발할 수 있습니다. 그러나 대부분의 경우는 심각한 부작용 없이 투여 받을 수 있습니다.

QUESTION

93 림프절 순환, 혈액 순환을 활발하게 하는 행동들을 해도 되는지 궁금합니다.

고려의대 고려대학교안암병원 혈액종양내과
강가원

마사지, 운동, 족욕, 반신욕 등이 오히려 증상 악화/전이 등을 초래할 위험이 있을까요?

결론적으로 림프절과 혈액 순환을 활발하게 할 수 있는 행동들, 예를 들어, 마사지, 운동, 족욕, 반신욕 등이 림프종의 증상을 악화시키거나 전이를 초래한다는 근거는 없습니다. 오히려, 적절하게 시행하는 경우 삶의 질 개선에 도움을 받을 수 있습니다. 하지만, 개개인의 상황에 따라 주의가 필요하며, 시행 전 담당 의료진과 상의가 필요합니다.

마사지를 각 부위별로 10~15분, 주 3~5회, 일반적으로 시행되는 방식으로 받는 경우, 통증을 줄이고 수면의 질을 올릴 뿐 아니라 전반적인 피로감, 우울감 감소, 식욕을 촉진시킴으로써 삶의 질을 향상시키고, 이를 통해 보다 림프종에 대한 치료에 적응하기 쉽도록 도움을 줄 수 있다고 알려져 있습니다. 하지만, 대부분의 연구에서 마사지를 받는 부위에 이미 감염이 있거나 출혈 경향이 있는 환자, 또는 당뇨, 통풍, 이전 심부 혈전증의 과거력, 항응고제 복용과 같이 마사지를 받고 난 뒤 감염이나 출혈의 위험도가 높을 것으로 예상되는 환자, 몸에 난 상처를 스스로 돌보지 못하는 환자는 제외되었으며, 종종 마사지에 사용되는 크림 또는 오일에 알러지 반응이 발생하는 경우도 보고되고 있습니다. 따라서, 담당 의료진과 본인의 상태에 대해 충분히 상의 후 시행하되, 적은 범위부터 마사지를 시행하여 부작용이 없는 것을 확인 후 마사지 범위를 점차 넓혀 나가는 것이 안전합니다. 족욕이나 반신욕에 대한 논문은 많지 않아 적절함에 대한 기준은 명확하진 않지만 마사지의 주의 사항에 따라 시행해 볼 수 있겠습니다.

운동도 적절하게 시행하는 경우 마사지와 같은 도움을 받을 수 있습니다. 하지만, 운동은 스스로 몸을 움직여서 시행해야 하는 만큼, 해도 괜찮은가에 대한 기준은 보다 까다로운 편입니다. 충분히 영양이 공급되는 환경에서 시행하는 것이 기본 요건이며, 따라서, 심한 구역, 구토감이 없고 적절한 식사가 가능하며 치료 전 몸무게와 비교 시 과도한 체중 감소가 없는 경우 고려해 볼 수 있습니다. 이와 함께, 뼈를 포함한 타 장기에 통증을 유발할 수 있는 전이가 없어야 하며, 혈색소, 백혈구 및 혈소판 수치가 안정되어 있어야 합니다. 운동은 30~60분씩, 주 2~3회 시행을 권고하며, 부상을 예방하기 위해 운동 시간 내에는 본 운동 전 준비 운동과 운동이 종료된 후 마무리 운동이 각각 포함되어야 합니다. 시행할 수 있는 본 운동의 경우, 크게 유산소 운동, 근력운동, 유연성 운동으로 나누어 볼 수 있습니다. 유산소 운동은 목표 심박수에 맞추어 시행하며, 목표 심박수는 [휴식 시 심박수 + (220 - 나이 - 휴식 시 심박수)/2] 로 계산합니다. 근력운동의 경우, 근육 부위별로 들 수 있는 최대 무게의 40~70%의 무게로 한 세트 당 8~10회, 1~2세트를 시행하되 각 세트 사이 1~3분 간의 휴식 시간을 권장합니다. 유연성 운동은 통증없이 늘릴 수 있는 범위 내에서만 시행하고 근육 당 10~30초 간 시행, 이를 한 번으로 계산하여 1~3세트를 권장합니다.

림프절 순환, 혈액 순환을 활발하게 하는 행동들이 림프종의 증상을 악화시키거나 전이를 초래한다는 근거는 없습니다. 오히려, 전반적인 삶의 질을 올림으로써 림프종에 대한 치료에 보다 적응하기 편할 수 있도록 도움을 줄 수 있다고 되어 있습니다. 하지만, 이는 림프종 치료에 대해 보조적으로 시행할 수 있는 치료로 림프종 치료보다 우선되는 것은 아닙니다. 가장 중요한 것은 림프종에 대한 치료를 적절히 받는 것이며, 림프절 또는 혈액 순환을 활발하게 하는 행동들은 치료 중 관련 부작용이 없거나 또는 치료 종료 후 전신 상태가 호전된 경우 의료진과 상의하에 시행해 볼 수 있는 보조 치료입니다. 무리하게 시행하진 마시고, 충분히 전신 상태가 호전되었을 때 담당 의료진과 상의 후 진행하시기 바랍니다.

QUESTION

94 고함량 비타민C, 미슬토 주사 등 도움이 되는지 궁금합니다.

가톨릭관동의대 국제성모병원 종양혈액내과
고선혜

암 환자들은 질병에 대한 두려움과 치유에 대한 강한 열망으로, 다양한 보완대체의학 약제에 의존하는 경우가 많습니다. 하지만, 대부분의 경우 이런 약제의 효과를 입증하는 연구는 부족한 실정입니다.

고함량 비타민 C 주사는 보완대체의학에서 많이 언급되는 약제 중 하나로, 암세포의 항암감수성을 증진시키고 항암치료로 인한 독성이나 피로를 감소시킨다는 믿음을 바탕으로 투여되고 있습니다. 비타민 C가 암 치료에 영향을 미칠 수 있다는 이론적 근거는 크게 네 가지로 볼 수 있습니다.

첫째는 비타민 C가 산화되어 암세포로 들어간 후 암세포의 에너지 사용을 제한시켜 암세포의 파괴를 유도한다는 것입니다. 둘째는 콜라겐 합성을 증가시켜, 정상 세포들의 결합을 단단히 유지하여 암세포의 침입을 막고, 전이를 억제한다는 것입니다.

셋째는 면역체계에 작용하는 NK세포(Natural Killer Cell: 자연살해세포)나 T세포등을 활성화시켜 면역기능을 항진시킨다는 것이고, 넷째는 저산소 상태에서 암세포 생존에 필요한 인자를 파괴하여 암세포가 저산소 상태에서 생존하기 힘들게 한다는 것입니다.

이런 이론적 배경으로 여러 연구가 진행되었고, 동물 실험에서는 고함량 비타민 C 주사가 암세포를 사멸시키고, 암 진행을 늦추며, 실험 동물의 생존 기간을 늘린다는 보고가 있었습니다. 하지만, 사람을 대상으로 한 연구에서는 고함량 비타민 C 주사가 암의 진행을 억제하거나 생존기간을 늘린다는 결과가 확인된 바 없고, 항암 효과를 증진시키거나, 항암 독성을 줄여 준다는 결과도 없습니다. 일부, 고형암 말기환자에서 대증요법으로 고함량 비타민 C 주사

요법이 삶의 질을 증가시키고, 암과 관련된 피로, 구역/구토, 골 통증을 줄인다는 연구보고가 있었으나, 위약(플라시보) 효과와 구분할 수 없다는 문제점이 있었습니다. 또한, 대부분의 고함량 비타민 C 주사 관련 연구는 고형암 환자를 대상으로 시행되었고, 림프종 환자를 대상으로 한 대규모 연구는 없습니다. 림프종 환자에서 고함량 비타민 C 주사의 효과는 입증된 바가 없으며, 오히려 신기능이 저하되어 있는 환자에서는 요로결석을 유발하거나, 급성신손상을 일으킬 수 있기 때문에 주의가 필요합니다.

미슬토(Mistletoe, 겨우살이)는 나무에 기생하는 식물로, 서양에서는 예전부터 간질, 천식, 고혈압, 두통, 피부염, 관절염에 대한 민간요법으로 사용되었고, 동양에서는 상기생(桑寄生), 곡기생(槲寄生)으로 칭해지며 주로 간과 신장에 작용하는 한약재로 쓰였습니다.

미슬토 추출물은 보완대체의학에서 가장 많이 연구된 약제 중 하나로, 유럽, 특히 독일어 사용 지역에서 암환자에게 많이 사용되고 있습니다. 실제로 미슬토 추출물은 생체 외 실험(In vitro)에서 암의 진행을 조절하는 유전자를 약화시켜 전이를 억제하고, NK세포의 암세포 사멸작용을 강화하고, 면역체계를 활성화시키는 것으로 알려져 있습니다. 이런 결과를 근거로, 암환자에서 미슬토 주사에 대한 많은 임상 연구가 시행되었고, 암환자의 생존기간 연장을 입증하지는 못하였으나, 증상을 완화하고, 항암 관련 피로, 식욕, 수면, 구역/구토, 우울감 등의 삶의 질을 향상시킨다는 긍정적인 효과가 보고 되었습니다. 하지만, 미슬토 주사에 대한 긍정적인 연구 결과에도 불구하고, 이러한 임상연구 모두가 그 결과를 신뢰할 수 있는 수준의 연구로 진행되지 않아 의학적인 판단을 내리기 어렵습니다. 또한, 대부분의 연구가 고형암 환자를 대상으로 시행되었고, 림프종 환자를 대상으로 진행되지 않았습니다.

미슬토 추출물의 흔한 부작용으로는 주사 부위의 발적 및 염증, 두통, 발열, 오한, 피로 등이 있습니다. 흔하지는 않지만 고용량으로 사용한 경우 간 독성을 유발할 수 있으며, 아나필락시스(아나필락틱 쇼크)와 같은 심각한 알레르기 반응이 나타날 수 있어 사용에 주의가 필요합니다.

결론적으로 림프종 환자에서 고함량 비타민 C 및 미슬토 주사의 효과를 입증할 만한 적절한 임상연구가 아직 존재하지 않기 때문에, 고함량 비타민 C 주사나 미슬토 주사가 림프종에서 도움이 된다고 말하기 어렵습니다.

QUESTION

95 림프종 치료 중인데 애완동물은 계속 키워도 되나요?

명지병원 혈액종양내과
여자현

림프종을 진단받으셨다면 어떤 반려 동물들은 계속 키워도 되지만 '면역 저하 상태에서의 감염' 에 대한 위험 때문에 각별한 주의가 필요하며, 이는 반려 동물의 종류나 받는 치료의 종류에 따라 위험도의 차이는 있기 때문에 치료 전 반드시 담당 주치의와 상의해 주시기 바랍니다.

파충류(도마뱀, 이구아나 등), 설치류(햄스터, 기니피그 등) 나 가금류(닭, 오리 등)는 살모넬라균과 캄필로박터균에 의한 감염 위험도를 높이기 때문에 키우지 않도록 합니다. 또한 원숭이와 같이 일반적으로 반려 동물로서 잘 키우지 않고 주로 야생에 사는 동물의 경우 어떠한 감염 위험을 가지고 있을지 예상하기 어렵기 때문에 키우지 않도록 합니다.

유기견이나 유기묘와 같은 야외에서 장기간 방치되었던 동물의 경우 감염의 위험을 더 높일 수 있기 때문에 키우거나 만지지 않도록 합니다. 당연히 유기 동물의 사육사를 방문하여 하는 봉사활동도 하지 않도록 합니다. 이러한 상태가 아닌 개, 고양이와 같이 실내에서 많이 키우는 반려 동물을 키우고 있다면 아래와 같은 주의사항을 지켜야 합니다.

1) 항암치료를 시작하기 전 반려 동물을 동물병원에 데려가 건강검진을 받게 하고, 필요한 치료나 예방 접종이 있다면 반드시 시행하도록 합니다. 반려 동물이 사백신이 아니라 생백신을 맞아야 하는 상황이라면 담당 의료진과 반드시 사전에 상의해 주시기 바랍니다.
2) 반려 동물이 뽀뽀를 하거나 혀로 핥게 하는 것, 같은 장소에서 함께 자는 것과 같은 아주 밀접한 접촉은 피하도록 합니다.
3) 반려 동물에 의해 물리거나 긁히지 않도록 주의해야 하며, 피부에 상처

가 나거나 발적, 부종, 열감 등이 동반된다면 즉시 담당 주치의와 상의하시기 바랍니다.

4) 반려 동물의 감염 위험을 최소화하기 위해 상품화된 먹이나 잘 익힌 먹이를 주시기 바랍니다. 설사와 같은 감염의 징후가 보일 경우 즉시 동물병원에서 진료를 받도록 하며, 감염이 확인될 경우에는 입원이 가능한 동물병원에 위탁하도록 합니다.

5) 반려 동물의 거주 장소(우리, 어항 등)나 배설물은 직접 치우지 않도록 합니다. 불가피하게 직접 치워야 하는 상황이라면 일회용 방수 장갑과 마스크를 착용하고 치운 뒤 장갑과 마스크를 버리고 손을 깨끗이 씻고 소독해 주시기 바랍니다.

6) 반려 동물들은 가능한 실내에서 키우도록 합니다. 고양이를 실외에서 키우다가 쥐나 새를 사냥할 경우 톡소플라즈마증과 같은 기생충 감염을 일으킬 수 있습니다.

7) 반려 동물을 산책시켜야 할 경우, 가능하면 다른 동물들과 마주치지 않는 한적한 곳에서 잠시 산책을 시키도록 하며, 돌아와서는 반드시 깨끗이 목욕을 시키도록 합니다. 산책과 목욕 모두 가능하면 다른 가족 구성원이 하도록 합니다.

8) 치료 도중에 전신 상태가 나빠진 경우라면, 몸 상태가 회복될 때까지 반려동물을 잠시 주변 지인이나 위탁 기관에 맡기도록 합니다.

QUESTION

96 질병에 관련된 적절한 정보를 얻을 수 있는 방법이 궁금합니다.

경상의대 경상국립대학교병원 혈액종양내과
박성우

림프종 환자들이 다른 혈액암에 비해 병에 관한 정보를 얻기 힘든 이유는 첫째, 구글을 포함한 포털 사이트 검색으로는 각각의 조직형(예시 거대 미만성 B세포 림프종, 여포성 림프종)에 관해 자세히 기술된 정보를 찾기 어렵기 때문입니다. 대부분 카테고리별(저악성도 vs 고악성도 또는 비호지킨 vs 호지킨 또는 B세포 vs T세포) 기술이 많으나 같은 B세포 림프종 카테고리 안에 있는 버킷 림프종이나 MALT 림프종은 예후와 치료 방법이 다릅니다.

둘째, 병의 예후를 명료하게 정의하기 어렵기 때문입니다. 항암 치료 부작용이 심하지만 완치율이 높은 조직형과 완치가 잘 되지 않으나 진행이 느린 조직형 중 어느 조직형이 더 나쁜가 판단이 어려운 경우가 있고 같은 조직형 내에서도 병기나 세부 요인에 따라 예후가 다릅니다.

적절한 정보를 얻기 위해서 환자는 주치의로부터 '영문으로 된 조직형'과 '약어로 된 항암화학요법 명칭'을 파악하는 것이 도움이 됩니다. 림프종에 사용되는 항암화학요법은 약자로 표기하는 경우가 많고 인터넷으로 검색 가능합니다(예시: Hodgkin lymphoma – ABVD, Diffuse large B cell lymphoma – RCHOP). 포털사이트에서 개략적인 내용을 파악 후 Google 학술 검색이나 NCCN (national comprehensive cancer network) guideline 한글 파일을 추가로 확인하시면 림프종을 빨리 이해하는데 도움이 됩니다.

의사들은 진료를 위해 인용지수가 높은 영문 학술지의 원저(새로운 현상이나 치료법 개발을 위해 수많은 증례를 분석한) 저널을 참조하며 병에 관한 자세한 정보는 종설(특이한 케이스나 독창적인 실험이 아닌 포괄적인 내용을 기술한) 저널에서 확인할 수 있지만 전문적이라 환자가 이해하기 어렵습니다.

다만 조혈모세포 이식이나 최근 이슈가 되는 CAR-T세포 치료는 유튜브나 구글에서 쉽게 찾아볼 수 있습니다.

1. 개략적인 내용을 파악할 수 있는 사이트

A. 국가암정보센터 > 자주 찾는 암정보 https://www.cancer.go.kr/lay1/program/S1T211C223/cancer/view.do?cancer_seq=114462

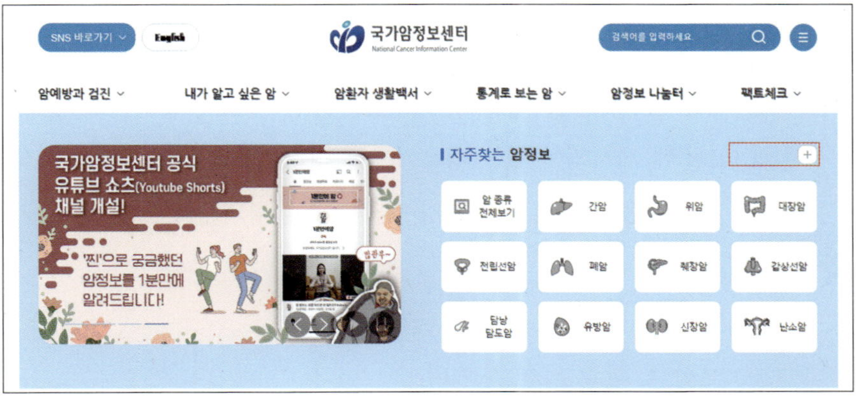

B. 대한혈액학회 https://www.hematology.or.kr/sub07/file/2/hematodyscrasia05.pdf

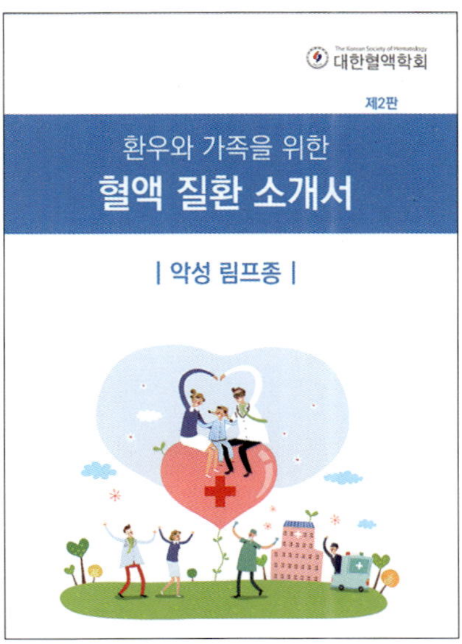

2. Google 학술 검색

한글판 증례 저널은 영문판보다 이해하기 쉬우며 간단한 구글 검색으로 검색되는 경우가 있으나 google scholar를 이용하면 방대한 자료를 찾을 수 있습니다. google scholar에서 '한국어 웹'을 클릭하고 최신 저널 선정을 위해 '모든 날짜'를 최근 3~5년으로 설정(예시 2018년부터 2023년) 해서 환자의 림프종 조직형(예시 Diffuse large B cell lymphoma)이나 약어로 된 항암화학요법(예시 RCHOP)을 검색하면 PDF 파일에서 주로 확인할 수 있습니다.

증례 저널에서는 '서론'과 '고찰'에 병의 특성이 잘 기술되어 있습니다. 병이 얼마나 나쁜가를 파악하려면 '생존 기간,' '생존율'을 검색하시고 치료 방법 또한 '서론'과 '고찰'에 제시되어 있는 경우가 많습니다. 검색창에 림프종 조직형과 '종설' '최신 지견'을 추가로 기입해서 검색하면 질병의 전반적인 내용을 확인할 수도 있습니다.

QUESTION

97 림프종으로 치료 중에 감기약이나 다른 약을 먹어도 되나요?

고려의대 고려대학교구로병원 혈액내과
유은상

림프종으로 항암 치료를 받으면서 겪게 되는 어려움에는 여러 가지가 있겠습니다만, 그 중 하나는 림프종 이외의 다른 질환도 환자를 괴롭힐 수가 있다는 것입니다. 림프종 진단 전부터 치료받고 계신 지병뿐만 아니라, 전세계에 걸쳐 유행 중인 코로나나, 환절기에 유행하는 인플루엔자나 장염의 경우 항암 치료를 받고 있는 면역저하자의 경우 더욱 심한 증상을 경험할 수도 있습니다. 림프종으로 치료를 받으면서 겪는 어려움들 중 또 하나는, 항암 치료를 받기 전에는 별 어려움 없이 복용할 수 있었던 약들이 항암 치료를 받으면서 복용할 경우 심각한 문제를 일으킬 수 있다는 것입니다. 보통 림프종으로 항암 치료를 받고 계신 분들은 최소 1번 이상 병원에 입원하여 보유약을 병원에 제출하신 적이 있을 것입니다. 이러한 경우 여러분의 주치의 선생님은 여러분이 항암 치료로 처방받는 약제 이외 어떤 약을 드시고 있는지 알고 있습니다. 하지만 보유약을 병원에 제출한 적이 없거나, 항암 치료를 받는 중에 병용 약제에 변동이 생기거나, 또는 이전에 복용하지 않았던 새로운 약을 복용하고자 한다면, 주치의 선생님께 이 사실을 알리고 항암 중에 투약이 가능한지 상담해야 합니다.

항암 치료 중에 새롭게 투약하고자 하는 약제에 대해 주치의 선생님에게 확인이 필요한 이유를 함께 살펴보도록 하겠습니다.

첫 번째로 약제 간의 상호 작용 가능성 때문입니다. 모든 약제는 함께 투약할 경우 서로 상호 작용을 나타낼 가능성이 있습니다. 상호 작용의 예를 들면 이런 것입니다. 여러분이 처방받는 항암제는 몸 속의 특정한 효소를 통해 소화가 되면서 흡수되어 효능을 나타내는 약입니다. 해열이나 소염 진통제 용도로 쓰이는 A라는 약은, 항암제가 필요로 하는 이 특정한 효소의 작용을 방해하는 효능도 함께 가지고 있을 수 있습니다. 이럴 때 항암제와 A 약제를 함께 투약한다면 서로가 몸에 흡수되는 것을 방해하여 A 약제의 효능을 떨어뜨리는 것은 물론이고, 무엇보다도 항암제의 효능을 절반 이하로 감소시켜 질병을 조절하는 데 매우 중요한 시기에 치료 기회를 놓치게 될 수 있습니다. 상호 작용의 종류는 매우 다양하여 이처럼 서로의 효능을 떨어뜨리는 것뿐만 아니라, 서로의 체내 농도를 콩팥이나 간과 같은 중요한 장기를 망가뜨릴 수 있는 독성 농도까지 상승시키는 형태로 나타날 수도 있으므로 충분한 주의가 필요합니다.

항암 치료는 일반적으로 예방적 항생제나 항구토제 등 여러 다른 약제와 함께 처방되기 때문에,본인이 투약 중인 항암제하고만 상호 작용이 없는 약이면 괜찮다고 생각하시면 안 됩니다. 가령 B라는 영양제가 항암제와는 상호 작용이 없지만, 항암 요법에 포함된 예방적 항진균제와 치명적인 상호 작용을 나타낼 수도 있습니다.

두 번째로 환자가 자의로 판단하여 복용한 약제가 질병의 진행이나 치료의 합병증과 연관된 중요한 증상을 감출 수 있기 때문입니다. 항암 치료를 받던 중에 이전에 없었던 통증이나 부종, 피부 병변 등이 발생한다면 림프종의 상태가 변화했다는 신호일 수 있습니다. 가령 창자를 침범한 림프종으로 첫 번째 항암 치료를 받은 환자가 치료 5일째 복부 전반의 심한 통증을 경험한다면, 이는 단순 복통이 아니라 림프종 병변이 없어지면서 발생한 창자의 천공으로 인한 복막염 증상일 가능성이 있습니다. 또는, 뼈를 침범한 림프종으로 방사선 치료를 포함해 여러 차례의 항암 치료를 받은 환자에게 새로운 양상의 요통이 발생한다면 이는 단순 디스크나 척추관 협착증이 아니라 종양의 진행으로 인한 병적 골절이나 신경 눌림의 징후일 수 있습니다.

림프종뿐만 아니라 항암 치료와 연관된 합병증과 연관된 증상도 중요합니다. 항암 치료가 끝나고 1~2주째 되는 날 새롭게 발생한 열과 오한은 단순 감기가 아니라 매우 치명적인 호중구감소성 발열일 가능성을 반드시 감별해야 합니다. 그런데 바로 병원을 방문하지 않고 며칠 동안 해열제를 복용하며 증상을 감춘다면, 이미 감염이 중증으로 진행되어 몸 상태가 많이 나빠진 후에야 응급실로 내원하는 경우가 발생할 수 있습니다.

이처럼 여러분에게 새롭게 생긴 통증이나 발열에 대해 주치의 선생님과 상담하지 않고 스스로의 판단으로 대증 치료제를 복용한다면, 이미 몸의 이상이 돌이킬 수 없는 상황으로 악화된 이후 뒤늦게 발견될 수도 있습니다. 따라서 새롭게 생긴 증상을 주치의 선생님께 적극적으로 상담하시고, 적절한 처방을 받으시거나 적절한 조치를 받을 수 있는 다른 분과로 연결을 받아 치료를 받으시기 바랍니다.

현재 상태에서 꼭 필요하지 않은 약제를 복용함으로써 여러분에게 반드시 필요한 항암 치료를 방해하거나 지연시키는 일이 있어서는 안 됩니다. 하지만 그렇다고 림프종 치료 중에는 다른 질환이나 증상에 대한 치료를 절대로 해서는 안 된다고 생각해서도 안 됩니다. 모든 약제가 심각한 문제를 일으키는 것은 아닙니다. 또한, 어느 정도의 상호 작용이 있더라도 그 정도가 미미하거나 함께 투약을 함으로써 얻는 이득이 상호 작용으로 인해 생길 수 있는 문제보다 크기 때문에 함께 투약을 할 수 있는 약제도 있습니다. 본인의 다른 병용 약물에 대한 정보를 주치의 선생님과 공유하는 것을 잊지 마십시오. 또한 무조건 다른 약제의 복용을 피하거나 감추려 하지 마시고, 그 약제를 복용하고 싶은 이유를 주치의 선생님과 상의하시고 적절한 도움을 받으시기 바랍니다.

QUESTION

98 경제적으로 어려움이 있는 경우 도움을 받을 방법이 궁금합니다.

고려의대 고려대학교안산병원 혈액종양내과
이병현

만 18세 이상의 경제적인 어려움(의료급여수급자와 차상위 본인부담경감 대상자)이 있는 림프종 환자는 보건복지부의 성인 암환자 의료비지원 사업을 통해 급여, 비급여 구분 없이 본인부담금을 연간 최대 300만원까지 지원받을 수 있습니다. 지원은 진단연도에 상관없이 받을 수 있으며, 이전에 지원을 받은 적이 없다면 재발한 경우에도 지원을 받을 수 있습니다.

일반 건강보험가입자는 위암, 대장암, 간암, 유방암, 자궁경부암, 폐암 환자를 대상으로 건강보험료 기준에 따라 대상자를 선정하여 지원을 하고 있으나, 현재 림프종은 대상이 되지 않아 보건복지부 의료비지원사업으로는 지원을 받을 수 없습니다. 의료비 지원을 받고자 하는 환자 또는 보호자는 관할 보건소를 방문하여 등록 신청을 해야 되며, 사망한 환자의 직계 보호자와 의료기관도 등록 신청을 할 수 있습니다. 본인이 직접 신청할 수 없고 보호자도 없는 경우, 보건소장이 지정한 자원봉사자, 방문간호사, 의료기관, 지인 등이 대리신청을 할 수 있으며, 서면 동의를 받은 관할 보건소 소속 공무원도 대리신청을 할 수 있습니다. 보건복지부 의료비지원사업 이외에도 각 지자체에서 일시적으로 운영하는 다양한 의료비지원 프로그램이 있으며, 사업별 지원 요건에 따라 서류를 제출하면 심의 후 지원을 받을 수 있습니다.

국가, 지자체의 의료비지원사업 이외에도 한국혈액암협회(KBDCA)에서 치료비와 약제비를 지원받을 수 있습니다. 지원 절차는 한국혈액암협회 치료비 지원 담당자와 전화 상담 후 병원 사회사업팀을 통해 서류 접수를 하고 협회 심사 후 다시 병원 사회사업팀을 통해 결과를 통보받게 됩니다. 약제비 지원은 고가의 항암제(신약)에 대해 약제비의 일부를 환급해 주는 프로그램으로 주치의와 해당 약제 치료에 대해 상의해서 추천을 받은 후 본인부담으로 약제를 구입하고 지원 신청서류를 협회로 제출하면 심사 후에 약제비 일부를 환급 받을 수 있습니다. 현재는 요건을 만족할 경우 미만성 거대 B세포 림프종에서 셀리넥서, CD30 양성 말초T세포림프종에서 브렌툭시맙베도틴에 대한 약제비 지원을 받을 수 있으며, 이외에도 여러 신약들이 향후 지원 예정에 있습니다.

또한 치료를 받고 있는 병원의 사회사업팀을 통해서도 의료비 지원을 받을 수 있습니다. 사회사업팀에서 다양한 공공 혹은 민간 의료비 자원에 대한 정보를 제공받을 수 있으며, 대부분의 상급종합병원에서는 지원 루트별로 상시 상담이 가능합니다. 상담 후 개별 병원의 사회사업 후원금(자선기금)을 통해 의료비 지원을 받을 수 있고, 환자 복지를 위한 프로그램과 모임에 참여할 수도 있습니다.

QUESTION

99 림프종은 유전이 되는 병인가요?

고신의대 복음병원 혈액종양내과
김다정

악성 림프종의 원인은 현재 명확하게 밝혀진 것이 없습니다. 사람이 살면서 림프 조직 내에 있는 림프구들이 증식하고 분열하는 과정 중에서 어떠한 원인들에 의해 이상 세포로 변환되는 일들이 발생하고 이것이 결국 림프종이라는 종양으로 발전한다고 생각됩니다.

결론적으로 림프종은 후천적으로 발생하게 되며 부모에게서 자녀에게 유전이 되는 병은 아닙니다.

하지만 림프종의 발생에 특정 유전자의 변이 등이 관여한다는 연구 결과가 있어 유전적인 요인이 관련되어 있다고는 볼 수 있습니다. 림프종을 일으키는 첫 돌연변이의 원인은 정확히 알기 어렵습니다. 대개 하나의 DNA 변화는 림프종을 유발하기에 부족하고 하나 이상의 유전자가 특정 조합으로 영향을 받으면 림프종과 같은 암으로 이어질 수 있습니다.

일반적으로 이러한 변화의 원인을 알 수 없고, 대부분은 우연히 발생하게 됩니다. 정확한 원인을 아직 밝혀내지 못했기 때문에 유전과의 상관관계를 명확히 증명하긴 힘들지만 일반적으로 학계에서는 유전과는 상관없다는 것이 지배적인 의견입니다.

하지만 림프종이나 다른 혈액암에 걸린 가까운 친족(부모, 형제자매, 자녀)이 있는 경우 림프종 발병 위험이 약간 더 높습니다. 예를 들어 비호지킨 림프종의 경우 형제 중 한명이 걸렸을 때 다른 한 명의 발병위험률은 일반인에 비해 1.5~10배 가량 높은 것으로 알려져 있습니다.

또한 가족 중에 호지킨병을 진단받은 사람이 있다면, 그 형제의 발병률은 보통 사람들보다 약 7배 높고 다른 직계 가족의 발병률은 약 3배 정도 높게 나타납니다. 이것은 림프종의 위험을 약간 높이는 다양한 유전적 변화 때문인지, 다른 환경적인 위험인자를 공유하기 때문인지는 명확하지 않습니다. 유전이 영향을 준다 하더라도 병이 유전된다기 보다는 유전에 따라 위험성이 조금 더 올라간다고 보시면 됩니다.

QUESTION

100 NK세포 치료가 도움이 되나요?

인제의대 부산백병원 혈액종양내과
이상민

전통적인 혈액질환의 치료방법인 방사선 치료와 세포독성 항암화학요법은 암세포와 함께 정상세포에도 영향을 주는 강한 독성으로 다양한 부작용을 보입니다. 이러한 부작용을 최소화할 수 있는 방안으로 면역치료요법이 제시되었습니다. 면역치료요법은 면역력의 조절을 통하여 암세포를 억제하거나 제거하는 치료법으로 다음과 같이 나누어집니다.

① 면역세포 치료제는 암세포만 선택적으로 공격할 수 있는 면역세포(T 또는 NK세포)를 이용하여 면역활성을 유도하는 방법입니다.

② 면역세포의 활성을 저해하는 세포표면 신호전달 단백질을 억제하여 면역세포의 암에 대한 활성을 증진시키는 항체 치료법의 경우, 현재 진료현장에서 사용되는 약품도 있지만 항체에 반응하는 단백질이 암세포에서 나타나지 않거나 사라져서 제한되고 적용과 효과의 제한이 있습니다.

③ 암세포에 특화된 CD8 T세포의 형성을 유도하는 수지상세포 백신의 경우, 암세포에서만 나타나는 항원이 있어야 적용이 가능하고 이용할 수 있는 암항원이 극소수이기에 적용이 제한적입니다.

면역세포 치료의 일반적인 과정(암세포에 특징적으로 많이 나타나는 세포표면 단백질을 확보 → 단백질을 인식할 수 있는 키메라 항원 수용체(CAR)를 면역세포에 발현 → 변형된 면역세포가 암세포에 대한 면역반응을 유도하여 암세포를 제거)은 [그림12]와 같습니다. 이미 존재하고 있는 인간의 면역세포를 이용한 방법은 상대적으로 우수한 효과와 작은 부작용에 대한 기대를 받고 있습니다.

T세포를 이용한 세포(CAR T세포) 치료가 진료현장에서 먼저 시작되었습니

다. 자연 상태로 배양한 세포를 환자에게 투여했을 때 NK세포보다 T세포의 효과가 더 좋았으며, 키메라 항원 수용체(CAR)의 조작이 T세포가 더 수월했기 때문입니다. 그러나 CAR T세포제의 단점은 다음과 같습니다. 암세포 표면의 항원만 인식할 수 있고 정상세포에도 반응을 할 수 있습니다. 신경독성 및 사이토카인 방출이라는 부작용이 있습니다. 생산된 면역세포는 특정 개인을 위한 맞춤치료이기에 다른 환자에게는 적용되지 않습니다. 제조기간 중 병세가 악화돼 사망하거나, T세포 상태가 좋지 않아 제조에 실패할 수 있습니다. 혈액암에 비해 고형암에서는 그 효과가 미미한 것으로 알려져 있습니다.

자연살해세포(NK세포)는 선천 면역반응을 유도하는 세포로서 비정상세포를 죽이는 강력한 능력이 있지만, 특정 암세포에만 특이적으로 반응하지 못합니다. NK세포를 이용한 세포(CAR NK세포) 치료는 강력한 암세포 공격은 그대로 이용하면서 암세포에 대한 특이적인 인식방법을 덧붙인 새로운 치료법입니다. 인간백혈구항원(HLA)가 없거나 적게 발현하는 암세포를 제거할 수 있으며, HLA를 발현하여 면역기능을 회피할 수 있는 암세포는 키메라 항원 수용체(CAR)로 인식하여 제거할 수 있습니다.

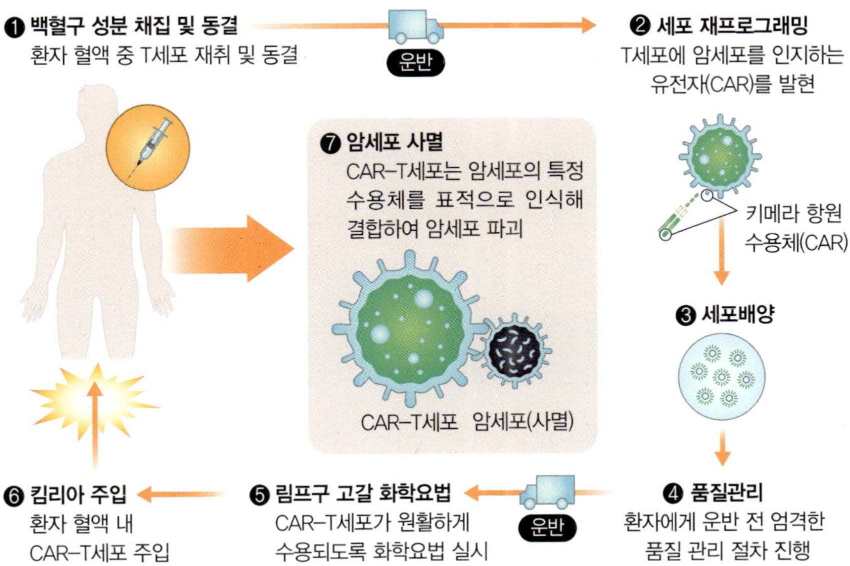

[그림 12] CAR T세포 치료과정(출처: 의학신문 2022년)

[표 2] NK세포와 T세포의 차이점

	NK세포	T세포
면역구분	선천면역	후천(적응)면역
활성구조	외부물질-활성화수용체	T세포수용체-HLA
작동방식	직접 세포살상	직접 세포살상, 면역반응유도
반응시간	즉각	지연
기억	-	자극에 반응하여 면역반응

NK세포는 배양이 어렵고 활성 기간이 짧기 때문에 주목받지 못했습니다. 최근에는 활성기간을 연장하고 분리배양 후 대량생산이 가능해지면서 점차 관심이 확대되고 있습니다. CAR NK세포 치료제의 가능성은 다음과 같습니다. T세포보다 다양한 방법으로 암세포를 인지하기에 암줄기세포에 의한 증식과 전이를 막을 것으로 예상됩니다. 특정 분자를 인식하는 항체와 병용 투여하면 면역기능이 증가됩니다. T세포와의 상호작용으로 면역반응을 조절하기 때문에 면역기능을 극대화시킬 수 있습니다. 타인에서 분리한 NK세포를 환자에 도입하더라도 다른 면역세포에 비해 부작용이 드뭅니다. 환자 유래가 아닌 다양한 유래(세포주말초혈액제대혈 등) 세포를 사용하기에 사전준비나 제조기간 단축이 가능합니다.

CAR NK세포 치료제의 극복 과제와 향후 연구는 다음과 같습니다.

NK세포는 동결·해동에 민감하여 면역기능과 세포생존이 취약해집니다. 대량생산·품질관리를 위한 배양조건과 세포기능 향상을 위한 사이토카인 유전자 조작이 필요합니다. 고가의 비용에 대처도 요구됩니다. 정상세포와 구분되는 특정 암세포에 한정된 항원의 확보가 중요합니다. 전통적인 치료법(방사선 치료와 세포독성 항암화학요법)의 병용과 세포 주입 후 동종조혈모세포이식을 통하여 효과의 향상을 고려할 수 있습니다. 세포 치료제는 살아있는 세포를 이용하여 질환을 치료하는 시도입니다. 현재까지 발표된 연구는 제한된 조건과 소수의 환자에게 시행된 초기 임상연구입니다. 따라서 실제 효과와 예상할 수 없는 이상반응 등에 대한 임상연구가 필요합니다. 현장에서 사용하기 위해서는 충분한 연구와 경험, 시간이 필요합니다.

편집후기

편집후기

림프종은 매우 다양한 아형들이 존재하는 질환입니다. 각각의 아형에 따라 병의 특성, 치료 및 예후가 매우 다양합니다. 이에 최대한 많은 림프종과 치료에 대해 다루어 보고자 하였습니다. 또한 진료실에서 충분히 나누지 못했지만 실질적으로 환자분들이 궁금해하실 만한 내용들을 모아 가능한 어렵지 않게 담아 보았습니다.

이 책의 편집 과정에 참여할 수 있는 기회를 주신 성균관의대 삼성서울병원 김석진 교수님, 또한 제가 혈액학에 몸담을 수 있도록 지도해 주신 순천향의대 서울병원 원종호 교수님께 감사드립니다. 또한 이 책의 내용이 의학적으로 더욱 충실해질 수 있도록 하나하나의 질문에 성실히 답변을 해주신 100분의 선생님들께도 진심으로 감사드립니다. 선생님들의 재능 기부로 저희 림프종 바로 알기가 제작 될 수 있었습니다.

마지막으로 림프종으로 치료 받고 있는 환자 및 가족분들께 저희의 노력이 림프종을 극복하고 나아가는데 작은 도움이 되기를 바랍니다.

순천향대학교 서울병원 종양혈액내과 윤석윤

제가 처음 가천대 길병원에서 림프종 진료를 시작하던 즈음, 림프종연구회에서 처음 발간하였던 「림프종 바로알기」라는 책을 대표저자인 서울아산병원 서철원 선생님께서 직접 건네시며 격려해 주셨던 기억이 새록합니다.

이번 「림프종 바로알기」 2판에서 진료실에서 환자들에게 다 전할 수 없는 내용들을 환자들의 눈높이에서 꼼꼼히 채워주신 여러 선생님들과 이번 개정을 이끌며 수고해 주신 윤석윤 선생님, 그리고 김석진 선생님께 감사의 말씀을 올립니다.

마지막으로 저희 림프종연구회의 영감의 원천이시고, 이번 개정작업을 시작하고 완수할 수 있도록 동력을 불어넣어 주신 서철원 교수님께 진심으로 감사드립니다.

가천대학교 길병원 혈액내과 **유쾌한**

림프종은 혈액암 중 가장 흔한 암으로 알려져 있지만 종류와 치료법이 다양하기 때문에 림프종을 처음 접한 환자들은 올바른 정보를 얻는 데 어려움을 겪을 수 있습니다.

이를 돕고자, 「림프종 바로알기」는 현재 임상에서 근무하고 계신 100명의 의료진들이 환자의 눈높이에 맞게 질의응답식으로 설명하고 있습니다.

림프종과 싸우고 있는 여러 환우와 가족 그리고 케어기버들이 이 도서를 통해 보다 쉽고 정확하게 이해하고, 병을 이겨낼 수 있기를 진심으로 바랍니다.

함께 할 수 있는 좋은 기회를 주신 삼성서울병원 김석진 교수님 정말 존경하고 감사드립니다.

마지막으로 림프종에 대한 가르침을 주신 삼성서울병원 김원석 교수님, 윤상은 교수님께 감사 인사드리며, 책을 출판하고 림프종 연구회를 이끌어가는 데 많은 도움을 주신 가천의대 길병원 유쾌한 교수님, 순천향대학교 서울병원 윤석윤 교수님 그리고 100분의 저자 선생님들께 다시 한번 감사드립니다.

림프종 연구회 **문서영**

림프종 바로알기 2판

2017년 5월 26일 1판 발행
2023년 7월 20일 2판 인쇄
2023년 7월 25일 2판 발행

저　　자 : 대한혈액학회·림프종연구회 편
발 행 자 : 남학순

발 행 처 : 도서출판 고 려 의 학
(02880)　서울 성북구 성북로9길 1 보문빌딩 3층
전화 : (02) 765-0333, 0337 / 팩스 : (02) 743-2288
이 메 일 : kmedbook@daum.net
홈페이지 : www.komb.co.kr
신고번호 : 제 2022-000006호

※ 검인은 저자와의 합의하에 생략합니다.
※ 낙장 및 파본은 교환해 드립니다.

ISBN 979-11-92422-31-2

정가 : 20,000원